看護学専門分野教科書シリーズ

精神看護学概論

小俣 直人・近田真美子・北川 明 編著

理工図書

編集者 (五十音順)

小俣　直人　　福井医療大学 保健医療学部 看護学科　教授

北川　　明　　順天堂大学 保健看護学部 精神看護学領域　教授

近田真美子　　福井医療大学 保健医療学部 看護学科　教授

執筆者 (五十音順)

浅沼　奈美　　杏林大学 保健学部 看護学科看護学専攻　教授　（第3章1.1、
　　　　　　　1.3、1.4、2.1～2.6、第4章1.1、1.2、3.1～3.7、5.1～5.4）

阿部　準子　　茨城県立医療大学 保健医療学部 看護学科　助教
　　　　　　　（第4章6.1～6.3）

飯田　淳一　　医療法人社団鶴永会 鶴ケ丘ガーデンホスピタル 看護部教育主任
　　　　　　　精神看護専門看護師（第4章7.3(5)）

糸嶺　一郎　　茨城県立医療大学 保健医療学部 看護学科　准教授
　　　　　　　（第5章第1.1～1.4、2.1～2.3）

桐山啓一郎　　名古屋市立大学大学院看護学研究科 精神保健看護学　准教授
　　　　　　　（第2章、第4章2.1、2.2）

香田　将英　　岡山大学学術研究院医歯薬学域 地域医療共育推進オフィス
　　　　　　　特任准教授（第5章4.1、4.2）

今野まり恵　　医療法人社団薫風会 山田病院
　　　　　　　（第4章7.3(6)）

佐藤　美保　　杏林大学 保健学部 看護学科看護学専攻　准教授
　　　　　　　（第3章1.2）

澤田宇多子　　東京大学大学院医学系研究科 健康科学・看護学専攻 精神保健学
　　　　　　　分野　助教　（第4章4.3）

関川　　薫　　公益財団法人 井之頭病院 看護副師長／精神看護専門看護師
　　　　　　　（第4章7.3(1)～7.3(4)）

林　　淳子　　ウィル訪問看護ステーション
　　　　　　　（第4章2.3～2.5）

前野有佳里　　九州大学大学院医学研究科 保健学部門　准教授
　　　　　　　（第4章1.3～1.10　第5章3.1～3.3）

松長　麻美　　東京医科歯科大学大学院保健衛生学研究科 精神保健看護学分野
　　　　　　　准教授（第4章4.1～4.2）

渡邉　久美　　香川大学 医学部 看護学科 精神看護学　教授
　　　　　　　（第1章）

渡部　　尚　　杏林大学 保健学部 看護学科看護学専攻　助教
　　　　　　　（第4章7.1、7.2）

はじめに

　精神看護学は、こころの健康を対象とした看護学です。では、どうすればこころの健康を維持したり増進したりできるのでしょうか？こころの健康に問題が生じた場合、どのように対処していけばよいのでしょうか？これらは多くの人が関心を寄せる問題でしょう。しかしいざ考えてみようとすると、どこか漠然としていてつかみどころが無く、どこから手を着ければいいのか分からない、などと戸惑ってしまうかもしれません。そして、こころの健康について学ぶ書籍を手にしたことが、これまでに一度もないという人も少なくないと思います。

　本書は、国家試験対策を視野に入れながら、精神看護学を初めて学ぶ学生さんを主な対象としています。章立ても、看護師国家試験出題基準に沿って構成されています。精神看護学に関連する基本的な知識を、出来るだけ分かりやすくかつ正確に伝えることを目標としました。また、本文の理解を確認するために、看護師国家試験の過去問を中心にした問題を章末に掲載し、解説にはその問題に関連する本文の記載頁を明記してあります。さらに、精神看護学を少しでも身近なものとして感じて貰えるように、実際の場面を想定したモデルケースを随所に配し、最新の知見と資料も適宜盛り込みました。

　本書は、姉妹書の「精神看護学援助論」とあわせて看護師国家試験出題基準の全項目の解説が完結する構成となっており、「精神看護学概論」では看護学を学ぶにあたっての基礎的な領域の解説を、「精神看護学援助論」では看護の実務的な領域の解説をその領域で卓越した執筆者に執筆して頂きました。したがってこの「精神看護学概論」と「精神看護学援助論」をあわせて学習して頂きたいと思います。

　多くの学生の皆さんがこの教科書によって実力を養い、看護師国家試験に合格し、社会に出て大いに活躍していただければ、本書の編集者・執筆者にとってこの上ない喜びです。

2024 年 1 月

編著者を代表して　小俣直人

目　次

精神看護で
学ぶこと

第1章

1 精神看護学の位置づけ

1.1 看護学における精神看護学の範囲

　精神看護学は英語で、psychiatric and mental health nursing と表記する。psychiatric には“精神医学の”“精神科の”という意味があり、psychiatric nursing では、主に精神疾患患者や精神障害者への看護を扱う。mental health には“心の健康”“精神保健”という意味があり、mental health nursing では、主に健康な人を対象とする精神保健看護を扱う。つまり、精神看護学では、心の病気への看護だけでなく、その発症や再発の予防に関する看護についても学んでいくことになる。

　人は皆、心をもち、心の病気をもつ人も身体の病気をもつ人も“同じ人である”という考え方に基づけば、精神障害者への看護において、相手の立場を尊重した姿勢でかかわることに変わりはない。むしろ、病気と闘い、社会との偏見とも闘わなければならない精神障害者にとって、何ら特別視されることなく普通に接してもらう体験は、それ自体が治療的かかわりとなる場合も多い。

　しかし、人として普通に接することがよいのであれば、精神看護学の専門性とは何だろうか。精神看護学で習得する知識や技術は、あらゆる人を対象とする看護実践の基本となるものである。つまり、精神疾患患者の看護に必要となる対人援助技術は、身体疾患患者の対象理解や精神的ケアに役立てていくことができる。では、看護師であれば誰もが精神的ケアを担うように、誰もが精神疾患患者へのケアを、実践できるかというとそうではない。身体疾患にさまざまな疾患とその治療や看護があるのと同様に、精神疾患にもさまざまな疾病分類とその治療や看護がある。対象の個別性によりかかわり方は異なるが、身体疾患患者が顕著な精神症状を呈する場合にも、精神科病棟でのケアが必要とされることもある現代の日本では、社会的な必要性のもとで精神科医療が存在し、しばしば医療者として難しい対応を迫られる局面に遭遇する。

　看護学を学ぶなかでの精神看護学の位置づけとして、あらゆる人々のこころのケアを担う「普遍性」と、精神疾患患者や精神症状への対応に特化した「専門性」があり、臨地実習においては、ケアの対象となる人とかかわるなかで、個別性に配慮した看護実践基礎力の修得が期待される。つまり、精神科看護という専門性の高いフィールドで、全人的な対象理解のあり方や共感・傾聴などの普遍的ケア能力を養うことになる。専門的な精神症状のアセスメントや、治療的なコミュニケーション技法などの知識や技術は、看護全般で役立つものとなっていく。

　また、現在の精神看護学では、精神医学や心理学における諸理論と精神看護の諸理論を土台に、患者の状態像や看護場面に応じた多様な看護技術が開発され続けている。精神看護の実践力は、生涯、発展させていくものであり、理論や技術を用いる看護師の人格力の陶冶も重要となる。看護師としてのキャリアのなかで、成長を志向してたゆまぬ努力を続ければ、各々の人生経験とともに、精神看護の実践力が深まっている自己を感じるだろう。自分自身を道具として活用していく精神看護実践力の幅を広げ、対応力を深められることは、精神看護学を学ぶにあたっての醍醐味のひとつである。

1.2　成長を志向する精神への視座

　精神の健康は、私たちの生命がこの世に生まれてから死ぬまでの期間、さまざまな活動の基盤として、あらゆる生活面に影響する。健康に生きることは私たち人間の切なる願いであるが、人間が生きる目的そのものではない。苦難の多いこの世のなかをよりよく生き、社会に貢献し、自己実現していくための個人の重要な資源として、健全な精神が必要となる。

　この人間の精神には成長発達段階があり、時間の経過とともに、その人らしく自然に発達していく側面（development：発達）と、人生のさまざまな経験への向き合い方や目標の持ち方によって能動的に精神を自ら作り上げていく側面（growth：成長）がある。このため、若くして老成している人もいれば、年齢を重ねても相応の精神年齢に至らない人もいる。そして、健全な精神は、自らの意志さえあれば、どこまでも向上させていくことができるものであり、このような精神の性質は、有限の生命を与えられた人間にとって恩寵といえるものである。

　精神の成熟に向けては、悩みや葛藤に直面することを恐れず、自分に与えられた課題として受け止める姿勢が大切である。避けたいと思うことにも、失敗を恐れず挑戦することで、その経験は自身の財産となっていく。また、失敗や挫折の経験を成長の糧として活かしていけるかどうかも、その人の精神の用い方にかかっている。自分が何に価値を置き、どのように生きたいのかを定め、目標に向かって一歩ずつ自己の成長発達課題を克服できるよう、自己認識を明確にする洞察力も、精神看護には欠かせない。

　心理学者A.マズロー[1]は、「人間は自己実現に向かって絶えず成長する」との仮説に基づく**人間の欲求段階説**を提唱した。5段階の欲求のなかでの最上位の高次欲求が、“**自己実現**”である（表1.1）。発達段階において十分な愛情を受けるなど、基本的欲求が順次満たされていくことで、“自分に潜在する可能性を最大限に発揮す

表 1.1　マズローが提唱した人間の基本的欲求（上位 2 つが高次欲求）[1]

❖ 自己実現の欲求（Self-actualization）
❖ 承認（尊重）の欲求（Esteem）
❖ 社会的欲求／所属と愛の欲求（Social needs／Love and belonging）
❖ 安全の欲求（Safety needs）
❖ 生理的欲求（Physiological needs）

る”という高次の欲求が自発的に生じてくる。自己実現は、幸福感との関連も指摘されており、精神看護においても人間が本質的に自己実現への欲求をもつとの前提に立つことは重要であると考える。しかし、さまざまな障壁を乗り越えても、自己実現への欲求が完全に満たされることはなく、自身の生き方を自己決定していくことも、決して容易ではない。

　私たちの誰もが、自分と異なる人生を送る人々とかかわり合いながら生活しており、ときに他者からの理不尽な要求に応えなければならないことや、不可思議と思われる出会いにも遭遇する。本書の内容の行間や背景に注意深く目を向けると、現代社会の特徴や人間世界の縮図を見出し、それらが人間の精神健康に影響を与えている現状に気づくだろう。しかし、それと同時に、人間の精神に無限の広がりと可能性があることを感じ取れれば、人生を切り拓く足がかりやヒントも得られる。精神看護学のなかに価値や希望を見出すかどうかは、その人自身の人生への態度と関係している。

1.3　精神看護と社会とのつながり

　人生は山あり谷ありの連続で、常に順風満帆に平坦な道を進む人はいない。他人から見て、問題がないように見えていても、その人なりの苦難を乗り越えて目標に向かって歩いている。人は、思うように困難や壁を乗り越えられないことがあると、一時的に精神の恒常性が崩れ、不調を来すことがあるが、自らの対処行動や周囲の支援によって、多くの場合は、再び前に進むことができる。しかし、自身での問題解決ができず、周囲からも孤立し疎外されるなどの悪循環に陥ると、精神状態が悪化してしまう。また、予期しない突然の衝撃的な出来事に遭遇した際は、周囲からいかに手厚い支援の手を差し伸べられても、精神的な危機に直面することもある。

　人々が日常生活を営む地域社会の中で精神のバランスを失い、生活破綻を来した際に、最後の砦となって生命の安全を守る場所が精神科病院である。そこで支援を担う精神科医療スタッフは、入院中にチーム一丸となって患者の回復に向けた治療

やケアを提供していく。特に精神科看護師は、患者が安心して療養生活を送ることができるように環境を整え、再び自立した日常生活に戻れるように生活援助を行う。

　入院に至る精神疾患患者の多くは、周囲との人間関係の中で心の安心が得られる場を見出せず、何らかの葛藤や困難に直面し、自己解決できない緊張状態にあるといえる。患者は看護師から尊厳をもって遇され、暖かな関心を向けられ、安心感のある環境で、ありのままの自分でいられることによって、少しずつ緊張を解きほぐし、自分の存在を受け入れられ、認められることで、自分という存在を肯定的に受け入れていくことができる。

　精神科病院は、社会からの避難所（レトリート）[2]として患者を守る意味合いがあり、その共同治療体の中での人との交流が、生きる力を取り戻すことにつながっていく。患者は、やがては再び社会に戻っていくが、精神科病院やそこにいる医療者は、患者が退院後の地域生活を円滑に送れるように必要な社会資源につなぎ、退院後に危機に直面した際には、いつでも頼ることができる心の拠り所としての安心をも提供している。

　このように見ていくと、目の前にいる入院患者とかかわる際には、その人を取り巻く家族との関係性や、所属している組織や地域社会への幅広い理解が必要になる。人は一人では生きられず、人々との関係性の中で存在しており、一人の人の心の動きから社会制度まで、さまざまな事象が精神看護学に関係してくる。精神の健康障害に関する諸問題を解決するには、世の中のさまざまな出来事や現象に目を向けていく探究心を大切にしていきたい。

　その過程で、難しい問題に直面し、矛盾を感じたり疑問を抱くこともあるに違いない。しかし、解決を急いだり、簡単にわかったつもりにならないことも大切である。世の中というものは、白黒つけられない問題の方が遥かに多い。ときに立ち止まって自分の心の中の違和感を見つめながら、どうすることがその人にとって最善なのかを考え続けることで、自己固有のかけがえのない価値や生命の尊さを実感し、新たな自分に出会うことができるだろう。精神看護学が扱う領域は、看護師自身の生活や人生に有意義な内容であり、生涯を通して学び続けていく価値のある、汲めども尽きせぬ広大な世界を包含している。

　非常に広範囲の知識や経験が求められる精神看護学であるが、看護教育の中で「精神看護学」として専門科目に独立してカリキュラムに位置づけられたのは1996（平成8）年のことであり、学問としての精神看護学の歴史は、他の学問領域と比べて浅い（図1.1）[3]。複雑なストレス社会を背景に、精神疾患患者数は急増しており（図1.2）[4]、全人的支援を行い、精神保健福祉の領域において横断的な課題解決ので

きる看護職の育成は急務とされている。時代の要請に応えることのできる心のケア
の専門職として、これから益々の発展が望まれている。

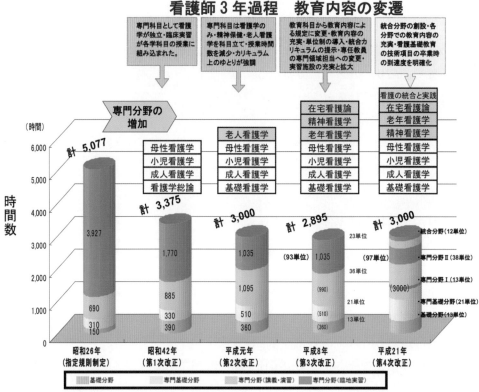

◆　平成8年より単位制が採用された。臨地実習は1単位=45時間として算出（看護師等養成所の運営に関する指導要領について）

出典）五十嵐久美子（厚生労働省医政局看護課）：看護行政の動向、看護師3年課程教育内容の変遷、
令和2年9月日本看護系大学協議会スライド資料より

図 1.1　看護教育課程における専門科目として登場した精神看護学

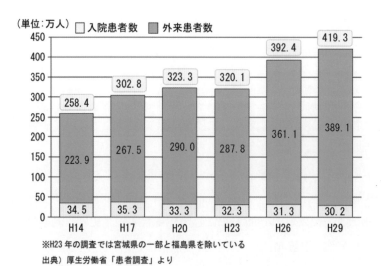

※H23年の調査では宮城県の一部と福島県を除いている

出典）厚生労働省「患者調査」より

図 1.2　精神疾患を有する総患者数の推移

2　精神の健康の概念

2.1　健康の定義

　現代において健康は、基本的な人間の権利とされている。人々が可能な限り高い健康水準を達成することは、大戦後の社会における一貫した世界的目標である。健康が全人類の基本的権利のひとつであることは、国際的にも共通認識されている。また、近代のみならず、古代ローマ時代から、ユウェナリスの風刺詩にあるように、**「健全な精神が健全な肉体にありますように」**[5] との慎ましやかな健康への祈りが願われている。

　このように人々の健康への関心の高さは古今東西の普遍的なテーマであり、わが国の世論調査においては、「今後の生活において、特にどのような面に力を入れたいと思うか」という問いへの回答に「健康」をあげる人の割合は7割近くと最上位を占める[6]。健康支援に携わる看護職が、健康についての概念を深く理解しておくことの重要性はいうまでもないが、人生観や看護観が人によって異なるのと同様に、健康観にもさまざまな考え方が存在することも注意しておきたい。以下に、いくつかの健康についての考え方を述べていく（表1.2）。

表1.2　世界保健機関憲章（WHO）における健康の定義

定訳：健康とは、完全な肉体的、精神的および社会的福祉の状態であり、単に疾病または病弱の存在しないことではない。（昭和26年：1951年6月26日条約第1号）
日本WHO協会訳[17]：健康とは、病気でないとか、弱っていないということではなく、肉体的にも、精神的にも、そして社会的にも、すべてが満たされた状態にあることである。
原文：Health is a state of complete physical, mental and social well-being and not merely the absence of disease or infirmity.

　1946年に採択されたWHO（世界保健機関）憲章前文においては、**「健康とは、完全な肉体的、精神的および社会的福祉の状態であり、単に疾病または病弱の存在しないことではない。」**とされている[7]。また、人間の生命は、いかなる権力によっても到達し得る最高水準の健康状態であることを侵害されないこと、人種、宗教、政治的信念または経済的もしくは社会的条件の差別なしに万人の有する基本的権利のひとつであることなどが謳われている[8]。

　健康を、体と心と社会の3つの枠組みで捉える見方は、精神疾患の発症に身体的、

心理的、社会的なストレス要因が複雑に絡み合って生じるとする**バイオサイコソー
シャルモデル**（bio-psycho-social model）[9]とも共通しており、普遍的な枠組みと
して理解されている。その一方で、WHO により定義されるような、「肉体的にも、精
神的にも、社会的にも、すべてが満たされた状態にある」人が、世の中に一体どれ
ほど存在するのかとの指摘もなされている。

　実際、WHO の健康概念は、健康を可逆性のある連続体として捉えていない[10]との
批判的な見解があることも事実である。つまり、"完全に（complete）よい（well-
-being）状態"を追い求めることになれば、不足している状態は不健康ということ
にもなりかねない。何をもって「完全によい状態」とするのかは人によって異なり、
もし、その人自身が本当に「自分は健康だ」と思えば、その人の健康ニーズは満た
されていると言えるかもしれない。がんや難病などの慢性疾患や、身体障害や知的
障害などさまざまなハンディをもちつつも前向きに生きている人が、不自由さを乗
り越え、克服し、積極的に人生に挑戦しているとき、少なくとも精神的に不健康で
あるとは言わないし、その偉業は人々に勇気や感動さえ与えるものである。

　健康を可逆性のある連続体として捉えた考え方に、健康社会学者 **A. アントノフス
キー**（A. Antonovsky）による「**健康生成論**」がある[11]。何らかの原因があって病
気になるという「疾病生成論」の立場では、病気の原因を探り、その原因を取り除
くことで病気を治していこうとするが、近年では、疾病構造の変化によって、この
ような病因追究型のキュアを目指すアプローチのみでは、慢性疾患や人々の価値観
の多様化に対応しきれなくなってきた。このため、現代では、健康か病気かという
択一的な健康の捉え方で病気の原因を探るのではなく、健康と病気は連続する関係
にあると捉え、あらゆるストレスに対処して、健康を維持する要因を活性化するこ
とで、健康状態をよくしていこうとする考えが必要とされてきている（**図 1.3**）。

　健康生成論において、健康要因の中核に定められているストレス対処力を表す概
念を**首尾一貫感覚**（Sense of Coherence：SOC）という。3 つの感覚から成り立ち、
①自分の置かれている、あるいは置かれるであろう状況が、ある程度予測でき、ま
たは理解できるという「**把握可能感**」、②何とかなる、何とかやっていけるという
「**処理可能感**」、③ストレッサーへの対処のしがいも含め、日々の営みにやりがいや
生きる意味が感じられるという「**有意味感**」で構成される。精神疾患は、基本的に
長期間付き合っていく慢性疾患であり、回復に向かうには、当事者が現状を把握し、
課題に対処し、経験を意味のあるものとしていく人生への態度が鍵となる。

　このように見ていくと、健康の定義として絶対的なものはなく、それぞれの人に
とっての well-being がどのような状態なのかを考えてみる必要がある。ルネ・デュ

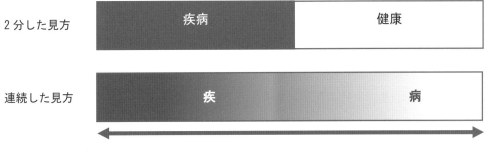

図1.3　健康と疾病の連続性

ボス[12]は、「絶対の健康ということはひとつの幻想に過ぎず、われわれは決して到達できないこの幻想を熱心に追い求めている」と述べた。また、「健康と幸福は、毎日の生活で出会う挑戦に対して反応し、さらに適応する個人的態度の現れである」とし、「病気の原因としていちばんありふれた環境の最も強力な諸因子は、生物学的な必要におかまいなしに、個人が自分のために設定した目標である場合が多い」とも述べている[13]。そして、我々人間という種は「永遠に進んでいく情緒的、知能的、倫理的発展のために、戦うように選ばれている」とした。これらより、人間にとって自己矛盾をはらむことになるが、自己の殻を破り、挑戦していくことこそが精神的に健康な生き方とする見方ができるのではないだろうか。

　看護界へ多大な功績を残した内科医の**日野原重明**によると[14]、「健康とは、生体内外の極めてよい条件の中で、例えば、箱入り人形の如く、内外からのストレスがなく、至適な環境の中で生体が正常に働くのが理想的な健康だと言うだけでなく、不利な条件、不規則な条件の中でも、よくその変化に順応できる、つまりうまくその条件に対応できる能力こそが、本当の健康である」と定義づけている。そして「身体的、精神的、社会的条件のいずれに対しても、その人間のからだと心が上手に適応できれば、その人は、例え何らかの病理的変化や欠損があっても、心は健やかであり、また困難の状況の中をうまくセルフ・コントロールしたという達成感が一種のエネルギー（spirit、魂、気）を生じて、その人間自身に精気を与え、生き甲斐をも与えることになる」と加えている。患者のセルフケアを支援する看護師自身の健康観として、大いに参考にしたい考えである。

　健康の概念の捉え方としては、人間の基本的な権利であるとする現代の社会通念を押さえつつ、各自が哲学的に探求し、それぞれの看護観の形成につなげていく姿勢が大切になる。WHOによる健康の定義は、行政によって個人の健康が統制される範囲の拡大の到達点を示している[15]もので、福祉サービスの観点からは有用である

といえるだろう。また、日本人の健康観としては、貝原益軒の『**養生訓**』[16)]にみる、日々の中で均衡を取るよう心身の手入れをしていく思想は馴染みやすいだろう。健康長寿への心がけを今に伝える『養生訓』は、人々の寿命が現代より遥かに短命だった江戸時代に、80歳を越える天寿を授かった益軒が最晩年に残したものである。両親から受け継いだかけがえのない命を、死のそのときまで大切に生かし切る恩を根本に据えており、現代にも通じる考え方である。

2.2 精神の正常とは何か

　看護学を学ぶにあたり、私たちは多くの病気について学んでいくが、その前に身体の正常な働きについても学んでいく。ここでは、精神における「正常」な働きとは、どのような状態であるのかを考えてみる。

　多くの人は、日頃、自分の精神が正常であるかどうかを疑問に思うことはなく、むしろ、いたって自分は「まとも」で「正しい」と思っているだろう。例えば、友人と映画を見て、感じ方が違ったり、全く反対の受け止め方をしたとしても、「もしかしたら、自分がおかしいのかもしれない」と考えたり、自分と違うからといって、一方的に相手の考え方が変だと決めつけることはしないだろう。人々は、自分と異なるさまざまな感じ方や考えがあることを、ある程度は容認しながら、違いを認め合ってかかわっている。

　米国の精神科医Ａ・フランセスは、その著書『正常を救え』[18)]において、以下のように述べている。

　正常をめぐり、

- 「辞書」は、納得のいく定義を示せていない。
- 「哲学者」は、その意味をめぐって言い争っている。
- 「統計学者・心理学者」は、評価を続けているが、本質はつかめていない。
- 「社会学者」は、その普遍性を疑っている。
- 「精神分析者」は、その存在を疑っている。
- 「心身医学の医師たち」は、その境界線を噛みちぎるのに忙しい。

　そして、さまざまな精神疾患について、それを引き起こす無数の仕組みを理解しない限り、正常と精神疾患を線引きするバイオマーカーは突き止められないだろうと述べている。

　精神疾患の発症機序は、物質科学的な手法による説明や証明が難しく、臨床的には患者の主観を重視していく。基準となる物差しで、あえて数値化を試みて集団のなかでの個人をみると、必ず平均から逸脱する人がいるが、そのことが即座に異常

であるとはいえない。例えば、図に示す正規分布のグラフ（図1.4）が日本人大学生の身長であると仮定とした場合、平均値で線を引けば、その平均の前後で、わずか1センチの違いであっても、高い群と低い群に分類される。平均は便宜的に設けられたもので、成人女性の場合には158センチの身長がなければ

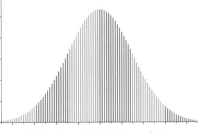

図1.4　正規分布のグラフ

ならない理由はどこにもなく、集団の中では、身長が「明らかに高い人」、「やや高い人」、「概ね平均の人」、「やや低い人」、「明らかに低い人」などがそれぞれ存在するだけの話である。平均から大きく逸脱することで不自由を強いられることがあっても、それ自体が病気であるとは断定できず、「正常」と「異常」は、健康と病気とは異なる判断概念である。

　平均から外れた思考や感情、行動などをもち、集団への適応が難しい人に接するときに、“なぜそのような言動や態度をとっているのか”を丁寧に探っていくと、一見、不可解と思われる言動の意味が了解されることがしばしばある。精神疾患の診断は、疾患や治療方針を定めるなどのさまざまな局面で必要なものだが、その一方で、**「そもそも精神病など存在せず、特定の人々に社会の側が貼ったレッテルにすぎない」**という反精神医学 [19] の考えがあることも覚えておきたい。看護師が先入観をもって、その人に精神病というレッテルを貼ることで、対象理解を妨げ、関係形成に支障を来すことは避けなければならない。疾病に関する医学的、心理学的特性を踏まえた客観的な診断を足がかりに、その人の生活や人生における個別の“困りごと”や“生きづらさ”をともに探り、対象の人の健康的な部分や強み、その人らしさなども含めて全体像の理解に努めていく姿勢を養って欲しい（図1.5）。

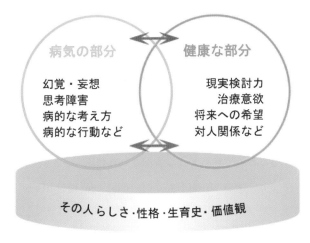

図1.5　その人の一部としての病気の捉え方

2.3 心の健康の定義

　心が健康であるとはどのような状態だろうか。看護学生に、心が健康な状態についての考えを尋ねると、「悩みがない状態」「ストレスがない状態」という意見がしばしば得られる。しかし、健康な心があれば、ストレスがあってもそれを乗り越えていくことができるし、悩みがあることで、人の痛みに共感的に寄り添う人間に成長することもできる。人間が苦悩することは、むしろ自然なことで、それにどう向き合うかが、心の健康にとって大切である。

　厚生労働省[20]は、心の健康を、いきいきと自分らしく生きるための重要な条件であるとしたうえで、自分の感情に気づいて表現できる「**情緒的健康**」、状況に応じて適切に考え、現実的な問題解決ができる「**知的健康**」、他人や社会と建設的でよい関係を築ける「**社会的健康**」を意味することとしている。さらに、人生の目的や意義を見出し、主体的に人生を選択する「**人間的健康**」も大切な要素であり、「**生活の質**」に大きく影響するものとしている。すなわち、言い換えると、喜怒哀楽の感情が豊かで、課題に対処することが可能であり、周囲の人々との関係性を築きつつ、目的に向かい自己決定できることと言える。WHOでは、メンタルヘルスのことを、「人が自身の能力を発揮し、日常生活におけるストレスに対処でき、生産的に働くことができ、かつ地域に貢献できるような満たされた状態（a state of well-being）」としている[21]（表1.3）。

　これらを統合すると、心の健康とは、①感情や考えを適切に自己表現し、②自身の可能性を認識してもてる力を発揮し、③問題やストレスに対処し、④周囲と良好な関係を築き、⑤有意義な人生を見出し、⑥所属する共同体に貢献できる満たされた状態、と説明することができる。

表1.3　心の健康の定義

厚生労働省
自分の感情に気づいて表現できること、状況に応じて適切に考え現実的な問題解決ができること、他人や社会と建設的でよい関係を築けること、人生の目的や意義を見出し、主体的に人生を選択すること

WHO
個人が自身の能力を発揮し、生活における通常のストレスに対処し、生産的かつ有意義に働き、地域に貢献することができるような満たされた状態
原文：a state of well-being in which the individual realizes his or her own abilities, can cope with the normal stresses of life, can work productively and fruitfully, and is able to make a contribution to his or her community.

　近代精神医学の黎明期に、S. **フロイト**は、無意識なるものを発見し、無意識下に抑圧される感情や記憶を意識化していく治療法として精神分析を確立した。フロイトは多くの理論を残しており、現代社会において、精神医学に留まらず、広く文学や人々の思想にも影響を与えている。

　そのフロイトが、「正常な人間として人が健全に行なわなければならないことは何か」と問われた際に、「愛することと働くこと」（Lieben und Arbeiten）と答えたと伝えられている[22]ように、愛と仕事は、精神の健康とかかわりの深い主要課題である。フロイトのこの言説は、フロイトの継承者 E. H. **エリクソン**によると、人間が性器的な生き物であり、人を愛する存在であるという権利もしくは能力を失うほどに一般的な仕事の生産性が個人を占有してはならないことを意味する[23]と解釈されている。現代においても、このバランスや調和を取ることは、人々の生活や人生における普遍的なテーマと言えるだろう。

　フロイトと同時代に、分析心理学を創始した C. G. **ユング**は、自己の中に抑圧されている潜在能力を見出し、個人に与えられた資質を実現すること、すなわち自己実現の中に精神の健康を見出した。ユングの述べる自己実現は、マズローの理論とは異なるもので、心の中でさまざまに相対立する葛藤を相補的に再統合していく過程を「個性化の過程」あるいは「自己実現の過程」とした。ユングは、人間の無意識の中に、その人のこれまでの記憶、感情、人類共通のイメージなどが存在していると捉え、これらを整理する個人の中での自己実現によって、精神的なバランスが保たれると考えた[24]。フロイトとユングはどちらも無意識を扱い、精神疾患の治療に取り組んだ精神医学の巨匠だが、その捉え方はかなり異なるものである。そして、それ以降も、百花繚乱というべきさまざまな学説が提唱されている。

　近年の心理学領域では、健康な人がより well-being（幸福）になるための問いを探求するポジティブ心理学も登場している。変化の激しい時代において、我々が真の心の豊かさを手に入れるため、新たな理論の誕生も待たれる。

　心の健康の定義や概念は、他にも多数あり、限定的に定義することはできないが、a state of well-being を幸福と捉える場合、幸福は結果として訪れるものでもあり、メーテルリンクの青い鳥にあるように足元にあるものともされている。幸福は誰しもが願うことだが、人それぞれに与えられている使命や目的に生きるとき、苦しみの中に喜びを見出し、哀しみの中に癒しを見出すことにより深い至福を感じることができるのである。

　最後に、日本を代表する彫刻家の高村光太郎が、精神を病んだ妻智恵子への思いを綴った文学作品に触れておきたい。智恵子は医学的にみると精神病により療養中

であった。その妻が入院中に創作したさまざまな作品を見て、「百を以て数へる枚数の彼女の作った切絵は、全く豊かな詩であり、生活記録であり、楽しい造型であり、色階和音であり、ユウモアであり、また微妙な哀憐の情けの訴でもある。彼女は此処に実に健康に生きてゐる」と書き残している [25]。精神看護を学ぶ者として、精神の病を得た人の中にある精神的健康を見つめ、引き出していく看護観を養いたい。

3 精神障害の一次予防・二次予防・三次予防

　地域精神保健活動における予防概念は一次予防、二次予防、三次予防に分けられ、さまざまな取り組みが実施されている。精神保健活動の目的は、広義と狭義に分けられることがある。広い意味では、すべての人間を対象に、積極的に心の健康増進をはかることを目的とする活動で、良好な状態の維持や向上を目指す。狭意での精神保健は、精神疾患の発症予防や、精神的不健康の治療を行うことである。

　つまり、地域精神保健は、地域住民の精神保健を向上させ、精神障害で苦しむ人々を減少させるための過程とされる。一次予防、二次予防、三次予防の3段階に分けて、以下に、予防活動の実際について述べていく。

3.1　一次予防

　一次予防は、精神保健活動の中で最も重要な位置を占める。発症前に疾患を予防することを目標に、健康な個々人が疾患の根本原因を正すことを意味している [26]。「予防に勝る治療なし」といわれ、精神的健康の保持増進と精神障害の予防のための啓発活動、健康教育、環境整備などが、あらゆる年齢層の人々に行われる。個人の生活習慣に気づきをもたらすように、組織や専門職により実施される。

　一例として、精神の健康にとって重要な睡眠時間の確保について取り上げると、日本人の睡眠時間は諸外国と比べて短く、年々減少しており、十分な時間が確保されない状況が起こっている。精神障害の多くは、その前兆に必ずといってよいほど睡眠障害が生じており、世代を問わず、良質な睡眠の確保が必要とされる。個別や集団アプローチにより、動機づけ、保健指導を行っていく必要がある。

　また、アルコールなどの嗜好品や本来は余暇活動として楽しむはずのゲームによって精神の健康に問題を生じさせることがある。依存症などの精神疾患を引き起こす可能性があることを知識提供し、必要に応じてこれらとの接触を減らすなどの環境整備も一次予防になる。

　社会全体を考えたとき、子どもへの教育的アプローチは最重要である。学校にお

いては、唯一の保健専門職として養護教諭が中心となって予防活動を行っている。わが国では、「保健だより」を活用して、生徒や保護者へ健康に関する情報発信を行う仕組みが伝統的だが、近年の大きな変化として、高等学校保健教育の学習指導要領に、精神疾患に関する項目が加わり、2022（令和4）年度から**学校での精神疾患に関する教育**が再開された。実に40年ぶりの動きであり、多くの精神疾患の好発年齢が思春期発症であることからも、歓迎すべき改訂である。教科の中で教えることにより、校長をはじめとする校内の教職員の意識が高まり、周囲の専門職とともに生徒が精神疾患に関する正しい知識をもち、一次予防活動が行いやすくなることが期待される。

　精神的不調を抱えた場合、人に相談することが躊躇され、どこにいけば自分の問題が解決するのかがわからず、困ることがある。保健医療の専門職だけではなく、地域住民のなかで**ゲートキーパー**となる人を育成し、一人ひとりの気づきや声掛けが予防効果を発揮していくため、組織全体への啓発活動、国民全体への啓発活動が大切である。例えば、うつ病については、一般の人々にもかなり理解が広がってきてはいるが、やはり家族や周囲から「本人のやる気の問題や気の持ちよう」と非難されたり、患者本人に「うつ病になることは恥である」との認識が根強い。これらの偏見が払拭され、家族ぐるみ、地域ぐるみで疾病理解ができれば、家族の一員が職場で不調を来した場合にも、周囲の協力はより円滑になるだろう。住民同士のつながりの強化も重要であり、国民の一人ひとりが、メンタルヘルスに関する幅広い知識をもつことができる啓発活動の充実が期待される。

　勤労者への支援対策としては、労働安全衛生法の改正が行われ、労働者が50人以上いる事業所で、2015（平成27）年から心理的な負担の程度を把握するための検査を年1回全労働者に対して実施することが義務づけられた。この**ストレスチェック制度**は、メンタルヘルスの一次予防に位置づけられ、労働者のメンタルヘルス不調の未然防止のために実施されるものである。労働者自身のストレスへの気づきを促し、ストレスの原因となる職場環境の改善につなげていく制度であり、働きやすい職場づくりの責務が各組織に課せられている。

3.2 二次予防

　二次予防は、精神疾患の「早期発見、早期治療」を目的として、ハイリスク群や発症疑いの人々を対象として、症状や障害レベルの悪化を予防することである。学校や職場での積極的な検診やスクリーニング、面接などによる早期発見と、保健室あるいは相談窓口などでの早期対応を行い、必要に応じて専門の医療機関への受診

につなげるなど、精神障害に対する支援をなるべく早く開始していく。不調を来した本人が最初に受診する医療機関は、精神科以外の診療科であることも多く、普段は精神疾患の治療に携わっていない医療者との連携も重要になる。

　二次予防は、精神疾患の種類によって介入が難しいものがある。アルコール依存症は「否認の病気」といわれ、本人が問題意識をもって精神科医療に自主的につながることは少ない。健康診断および保健指導の場や一般病院での内科治療の際に、アルコールの健康障害への早期介入を行うことが望まれるが、現実には本人に治療への意向がなければ、精神科での専門治療につながらないといった課題がある。

　思春期が好発年齢である摂食障害も、自身で病気とは認めにくく、やせ願望があり、治療が必要な程やせていても、さらにやせたいと努力していく。家族や学校関係者が異常に気づいても、医療につなぐことが難しく、その間にやせがさらに進行してしまうこともあり得る。各疾患の早期介入に向けての工夫は援助論（第 2 章 2.6 参照）でそれらをおさえておきたい。

　近年、その増加が指摘されている発達障害は、生まれつきの脳の特性とされ、病気ではないものの、いわゆるグレーゾーンの子どもに遭遇する機会は増えている。果たして、早期の医療機関の受診や療育による支援が妥当なのか、また、それを誰が決定するのか、倫理的課題も含めてさまざまな考えがある。健診などでその傾向や疑いを知らされた場合、親や本人が支援を求めていない時期に無理な受診勧奨をすることで、親の障害受容と本人の発達特性から逆効果となることがある。診断は第一義的な目的ではなく、親や周囲の人々が子供の特性を理解して対応することで、成長とともに発達障害の傾向が目立たなくなることも多いため、母親の不安を軽減し、本人の成長の芽を摘まない最小限の支援が大切である。なお、共生社会が目指されインクルーシブ教育が行われているが、発達障害の子どもが普通学級に通うケースでは、仲間ができない、あるいは疎外感を感じることによる低い自尊感情や対人トラブルも生じており、社会において解決していくべき大きな課題である。

　精神保健の健康問題をもつ人の相談窓口における特徴のひとつとして、本人が来室した場合でも「親や先生に勧められてきた」という具合で、自ら相談したいことが定まらない場合や、精神の健康課題をもつ本人が来室しないことがある。しかしこのような場合でも、丁寧に話を聞き、継続して通うことで、状況が改善していくことも実際に多い。本人、家族、社会の環境を総合的にアセスメントし、環境調整として、家族や友人、地域の近隣との付き合い、所属するグループや組織など、その人を取り巻く人間関係に焦点をあてた心理社会的支援が効果を発揮することを念頭に置きかかわっていく。

3.3 三次予防

　三次予防は、精神疾患を発症した人を対象とした、学業や社会への復帰停滞の予防とよぶべきものである。後遺症の治療や再発予防に加え、合併症の予防、リハビリテーションや休学・休職後の復学・復職支援などが含まれる。精神科デイケアへの通所やリワークプログラムの利用なども行われている。精神科デイケアにおける**作業療法**や、社会復帰・参加に向けた**機能回復訓練**、**生活技能訓練**（Social Skills Training：SST）は三次予防に該当し、精神疾患をもつ人々への再燃予防のための教育なども含む。リハビリテーションと慢性疾患へのケアマネジメントを通じて、個々の障害の影響を減らしていく[26]。

　本来、精神保健予防活動は、一次予防、二次予防、三次予防の順序で進めることが望ましいが、現実的には、すべての疾病への予防活動は実現しておらず、発症後に三次予防から始めることも多い。精神保健予防活動も、時代に即した予防活動のあり方が模索されており、専門職のみでなく精神障害者ピアサポーターによる啓発活動や個別相談支援が国の施策として各自治体などで取り組まれている。民間では、オンラインカウンセリングやアプリ開発など、インターネットを利活用した予防活動も展開されている。これらの新たな動きが、地域における学校、職場、市中の医療機関との連携と相まって、さらに発展していくことが期待される。

　一昔前に比べ、精神科医療への敷居は下がってきているものの、現在もなお、精神障害への強いスティグマ*1を感じる場面は根強く残されている。さらには当事者自身も、自分の精神疾患に対する**セルフスティグマ**をもつことがある。これらを少しでも軽減、あるいはなくしていくことが、精神保健の予防活動における長きにわたる最大の課題である。

4　精神看護とその役割

4.1　入院中の看護の役割

　日本精神科看護協会は、「**精神科看護とは、精神的健康について援助を必要としている人々に対し、個人の尊厳と権利擁護を基本理念として、専門的知識と技術を用い、自律性の回復を通して、その人らしい生活ができるよう支援すること**」[27]と定義している。精神の健康障害により、本来のその人らしさが損なわれ、それまで順調に営まれていた日常生活に支障が生じ、精神症状が悪化した場合、入院による治療

---

　*1 **スティグマ**：社会的烙印、差別、偏見のこと。精神疾患に関する人々の知識不足や先入観、誤った固定観念が、精神障害者への否定的な態度や行動となっている。（第4章6.1(4)参照）

を受けることになる。最初に、入院中の精神看護における役割をみていく。

(1) 入院病棟の治療的環境の整え

　日本の精神病床数は約32万5千床（2020年）で、世界の精神病床の約2割を占めるとされる。この入院中の患者の療養環境を整えることは精神看護の大きな責務である。古くは、F. ナイチンゲールが「**看護とは新鮮な空気、陽光、暖かさ、清潔、静寂さを適切に活用し、食事を適切に選択し与えるなど、すべての病人の生命力の消耗を最小限にするよう適切に行うこと**」と述べたことは精神看護においても同様にあてはまる。病棟内の音や、隣の患者との人間関係にも気を配り、心身の回復を促進する病床を整えていく。

　病棟の治療的環境を整えることは、医療チームの中でも、特に看護師が中心となり役割を担う。看護学におけるメタパラダイムでもある「環境」は、自然、文化、生活などの外的環境と身体の内部環境に分けられ、外的環境は人間と相互作用関係にある。精神科病棟での療養生活は、患者にとっての外的環境となり、看護ケアなどのソフト面と建物などの住環境のハード面と、それらがあわさった空間や時間などさまざまな要素で構成される。治療の場の雰囲気は、患者の精神症状に大きく影響するため、患者の安全を守る環境はもちろん、医療者自身の精神が安定して、ゆったりとした雰囲気を醸し出せることも、治療的環境の構成要素となる。

　また、基本的に、入院患者のベッド配置は病棟の師長が中心的役割を担って運営し、精神科医の指示や精神状態に応じた療養環境の枠組みを決定していく。例えば、自傷他害行為のある患者は、医師の指示により保護室での看護を提供し、セルフケアへの重点的な支援が必要となる患者はスタッフステーションに近い病室での看護体制を整えるなどである。

　このような環境調整を経て、入院患者の症状アセスメントを行い、セルフケアレベルに応じた食事、睡眠、清潔ケアなどの日常生活援助を提供していく。精神科の医療チームは、精神科医、作業療法士、心理士、薬剤師、栄養士、精神保健福祉士など多職種で構成され、患者が安心して療養できるように、スタッフ間の調整を行いながら病棟の治療的環境を創造していく。

(2) 急性期における看護の役割：生命の安全を護る生活援助

　病期別に看護の役割をみていくと、入院直後の急性期の患者は、重篤な精神症状により、基本的な日常生活を自分で営むことが難しい状態にある。原因不明の頭痛、嘔気、全身倦怠感などの身体症状に長らく悩まされてきた人や、言いようのない焦燥感や息苦しさを感じながら、慣れない環境に戸惑い療養生活を送る人がいる。あるいはアルコール依存症の離脱症状や、昏迷状態のために全介助を必要とする人な

ど、多種多様な精神症状の患者が入院する。

　急性期はこのような精神症状により生活が破綻しており、生命の危機状態にあることに留意しなければならない。希死念慮が強い患者は、生命の保護を優先して隔離などの行動制限をしても、なお命を断ってしまう危険性がある。また、本人が治療の必要性を感じていないにもかかわらず、意思とは無関係に入院を強いられることもある。病識のない入院患者と医療者との関係形成は時間を要することが多く、直接・間接的看護ケアを通して、患者の生命の保護と、尊厳、信頼、愛情などの基本的欲求を満たすべく、根気強いかかわりが求められる。

　人への信頼ではなく、不信につながる経験を幾重にも積み重ねてきた患者の中には、他人を容易に受け入れず、相手が信じられる人かどうかを敏感に察知する人も多い。孤立状態にある患者に安心感を与え、安全を守り、セルフケアへの支援を通して粘り強く関係形成に努め、急性期の症状緩和を図っていく。主な治療は薬物療法となるが、看護師による服薬管理と、その効果や副作用の観察においても、与薬時やそれ以外の機会を捉えて治療薬の飲み心地や、患者が入院生活をどのように感じているか、周囲との人間関係はどのようかなども、日常ケアを通した「観察」と「会話」から把握に努めていく。

(3) 精神看護における患者－看護師関係について

　精神障害者が、その時々で必要とすることは異なり、セルフケア看護や、QOL の維持向上、エンパワメント、リカバリー、自己実現など、さまざまな看護目標があげられる。最終的には当事者が自己理解を深め、自己受容し、主体的に目標に向かって自分らしく人生を生きることが目標になる。このため、患者自らによる課題解決を支援していく関係性の構築は看護の重要な役割のひとつとなり、ニーズに応じた計画を立案して、援助関係を基盤に精神看護過程を展開していく。

　精神看護の母といわれる **H. E. ペプロウ**は、看護を「**有意義で、治療的な、対人的プロセスである**」と定義し、看護を対人関係のプロセスとして位置づけた。このペプロウの対人関係論は、精神看護実践において看護師が対人援助技術を提供する際の根拠として意義深く、対人関係のプロセスに「看護の理論的枠組み」を提供し、精神看護の本質的役割を示している（援助論第 3 章 2.2 参照）。

　また、セルフケアへの看護の観点からは、**オレムの看護システム理論**（援助論第3 章 3.4 参照）における患者－看護師関係もおさえておく。オレム看護システム理論における患者－看護師関係には、社会的関係、対人相互関係、技術的関係の 3 つがあり[28]、これらの関係の中で、看護師は患者のセルフケア要素を満たすよう補完していく。それぞれの関係の特徴を表 1.4 に示す。

表1.4　オレム看護システム理論における患者－看護師関係と精神科看護での特徴

	患者—看護師関係	説　明	精神科看護での特徴
社会的関係	看護師は、社会のなかで、看護をめぐり提供者と受け手の関係にあり、両者の間には、一定の契約が成立している。	看護師は、看護を提供する専門職という立場にあり、看護の受け手は、ケアを受ける患者という立場にある。	患者が入院治療に同意しない場合でも、社会的関係があることで、看護師は援助者としての役割を担うことができる。
対人相互関係	人間対人間としての、一対一の信頼関係を築くことで、協力関係が成立している。	看護師はケアの専門家としてセルフケア看護を提供し、患者は能力に応じて自身のセルフケアを行うことで、両者間に人間的な交流が起こる。	患者が治療やセルフケア看護、また人間関係を拒否する場合でも、看護師は、一人の人として、適切な自己開示を行い、かかわりを継続する。
技術的関係	状況に応じた専門的技術による援助の授受関係が成り立つ。	看護師は、患者にどんな援助が必要かを見極め、看護実践をする。患者は、自分にどのような援助が必要か、どのようなことが自分にはできないのかを認識する。	患者は、セルフケア看護の目標や精神の健康上の課題を、看護師と共通認識して、自ら助けを求めることができる。

1)　社会的関係

　療養上の世話または診療の補助業務を行うことを業とする者と法律上定められている看護職は、社会的に、この目的において患者を援助することができ、患者も他者である看護師に日常生活援助を委ねることができる。精神科看護は主に病院において実践されるが、訪問看護など患者の居宅で展開される場合もある。

2)　対人相互関係

　一般的に、対人相互関係は社会的関係のうえに成立する。患者と看護師が治療やケアにおいて協力関係にあることは暗黙のうちに了解されているため、身体科においては患者がケアを拒否することはまれである。しかし、精神疾患患者との関係においては、食事や清潔ケアの拒否、拒薬、人間関係の拒否あるいは過度な依存が生じることがある。看護職として患者とかかわる場合、患者と看護師という社会的関係を基盤としつつ、一人の人として対峙することが求められ、根気強く患者を信頼して待つ姿勢が大切になる。

3)　技術的関係

　しばしば、患者にとって何がわかっているのかより、何がわからないのかを見出

すことが重要である。患者が生活上の困難を抱える背景には、さまざまな出来事の
なかで、本来その人がもつ力が弱められ、失われてきた過去があり、人生の中で繰
り返されてきたパターンがある。例えば、常に他人に巻き込まれ、利用され、振り
回され、スケープゴートになっていることに気づくことができずにいる対象に対し
ては、看護師は患者が自己の傾向に気づくことができるよう働きかける。そして、
患者自らが問題解決できるよう、日常生活で自立していくための看護を提供してい
く。

(4) 回復期における看護の役割：日常生活行動におけるセルフケア拡大への支援

　精神症状が安定してくる時期には、症状マネジメントを行いつつ、生活リズムを
整え、自分で身の回りのことができるよう、無理なく活動範囲を広げていく支援を
する。心身が疲弊している消耗期にあり、徐々にエネルギーを充電していく感覚を
得られるよう、焦らずゆっくり休養し、体力の回復に応じて、患者自身ができるセ
ルフケア行動を見守り、もとの生活へと少しずつ行動を拡大できるよう促していく。
また、退院後の生活に目を向け、患者の生活史と関連づけた対象理解を深めつつ、
日常の生活を楽しむことができるようなゆとりの中で、好みにあったレクリエーショ
ン活動への参加なども提案していく。

　体力がつき、安定した日常生活ができるようになると、退院後を想定した生活ス
キルの習得、服薬自己管理の訓練、家族関係の調整、社会資源の導入の検討など、
ケースに応じたさまざまな支援を提供していく。地域での生活を想定し、外来への
通院手段はあるか、自力で買物ができるか、近隣住民との関係はどうか、相談でき
る人はいるか、退院後にやらなければいけないこと、やりたいことはどのようなこ
とかなど、患者の不安や焦りにつながらないよう留意しつつ、具体的に退院後の生
活像を描き、ともに看護計画を立案していく。

　また、ある程度まで回復しても、退院後に一人で安全に生活することが困難な場
合がある。精神保健福祉士らと協働して、退院後の居住先や経済面の支援など、必
要となる社会資源についてチームで調整していく。

　看護師には患者の権利擁護（アドヴォカシー）の役割があり、医療者主導ではな
く、患者自らが選択できるよう意思決定の支援をすることが求められる。最も身近
に存在する専門職として、自分の思いをうまく表明できない患者の意思を汲み取っ
て代弁していく。患者の中には、身内に障害年金を管理され、患者の年金を患者自
身のために使うことができない状況に置かれている場合もある。このような患者と
かかわるときには、福祉職を中心とする多職種連携により患者の権利を護っていく
ことが必要である。

（5）退院支援における看護：病院から地域へ

　退院後の患者は、状態に応じて、精神科デイケア、精神科訪問看護などの医療サービスや、地域活動支援センター、就労支援事業所などの福祉サービスを利用し、日常生活に戻っていく。外来通院のみの患者も多いが、複数のセーフティネットがあることで、症状悪化時の早期対応が可能となり、安心した社会生活を営むことができる。退院支援においては、病院から地域への切れ目のない支援が求められており、精神看護はその中でも、医療と福祉の制度や、疾病と発達に関する知識など、「医学モデル」と「生活モデル」の両方の視点で支援することができることから、萱間はハイブリッドモデルを提唱している[29]。

　看護師は、病院では問題解決型志向で支援していくことが多いが、地域では問題解決型志向ばかりでなく、ストレングスモデルを用いて、柔軟で自由な支援を展開できる可能性がある。例えば、症状が漸く軽快して自宅退院する患者が、"明日から働きたい"、"レストランを開業したい"という意欲がある場合、現実的に考えて休養を勧めたり、服薬継続の自立を促すことも大切であるが、患者の欲求を強みと捉え、就労に向けた訓練や料理の練習を提案するなど、当事者の思いに添う方向で支援していくかかわりもできる。患者の現実検討力のアセスメントと、家族の介護力や家族関係の調整を含めた状況判断力が必要となり、対象との援助関係の形成とリスクマネジメントのもとで、的確な状況判断を行っていく。

　地域の精神保健に関するフォーマル・インフォーマルの社会資源を把握し、患者に必要な情報の提供や、リカバリーに資する環境を創造していくことは、これからの共生社会の実現における精神看護の重要な役割である。患者の自立や社会復帰のためには、専門職による支援のみでは難しく、地域住民の存在が大きな力になる。一般市民の理解が得られるよう地域の人々との信頼関係を築き、患者の退院後の環境調整を担っていくことも看護師の役割である。隣人の見守りの姿勢が患者の対人関係障害の緩和につながり、また患者の不調や異変を早期に察知することができ、病院の早い段階での危機介入も可能となる。

　また、看護師には、患者の経済的自立や就労を目指すことだけをゴールとするのではなく、その過程を重視していく視点が必要である。経済的自立や就労を目標にすることで精神的に追い込んでしまうことは避けなければならない。心身への過重な負荷のかかる就労が挫折体験となって、かえって後々の自立の妨げになることもある。ステップバイステップで、その人なりの地域での社会参加や社会復帰のあり方を考え、寄り添う支援が求められる。

(6) 慢性期における看護：地域移行・定着支援へ

　患者の精神症状が慢性化すると、入院期間が年単位となることが多い。慢性期の入院治療は、薬物療法を継続しつつ、集団療法、作業療法、芸術療法など心理社会的な側面が強化され、患者の状態に応じた多種多様の心理教育プログラムを提供していく。看護師は、レクリエーション療法や心理教育プログラムに、チームの一員としてあるいは中心メンバーとして運営の役割を担うとともに、患者の参加を促す働きかけをしていく。そして、退院支援に向けた環境調整なども行っていく。

　なお、オレム看護論を精神看護領域に適応させた P. アンダーウッドは、患者の精神内界の診断と治療を行う精神科医と、外部の環境と生活の間に働きかける看護師の専門性の違いを明示した（図 1.6）。例えば、食後に口腔ケアを拒否する患者がいた場合、看護師はその行動の背景を多角的にアセスメントするが、精神内界への治療的介入は看護の役割ではなく、患者の口腔ケアが実施できるように本人や周囲の環境に働きかけていく。

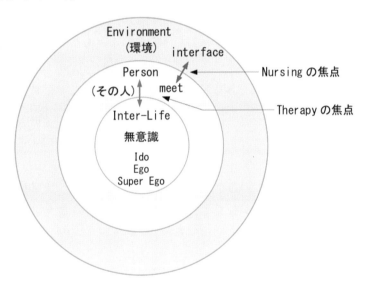

図 1.6　看護の焦点と治療の焦点 [30]

　精神症状が十分に安定し、身の回りの生活動作も自立していて退院先となる受け皿がなく院内寛解の状態で入院している患者には、閉鎖病棟から開放病棟、院外活動への行動範囲の拡大、あるいは所属している集団の中での役割拡大などを通して地域での生活に近づける支援をしていく。わが国の精神科病院における長期入院患者の処遇は長い期間解決が困難な社会問題となっており、退院に向けた諸活動の充実が看護師にも期待されている。

　精神科病院というある種閉鎖的な環境では、患者と医療者が長期的にかかわりを

もつこともまれではなく、看護のマンネリ化を防ぐように留意しなければならない。長期入院患者の退院促進に関する国の施策は、2004（平成 16）年 9 月の「精神保健福祉施策の改革ビジョン」以来、「**入院医療中心から地域生活中心へ**」の基本理念の下で進められ、2006（平成 18）年には**精神障害者地域移行・地域定着支援事業**が創設され、精神科病院からの退院促進が図られてきた。2012（平成 24）年からは地域移行支援として、入院患者を対象とした住居の確保や障害福祉サービスの体験利用・体験宿泊のサポートなど、地域生活へ移行するための支援制度も整備されている。

　障害者自立支援法の改正に伴い、2012（平成 24）年 4 月から地域移行支援・地域定着支援がサービスメニューとして追加され、都道府県から指定を受けた相談支援事業所が「**地域移行推進員**」を配置し、支援を行った場合には自立支援給付が得られることとなった。このような社会制度の変遷を知ったうえで地域における保健福祉専門職との積極的な連携を図ることも精神看護の役割である。

　長期入院の結果、いわゆる施設症（ホスピタリズム）となり、退院に消極的となる患者に関しては、患者自身に内在する生活の変化に対する抵抗や不安、葛藤などが阻害要因となったり、看護者側の諦めが影響することも指摘されている。対人関係における苦しみを少しでも軽減できるよう、SST（Social Skills Training）により社会生活技能を高める訓練もあるが、生活や人生、また日々を楽しむことのできる居場所や仲間を地域に見出していけるよう、焦らずゆとりを大切にして支援していき、地域とのつながりを少しずつでも増やしていくことができれば理想ではないだろうか。

　また自宅療養が慢性化しているケースでは、地域にいながら長期間にわたり社会とのつながりのない状態が常態化していることも多い。社会通念上あるべき姿や行動を期待して援助者や家族自身の理想像を押しつけることのないように、地道に本人との関係性を築き、家族支援と並行してニーズに沿った支援を行っていく。

　患者が退院後に地域で有意義な生活を送り、社会復帰していくためには、家族の理解と協力が欠かせない。しかし、家族もまた、精神疾患となった家族員をもつことによる大きな心身の負担を抱えており、患者と同様に家族も支援の対象となる。急性期からの全過程において、精神的ケアはもちろんのこと、疾病理解を深める家族心理教育を行い、必要時は家族関係の調整を行う。看護師は、病棟に面会に来た家族をねぎらい、家族が病気をどのように捉えているか、患者との関係性はどのようか、自身の無力感や強い自責感に苛まれていないかなど、心理アセスメントを踏まえた家族支援を行う。患者の背景としてだけではなく、家族全体をひとつのシステムとして捉え、家族のセルフケア能力が高まるように働きかけていく。

4.2 自己肯定感を育むこと

　精神の健康障害をもつ人の自己概念は、往々にして自己否定的である。「自分は駄目な人間だ」、「生きる価値のない人間だ」という自分に対する評価態度は、自尊心の低さを表し、主に生育歴が影響している。現在の苦悩のもととなっている出来事を把握し、自己肯定感をもつことができるような支援につなげていくことが大切である。

　否定的な自己概念を抱く患者は、自分の病気が自分の人生に著しく否定的に作用し、将来について希望がもてず、楽観的にもなれないと感じて、ますます病気について心配する[31]といった悪循環に陥る。周囲に苦しみを理解されず、孤立した状態で自責的な考えを繰り返し、やがては自ら生命を断つ危険すらある。幼少期からの体験が、強いコンプレックスやトラウマとなって不適応を起こし、さまざまな要素が積み重なり自尊心の低下を招いていることから、全人的ケアを目指した対象理解においては、患者の生育歴（ヒストリー）のアセスメントが必要となる。

　また、自尊心の低さは、何らかの負荷がかかった際に精神的打撃を受けやすい。例として、摂食障害を取り上げると、将来への漠然とした不安を抱えながら学校に通う女子高校生が、同級生に「ぽっちゃりしていてかわいい」と言われたことを気に病んで、過度な食事制限を始めることはよくあることである。友人は、素直によいと感じたところを伝えたにもかかわらず、本人はダイエットに注力していく。そして、やせることで誤った自信や達成感を得て、摂食障害へと進行する。この精神疾患になりやすい人は、親の期待に応えるよい子として、寂しさを抱えながら育ってきた生育歴によって、"自分はまるで価値のない人間だ"、"よい子でなければ愛される資格はない"などの自己否定的な自己概念が形成される傾向にある。

　回復に向けては、ありのままの自己の存在が愛され、必要とされる体験が大切となり、看護師はその人のよい面を自覚できるよう働きかけ、わずかな回復のサインを喜び、食べても失敗しても大丈夫であることをともに経験していく。少しずつ"自分は自分でよい"と自覚し、隠れていた心理的欲求に気づき、言葉で自己主張できれば、思春期の自立とアイデンティティ形成を発達課題とする疾病特性が、成長へのベクトルへと向かうことになる。

　このように精神看護には、危機状態にある急性期から、その人の退院後の生活や発達課題を考慮した長い時間軸で、疾病特性を踏まえた支援を継続させていく役割がある。一人ひとりの看護師が、一人の患者にかかわる期間は限られているが、人生各期の発達課題を視野に入れ、入院や在宅のそれぞれの持ち場で適切な心理的距離を保ち、療養生活や社会復帰に向けて看護を提供していく。精神看護過程では、

単に診療の補助業務や患者のセルフケア不足を補うのではなく、患者自らの失われた尊厳と自律性の回復を促していくことができるよう、過去、現在、未来の時間軸の中での対象理解に基づく全人的ケアが求められる。看護師の応答的な情緒的支援により、患者が安全で安楽な環境の中で、自己肯定感を育んでいけるような心構えでケアにあたりたい。

4.3 エンパワメントの役割

　患者の中には、自分の人生であるにもかかわらず、自分の人生における主導権を喪失している人が少なからず存在する。日常の小さなエピソードでは、知人に誘われて行きたくないが無理をしてつきあって体調を崩したり、心身を鍛えて充実感をもたらすはずの部活動に、周囲の勧めで気乗りのしないまま入部して、人間関係の不和から精神症状が現れたりすることがある。また、人生を左右するような進路や職業選択などの決定において、自己の希望と異なる親の意向に従った結果、漫然と違和感を抱えたままで無理をして不適応を起こし、精神疾患を発症することがある。さらに、精神疾患をもつために、夢や目標に向かう人生を周囲の人々や社会から奪われてしまうことがある。

　このような状態から抜け出していくことを志向する概念が**エンパワメント**である。エンパワーは、「権限」や「能力」を与えるということを意味しており、**エンパワメントは、自らがコントロールできるとする支配感、統制感、またはそれを獲得する過程、そして、それに伴う行動をさす**[32]とされている。ここでの能力や権限というものは、訓練によって後天的に獲得するものではなく、もともとその人に備わっているもの、もっているものという考えに基づいている。精神看護では、精神疾患に罹患することで、さまざまな制約を受け、パワーレスとなっている状態から、本人に内在する力を発揮できるように、環境整備を行いながら本人に権限を与えていく。また、周囲の人々とのパワーバランスの中で力を奪われたようになっている状態から、人としてのあたり前の自由や権利や尊厳を取り戻せるよう支援しなければならない。

　疾病を契機に、その疾病体験を生かして前よりもよい人生を送ることができるよう再生を図ることは、看護がめざす目標のひとつである。すなわち、入院が人生のターニングポイントとなり、その人の人生や生活において、もてる能力や権限を最大限に発揮し、悔いのない人生を精一杯生きられるよう支援していくことが最終目標である。どのように生きたいかは人それぞれであり、心のしなやかさ（レジリエンス）も人それぞれであるため、あくまでも患者のペースに歩みをあわせていくこ

とが重要であり、回復過程に沿った精神看護実践が求められる。

章末問題

1 高齢者が趣味の絵画を地区の展覧会に発表したいという欲求はどれか。

1. 自尊の欲求　　2. 所属の欲求　　3. 安全の欲求　　4. 生理的欲求

（第 105 回午前 36 問）

解説　（4 頁 表 1.1 参照）マズロー, A. H. の提唱した 5 段階欲求説の第 1 階層（最下位）は「生理的欲求」、第 2 段階は「安全の欲求」、第 3 段階は「社会的欲求/所属と愛の欲求」、第 4 段階は「承認（尊重）の欲求」、第 5 段階（最上位）は「自己実現の欲求」である。問題の趣味の絵画を出展したいというのは、他者に認められ褒められたいという自尊の欲求である。　　　　解答 1

2 マズロー, A. H. （Maslow, A. H.）の基本的欲求階層論で最高次の欲求はどれか。

1. 安全の欲求　　2. 承認の欲求　　3. 生理的欲求　　4. 自己実現の欲求　　5. 所属と愛の欲求

（第 107 回午後 25 問）

解説　（4 頁 表 1.1 参照）最高次の欲求は 4.「自己実現の欲求」である。　　　　解答 4

3 マズロー, A. H. （Maslow, A. H.）の基本的欲求の階層で、食事・排泄・睡眠の欲求はどれか。

1. 安全の欲求　　2. 自己実現の欲求　　3. 承認の欲求　　4. 生理的欲求

（第 108 回午後 6 問）

解説　（4 頁 表 1.1 参照）　食事、排泄、睡眠などは生理的な欲求に属する。　　　　解答 4

4 マズロー, A. H. （Maslow, A. H.）の基本的欲求の階層構造で承認の欲求はどれか。

1. 尊重されたい。　　2. 休息をとりたい。　　3. 他人とかかわりたい。　　4. 自分の能力を発揮したい。

（第 109 回午後 17 問）

解説　（4 頁 表 1.1 参照）　1. は第 4 段階「承認（尊重）の欲求」　2. は第 1 段階（最下位）「生理的欲求」　3. は第 3 段階「社会的欲求/所属と愛の欲求」　4. は最上位（第 5 階層）「自己実現の欲求」解答 1

5 社会的欲求はどれか。

1. 安全の欲求　　2. 帰属の欲求　　3. 睡眠の欲求　　4. 排泄の欲求　　（第 104 回午後 5 問）

解説　（4 頁 表 1.1 参照）　マズロー, A. H. の提唱した 5 段階欲求説では社会的欲求は第 3 段階の「社会的欲求/所属と愛の欲求」にあたる。　　　　解答 2

---

6 世界保健機関（WHO）が定義する健康について正しいのはどれか。

1. 単に病気や虚弱のない状態である。

2. 国家に頼らず個人の努力で獲得するものである。

3. 肉体的、精神的および社会的に満たされた状態である。

4. 経済的もしくは社会的な条件で差別が生じるものである。　　　　　　　　　（第 107 回午後 1 問）

解説　（7 頁 表 1.2 参照）　世界保健機関憲章における健康の定義として「健康とは、完全な肉体的、精神的および社会的福祉の状態であり、単に疾病または病弱の存在しないことではない。」としている。

解答 3

---

7 生活習慣病の一次予防はどれか。

1. 早期治療

2. 検診の受診

3. 適切な食生活

4. 社会復帰を目指したリハビリテーション　　　　　　　　　　　　　　　　（第 104 回午前 15 問）

解説　（14〜17 頁参照）　一次予防は、発症前に疾患を予防することを目標に啓発活動、健康教育、環境整備などをあらゆる年齢層の人々に行うことである。例えば、良質な睡眠の確保に対する指導やアルコール依存に対する注意喚起、学校における「保健だより」の活用による健康に関する情報発信などがあげられる。　1.「早期発見、早期治療」は二次予防、　2. 検診はがん検診など特定の病気の早期発見を目的とするため二次予防である。　4. リハビリテーションは三次予防である。　　　　　　解答 3

---

8 アルコール依存症の一次予防はどれか。2 つ選べ。

1. 年齢確認による入手経路の制限

2. スクリーニングテストの実施

3. 精神科デイケアへの参加

4. 小学生への健康教育

5. 患者会への参加　　　　　　　　　　　　　　　　　　　　　　　　　　（第 109 回午前 87 問）

解説　（14〜17 頁参照）　1. はアルコール依存症予防のための環境整備にあたるため一次予防である。2. は依存症の早期発見を目的とするため二次予防である。　3. は社会復帰へ向けての活動のため三次予防である。　4. 健康教育は一次予防である。　5. は再発予防を目的とするため三次予防である。

解答 1、4

---

9 地域精神保健活動における二次予防はどれか。

1. 精神科病院で統合失調症患者に作業療法を行う。

2. 精神疾患患者に再燃を予防するための教育を行う。

3. 地域の住民を対象にストレスマネジメントの講演会を行う。

4. 会社の健康診断でうつ傾向があると判定された人に面接を行う。　　　　　（第 105 回午前 58 問）

解説 （14〜17頁参照）　二次予防は検診やスクリーニング、面接などにより疾病を早期発見し、早期治療や指導行うことで憎悪を防ぐことである。　1. リハビリテーションである作業療法を行うことは三次予防である。　2. 再燃の予防に対する教育は三次予防である。　3. ストレスマネジメントの講演会を行うことは一次予防である。　4. うつ傾向があると判定された人に面接を行うことは、早期治療につなげ憎悪を防ぐための二次予防である。　　　　　　　　　　　　　　　　　　　　　　　　　　　　　　　解答 4

10　精神保健活動における二次予防に該当するのはどれか。

1. 地域の子育てサークルへの支援
2. 休職中のうつ病患者への復職支援
3. 企業内でのメンタルヘルス講座の開催
4. 学校を長期間欠席している児童への家庭訪問　　　　　　　　　　（第 107 回午後 59 問）

解説 （14〜17頁参照）　1. 子育てサークルへの支援により、母子の健康の保持増進が期待できるため、一次予防にあたる。　2. うつ病患者への復職支援により、再発予防や回復が期待できるため、三次予防である。　3. メンタルヘルス講座の開催は、一次予防である。　4. 長期間欠席している児童の家庭訪問により欠席理由が判明し、早期治療や指導を行うことで憎悪を防ぐことができるので二次予防である。　　解答 4

11　疾病や障害に対する二次予防はどれか。

1. 早期治療　　　2. 予防接種　　　3. 生活習慣の改善　　　4. リハビリテーション
　　　　　　　　　　　　　　　　　　　　　　　　　　　　　　　　（第 108 回午前 1 問）

解説 （14〜17頁参照）　1. 早期発見・早期治療は二次予防である。　2. 予防接種は発症前に疾患を予防するために行うため、一次予防である。　3. 生活習慣の改善は、発症前の疾患の予防であるので一次予防である。　4. リハビリテーションは三次予防である。　　　　　　　　　　　　　　　　　　　　解答 1

12　職場における疾病予防の対策のうち三次予防はどれか。

1. 健康教育の実施　　2. 人間ドックの受診　　3. じん肺健康診断の実施　　4. 職場復帰後の適正配置
　　　　　　　　　　　　　　　　　　　　　　　　　　　　　　　　（第 104 回午後 38 問）

解説 （14〜17頁参照）　1. 健康教育は疾患予防のための啓発活動のため一次予防である。　2. 人間ドックの受診勧奨は疾患の早期発見、早期治療につながるため二次予防である。　3. じん肺健康診断の実施によりじん肺の早期発見、早期治療につながるため二次予防である。　4. 疾患を発症した人の職場復帰後の適正配置は、復職支援や再発予防にあたり、三次予防である。　　　　　　　　　　　解答 4

13　高齢者における肺炎（pneumonia）の三次予防はどれか。

1. 口腔内の衛生管理
2. 肺炎球菌ワクチンの摂取
3. 呼吸リハビリテーション
4. 健康診断での胸部エックス線撮影　　　　　　　　　　　　　　（第 106 回午後 45 問）

> 解説 （14～17 頁参照）1. 口腔内を清潔にすることによる肺炎予防であるから一次予防である。 2. 予防接種は一次予防である。　3. リハビリテーションは三次予防である。　4. 健康診断での胸部エックス線撮影は肺炎の早期発見が目的であるため二次予防である。　　　　　　　　　　解答 3

---

14 精神障害の三次予防の内容で適切なのはどれか。

1. うつ病 （depression） 患者の復職支援

2. 住民同士のつながりの強化

3. 精神保健に関する問題の早期発見

4. ストレス関連障害の発症予防に関する知識の提供　　　　　　（第 109 回午後 67 問）

> 解説 （14～17 頁参照）　1. 後遺症の治療、再発予防、合併症の予防、リハビリテーション、復学・復職支援は三次予防にあたる。　2. 住民同士のつながりの強化は直接的には精神保健活動には含まれない。3. 早期発見、早期治療は二次予防である。　4. 発症予防に関する知識の提供は一次予防である。解答 1

引用・参考文献

1) A.H. マズロー著／小口忠彦訳：人間性の心理学—モチベーションとパーソナリティー．改訂新版、産能大出版部、1987.
2) 武井麻子・鈴木純一編：レトリートとしての精神病院．ゆみる出版、1998.
3) 五十嵐久美子（厚生労働省医政局看護課）：看護行政の動向　看護師 3 年課程教育内容の変遷．令和 2 年 9 月日本看護系大学協議会、https://www.janpu.or.jp/mext_mhlw_info/file/doc04.pdf （閲覧日 2021 年 12 月 20 日）
4) 厚生労働省 社会・援護局 障害保健福祉部：第 1 回精神保健福祉士の養成の在り方等に関する検討会　最近の精神保健医療福祉施策の動向について．
https://www.mhlw.go.jp/content/12200000/000462293.pdf　（閲覧日 2021 年 12 月 20 日）
5) 廣田麻子：健全なる身体に健全なる精神　ユウェナーリスの 『風刺詩』第 10 編について．大阪市立大学看護学雑誌、5 、31-34、2009.
6) 内閣府：国民生活に関する世論調査．2019.
https://survey.gov-online.go.jp/r01/r01-life/index.html　（閲覧日 2022 年 1 月 16 日）
7) 厚生労働省：世界保健機関憲章．
https://www.mhlw.go.jp/web/t_doc?dataId=97100000 （閲覧日 2022 年 1 月 16 日）
8) World Health Organization : Constitution of the World Health Organization. 1946.
https://apps.who.int/gb/bd/PDF/bd47/EN/constitution-en.pdf （閲覧日 2022 年 1 月 16 日）
9) 鈴木貴之：バイオサイコソーシャルモデルと精神医学の統合．精神神経学雑誌、120 （9）、759-765、2018.
10) 桝本妙子：「健康」概念に関する一考察．立命館産業社会論集、36 （1）、123-139、2000.
11) 山崎喜比古、戸ヶ里泰典、坂野純子編：ストレス対処力 SOC　健康を生成し健康に生きる力とその応用．有信堂高文社、2019.
12) R. デュボス著／長野敬、中村美子共訳：人間への選択．紀伊国屋書店、1975.
13) R. デュボス著／田多井吉之介訳：健康という幻想、紀伊国屋書店、1964.
14) 日野原重明：日本精神衛生会編：こころの健康シリーズ II　高齢者のメンタルヘルス、健康の新しい定義． http://www.jamh.gr.jp/kokoro/series/series2-12-5 （閲覧日 2022 年 1 月 16 日）

15) 陀安広二：健康と病気の概念 −ジョルジュ・カンギレムの言説を手がかりに−. 医療・生命と倫理・社会、4（1-2）、115−123、2005.

16) 貝原益軒／石川謙 編：養生訓・和俗童子訓、岩波書店、1961.

17) 日本 WHO 協会：健康の定義、https://japan-who.or.jp/about/who-what/identification-health（閲覧日 2022 年 1 月 15 日）

18) アレン・フランセス著／大野裕監修／青木創訳：〈正常〉を救え　精神医学を混乱させる DSM-5 への警告. 講談社、2013.

19) 阿部あかね：1970 年代日本における精神医療改革運動と反精神医学. Core Ethics Vol. 6、p1、2010

20) 厚生労働省：休養・こころの健康.　　　https://www.mhlw.go.jp/www1/topics/kenko21_11/b3.html（閲覧日 2022 年 1 月 23 日）

21) World Health Organization. Promoting mental health: concepts, emerging evidence, practice (Summary Report) Geneva: World Health Organization; 2004. https://apps.who.int/iris/handle/10665/42940（閲覧日 2022 年 4 月 20 日）

22) 小此木啓吾：現代精神分析 II．p170、誠信書房、1972.

23) E. H. エリクソン著／仁科弥生訳：幼児期と社会 I．1977.

24) 河合隼雄：ユング心理学入門. 培風館、1967.

25) 高村光太郎：智恵子抄. p146、新潮文庫、1956.

26) 井上令一監修：カプラン臨床精神医学テキスト DSM-5 診断基準の臨床への展開　日本語版第 3 版／原著第 11 版　35 公衆精神医学（増村年章　訳）. p1535-1542、メディカルサイエンスインターナショナル、2016.

27) 日本精神科看護協会：精神科看護職の倫理綱領. 日精看オンライン　精神科看護のプラットフォーム、https://jpna.jp/ethics　（閲覧日 2022 年 4 月 19 日）

28) 南裕子編：アクティブナーシング　実践オレム-アンダーウッド理論　こころを癒す、講談社、2005.

29) 萱間真美：伴走型支援と問題解決型支援　看護はハイブリッドモデルで. 日本精神保健看護学会誌、vol29、Supplement、p6-13、2021.

30) 南裕子監修：看護理論の臨床活用　—パトリシア・R. アンダーウッド論文集　p101、日本看護協会出版会、2003.

31) Stuart GW 編／樋口康子他監修：自己概念の変容. 新臨床看護学大系　精神看護学 I、p248-251、医学書院、1985.

32) 西岡久美子、中野綾美：看護学領域におけるエンパワメントの文献的考察—わが国の看護における透析導入前 CKD 患者への適用—. 高知女大看会誌、39(2)、 p88-93、2014

こころの働き

第2章

1 心の機能と発達

　この章では心のさまざまな機能や、発達について解説する。本章の内容を深めることで自分や他者の発言や行動を心理的な側面から説明することができる場面が増えると思われる。それまで説明が難しかった事象について、説明する言葉を得ることは、対象者の辛さを知り、看護に活かせるという点でとても有意義である。対象者をより深く知ることで、看護の幅は広くなる。一方、知識を得るまで知らなかった事象を説明する言葉を得ることができるため、対象者についてわかった気になったり、批評することもできる。しかし、筆者はそうしたことは避けなければならないと思う。対象者はさまざまな事情があり、やむを得ず現在の状況に至っている場合も多い。対象者－看護職者の援助的関係を築くためには、対象者を批判的に捉えるのではなく、苦しい状況で自分を守るために生きてきたことを忘れずにかかわることが有用であると思う。なお、この章は人の発達について解説しているため、特に乳幼児期に関連して"母親"や類似する言葉が頻出する。理論家の表現をそのまま用いているが、さまざまな事情により血縁関係にある母親から養育を受けることが難しい状況も存在する。血縁上の母親から養育を受けていなくとも、発達のプロセスを経ることは可能である。必要に応じて、母親的な役割を担う重要他者として読み替えていただきたい。

1.1 精神と情緒の発達

　心は身体的な成長（変化）や、さまざまな体験の影響を受けて成長し発達する。身体的成長の影響は、乳幼児期から始まる。時間的経過とともに手足が伸びるなどの筋骨格系の変化、二次性徴による内分泌系の変化などさまざまな変化が起こり、それに伴って心理面も影響を受ける。身体的な変化としては加齢による変化も含まれる。心の成長に影響を与える体験としては、乳幼児期の養育者との愛着、成長の過程で受ける虐待やいじめ、年齢ごとのイベントなどがあげられる。人は、日々の生活上の体験を含む、生きてきたなかでのさまざまな事柄の影響を受ける。ひとりの人の人生を振り返ると、どのような小さな出来事であっても、全くその人に影響していない体験は存在しないと考える。

　身体的な成長には個人差がある。また、同じような体験であっても感じ方や捉え方は人それぞれであるため、心への影響は人によって異なる。つまり、ある人の心の発達を考える場合、他の人と同じ年齢や同じ性別、同じ境遇であったとしても、

全く同じ発達を経ているということはあり得ないのである。ただし、多くの人に共通したり、同じような傾向を示すことはある。複数の理論家が精神と情緒の発達について共通する傾向をまとめている。看護に活用されることの多い理論家とその発達理論について次項以降に解説する。なお、各理論家の考えを整理するために表2.1にまとめたものを示した。

1.2 フロイト（Freud, S.）

フロイトは、生涯をかけて**精神分析学**という全く新しい学問体系を打ち立てた。この章で紹介している理論家たちは、フロイトの理論を基本として、それぞれの理論を発展させている場合が多い。フロイトは、**リビドー**という性的欲求に基づく心的エネルギー（性的エネルギー）を人の行動の基とした。リビドーはもともと"欲望"を意味するラテン語が語源となっている。リビドーが人の心に影響し、行動として表れるのである。フロイトの提唱した理論の中で、心的エネルギーがいろいろな欲動に変わり、その後、欲動同士が葛藤するなどして影響しあっている心の動きを表したものを力動論（心的力動論）と言う。人の内面である心の動きをリビドーという力の働き（動き）を用いて説明しているため、力動という言葉が用いられている。これは、熱力学からの発想と言われている。

(1) 自我とは何か

フロイトは目に見えず、物理的に捉えることが難しい人格を理論的に説明している。その考え方は、"局所論"から"構造論"へと変化していった。構造論については次項で説明する。局所論では精神現象を**無意識**、**前意識**、**意識**という3領域に分けていた（図2.1）[1]。この3領域は過去の記憶について、普段から認識しているか否かを"深さ"で表している。無意識とは、本人が全く想起できないような深い部分にある領域のことである。フロイトの業績のひとつは、この無意識を明るみに出したことである。前意識とは、普段は認識していないが、容易に想起できる比較的浅い部分にある領域のことである。意識は普段から認識している領域である。自分が生きていくうえで必要とし、普段から使用するなど何らかの理由があって認識し続ける必要がある記憶は意識や前意識でも浅い部分にある。まれにしか使用せず、自分にとってそこまで重要ではない記憶は、前意識にある。全く使用しないか、想起することで自分を脅かす記

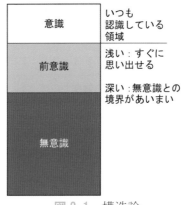

図2.1 構造論

表2.1　発達に関する理論の比較

月齢・年齢	0カ月	1カ月	2カ月	3カ月	5カ月	6カ月	8カ月	9カ月	1歳	1歳2カ月
主な発達上の変化		あやすと笑う	追視する	首がすわる・寝返り・人に向かった発語			はいはい・つかまり立ち		一人で歩く	
教育制度										
フロイト	口唇期									
マーラー	正常自閉期		共生期		分離―固体化期 分化期				分離―固体化期 練習期	
ピアジェ	感覚的運動段階									
エリクソン	乳児期 基本的信頼対不信:希望									乳児初期 自律性対恥・疑惑:意志

月齢・年齢	1歳2カ月	1歳半	2歳	2歳半	3歳	4歳	5歳	6歳	7歳
主な発達上の変化	一人で歩く	喃語を発する 積み木を積む	二語文・三語文を発する	排尿を親に教える	名前を言う・排泄が自立する	10まで数える	簡単な文字を読む		
教育制度					幼稚園			小学校	
フロイト	口唇期		肛門期			男根期		潜伏期	
マーラー	分離―固体化期 再接近期			分離―固体化期 対象恒常性の萌芽期					
ピアジェ	感覚的運動段階			前操作的段階					
エリクソン	乳児初期 自律性対恥・疑惑:意志					遊戯期・乳児後期 自主性対罪悪感:目的			学童期 勤勉性対劣等感:適格

月齢・年齢	8歳	9歳	10歳	11歳	12歳	13歳	14歳	15歳	16歳	17歳
主な発達上の変化										
教育制度	小学校					中学校			高校	
フロイト	潜伏期					性器期				
マーラー										
ピアジェ	具体的操作段階				形式的操作段階					
エリクソン	学童期 勤勉性対劣等感:適格					青年期 同一性対同一性の混乱:忠誠				

月齢・年齢	18歳	19歳	20歳	21歳	22歳	25歳	30歳	65歳	90歳
主な発達上の変化									
教育制度	高校	大学				社会人		定年	
フロイト									
マーラー									
ピアジェ									
エリクソン	青年期 同一性対同一性の混乱:忠誠					前成人期 親密対孤立:愛		成人期 生殖性対停滞性:世話	老年期 統合対絶望:英知

憶は無意識にある。自分にとって脅威となるような体験の記憶を無意識の中に入れておくことを"抑圧"と言う。詳細は防衛機制で述べるが、認識すると自分を保つことが難しくなるため、文字通り記憶の奥深くに抑えこんでいる。

　"局所論"は領域の深さで精神現象を説明していた。しかし、精神現象はその人によって異なる。人によって何を不安に感じるかには差があり、その不安をその人の内界で処理できるのか、処理しきれず発病に至るのかにも差がある。そうした個性の部分は局所論で説明するには不十分であるとして考えられたのが"構造論"である。構造論では人格の中枢機関として自我を概念づけている。自我は外界に表出される部分であり、人対人においては、自我を通じて交流する。そのため、自我は他者から認識されるその人であるとも言える。自我は自律的・積極的な機能をもち、環境との相互関係の中で、自分の行動を決め実行する。この場合の環境とは外界にあるものすべてであるため、他者も含む。

(2)　自我の構造

　フロイトは"構造論"で人格を**自我（エゴ）**、**イド（エス）**、**超自我（スーパーエゴ）**の3つの部分に分けた[2)3)4)]。それらの部分は相互に作用しているとしている。イド（エス）は欲動であり、本能的な欲求や生理的な衝動である。フロイトの考えによると、人にははじめイドしかない。イドは"快楽原則"に従って人を行動化しようとするリビドーを貯蔵している[4)]。つまり、イドには人のさまざまな欲求が詰まっているのである。そのため、生まれたばかりでイドのみの乳児は、快楽原則に従い、孤独や空腹などの欲求があれば泣き、満たされれば穏やかになるのである。

　自我（エゴ）は人が自分として認識している部分である。また、外界との接点であり、表出される部分であるため他者からその人（人となり）としてみなされる部分でもある。人は外界である社会の中で生きており、自分の欲動（イド）のままに振る舞うことは難しい。欲動のままに振る舞うといずれ社会の中で生活しづらくな

フロイト（Freud, S：1856-1939）

　ユダヤ人の毛織物職人を父として生まれた精神分析の創始者。ウィーン大学医学部に進み、科学者の道を目指していたが、結婚を機に開業医となった。親友との文通を介した自己分析から無意識の存在とその意味について理論化した。弟子にはアドラー（Adler, A）やユング（Jung, C.G）など著名な心理学者が多い。ただし、その中には後に考えを別にした者もある。娘のアンナ・フロイト（Freud. A）も心理学者で、父の精神分析を受けている。なお、アンナは自我心理学の基礎をつくった。

るため、多かれ少なかれ社会にあった振る舞いを求められる。そのため、外界と接する自我は"現実原則"に基づき、イドをコントロールし、社会の規範に適合できるように表現している。自我がバランスを保つことができていると、社会の中で自分を表現しながら安定して生きていけるようになる。ただし、人は成長の過程でさまざまな体験を経るし、社会では予想外のことも起きる。そのたびに、自我は脅かされることになる。自我が脅かされた際にとる行動が防衛機制である。自我は、ボールに例えられる。さまざまな出来事にぶつかったとき、スムーズに形を変え、その出来事の後にはもとのボールに戻ることができるような柔軟な自我であると心の健康は保ちやすい。一方、自我が硬く、出来事とぶつかった際に傷つくような状況であると、心の健康を保つことができず、さまざまな精神疾患の発症に至ると考えられている。

　超自我（スーパーエゴ）は、心の中で社会の決まりごとなどに基づく部分である。決まりごとには、明文化されたルールやその集団の中での決まりごとである道徳などが含まれる。超自我は良心などとして表現されることもある。道徳はその集団における暗黙の了解であり、あいまいな部分を含んでいる。そのため、道徳をどのように解釈するか、どうあるべきという考えは人によって異なる。ルールがあいまいなグレーゾーンで、ある人はためらい、他の人は行動化するのは、その人の発達過程で形成された超自我が異なるためである。ルールを破ったり、人を欺いた後の何とも言えないもやもやした気持ち、いわゆる良心の呵責は、無意識下にある超自我による影響と考えられる。

　自我、イド、超自我は単独で存在するのではなく、図2.2のように関連し合い、意識・無意識下に存在する[4]。イドの欲動と、超自我の規範との間で、自我はどのように行動するかを決め、表現している。例えば、どうしても購入したい高価な貴金属があり、手持ちのお金がその販売価格に満たない学生がいるとする。イドは"借金をしてでもその貴金属を購入したい"と自我に要求する。一方、超自我は"学生の立場で返すことのできない借金を背負うことはできない"と自我に求める。自我はイドと超自我の双方をもとに"自分の手持ちのお金で購入可能で、かつ高価な貴金属と似ているものを購入しよう"と行動を決めるのである。図2.3には、試験勉強しないといけないが、好きな歌手のライブに行きたいと迷う状況をイド・自我・超自我を用いて示した。

（3）自我の発達

　自我は身体的成長に伴って発達するとされている。フロイトは、自我の発達過程を**口唇期**、**肛門期**、**男根期**、**潜伏期**、**性器期**に分け、各時期に性愛の対象となる部

位を名称として使用している。なお、自我の発達には個人差があり、この後に示す年齢通りにいかないこともある。また、固着という現象も説明されている[1]。固着とは、特定の発達段階に留まることを表す。固着が起きた後も自我は成長していくが、危機など何らかのきっかけで固着していた所に戻ることがある。固着していた

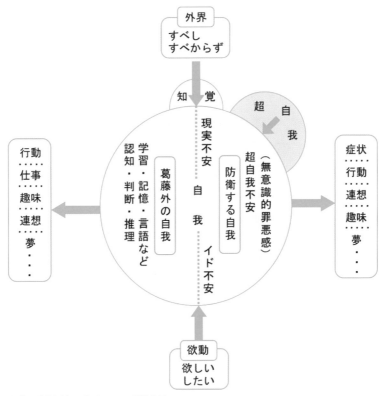

出典）前田重治「図説精神分析を学ぶ」p.54. 誠信書房 2008

図2.2 ハルトマンの自我機能

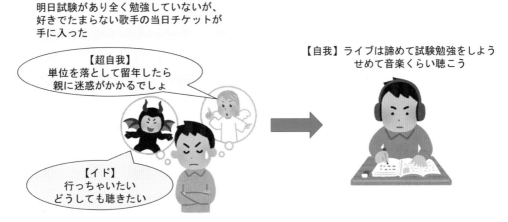

図2.3 イド・自我・超自我の関係

段階を固着点とよび、戻ることを退行すると言う。この現象は、過去、固着点で起こった状況に類似した内容が反復されるのであり、自我の成長が部分的に停滞することにもなる。

1) 口唇期（出生から1歳半頃）[4]

　この時期における乳児は、口唇活動が活発である。そのため、リビドーは性愛部位を口唇・口腔粘膜とし、その対象は母親の乳房および乳房が象徴するものである。この時期の前半は"吸う"欲動、後半は"噛む"欲動が出現する。これらの欲動が十分に解消されなかったり、過度に刺激されたりするとこの段階への固着が生じる。その場合、口唇性格という、食べる、飲む、吸うなどの口唇的活動に快楽を求め、依存的な性格傾向を示す。固着を生じると、精神疾患では、摂食障害や、水中毒など、依存対象では飲酒、喫煙などを示すと言われている。

2) 肛門期（1歳半から3歳頃）[4]

　この時期の幼児は、全体的に筋肉コントロールの発達が進む。自らの意思で肛門括約筋を緊張・弛緩させ排便をコントロールできるようになる。排泄行為には快感が伴うため、幼児は排泄に着目するようになる。一般的には、トイレットトレーニングをする時期である。排便のコントロールでは、排泄と貯留と言う、"放つこと"と"溜めること"を自分の意思で行う、つまり、意のままになることで、誇りや自尊心が育っていく。この時期は、"汚したい"、"ダメにしたい"などの衝動が出現する。この衝動はサディズム的と表現される。そのため、この時期は肛門サディズム期とよばれることもある。

　この段階への固着は肛門性格とよばれる性格傾向を示すようになる。肛門から便を排泄することで快感を伴うが、排泄できないと体内に貯留させることになる。便という体内に貯留してはいけない汚物が溜まっていることへの反動として、清潔好きや几帳面などの性格傾向を示す。また、ため込むことを好むため、お金を貯める倹約家の傾向を示すこともある。それらの性格は日常生活に支障がない程度の場合、むしろ肯定的に捉えられることも多い。しかし、過度になると強迫的な性格傾向を示す。固着した場合の精神疾患では、強迫性障害などを示すと言われている。

3) 男根期（4歳から5歳頃）[4]

　この時期の子どもは性器に触れることにより快感を得て、性器に興味や関心を抱く。園児や小学校低学年の子どもがペニスを茶化すように表現するのは、性器に興味を抱いているからとも言える。性器への関心は、性差を自覚することにもなり、同性や異性の親に対して複雑な感情を抱く。男児の場合、無意識のうちに性的な感情を伴う異性の母親の愛情を独占しようとして、同性のライバルである父親を敵視

するようになる。しかし、力関係上、父親に勝つことは難しいため、処罰を受け、去勢されないかという不安を感じ、母親への性的な愛情は抑えられ、潜伏していく。母親をめぐる父親との葛藤を**エディプスコンプレックス**と言う。女児の場合、父親への愛情と母親への敵視との間で無意識に葛藤する。このことは**ユング**（Jung.C.G）によると**エレクトラコンプレックス**と言われる。エディプスコンプレックス、エレクトラコンプレックスともにギリシア神話を基に名づけられている。ただし、子どもは異性の親にのみ愛されたいと思うわけではなく、どちらにも愛されたいと願っている。

　同性の親に対しては"愛されたい"と"異性の親へのライバル"の相反する感情、すなわち、愛憎の対立という葛藤を抱くことになる。そのため、子どもはアンビバレンス（両価性）に直面することになる。このアンビバレンスは発達上重要な概念とされており、この感情を克服することにより、超自我が発達すると言われている。同性の親に恋愛的な感情を抱くことが許されないと無意識のうちに理解することで"してはいけないこと"という道徳的な視点を得ていく。そして、家庭内で生じている親－子間の葛藤が解消されていくのである。アンビバレンスを克服して自我はイドと超自我をバランスよく調整していくことになるが、うまく機能しないと、イドをうまくコントロールできず衝動的性格となり、超自我が強すぎると権威主義的性格になる。

4）潜伏期（6歳から12歳頃）

　この時期は男根期の後半で、家庭内で生じていた性的欲動が抑えられ、潜伏しているため、心的なエネルギーは家庭外に向くことになる。フロイトはこの時期の性的欲動について一時的に不活発になるとしている。結果、仲間との活動や学習に没頭することになる。この時期には社会におけるさまざまな現象に対して好奇心が旺盛になり、さまざまな文化に触れることになる。好奇心や文化的な体験は、心の発達に影響を及ぼす。また、同世代の仲間との体験は、年長者との体験では得られない"競争"と自尊心を必要以上に低めない"妥協"を経験することになる。さらに、それまでの家庭内における独自文化を社会の中で矯正し、社会に適応していく。この時期は社会に触れる機会が多くなるため、道徳意識である超自我は著しく発達し、社会の中で自分を守る傾向としてその人に特有な防衛機制を見出すようになる。結果、その人の性格が形成されていく。

5）性器期（12歳以降）

　この時期は、**二次性徴**という体の変化があり、性器の発達を経験する。伴って、男根期の後半で抑えられた性的欲動を感じるようになる。性器期に至るまでの間に

超自我も成長しているため、性的欲動は異性の親には向かわず、家庭外にいる恋愛対象となる人物に向けられることになる。一般的には思春期や青年期とよばれている時期である。自我が成熟していく時期であり、他者との関係の中で性的欲動を満足させ、昇華によって解放させることにより、心的エネルギーのバランスが保たれていく。愛情も苦しみも道理的な目標に向けられ、自分に対する信頼をよりどころとすることができるようになる。

(4)　防衛機制 [4][5]

防衛機制は自我（自分）を守るための防御法のことであり、フロイトによる精神分析理論における中心概念のひとつである。衝動や耐えがたい苦痛、不快、羞恥心、罪悪感、不安などの情動を意識化することによって引き起こされる心理的苦痛や不安に対して、それらを無意識に追いやり、心の安定を保とうとする自我の機能である。つまり、つらい状況から"**自分で自分を守るための行為**"といえる。**防衛機制はつらい状況から身を守りつつ、さまざまな形で現実に適応しようとしていく過程で生じる。それは無意識下で生じ、自分では認識されないことが多い。**自己洞察を深めたり、何らかの出来事が起きたときに自分の防衛機制を認識することになる。臨床でよく見られる防衛機制に退行がある。発症まで自立して日常生活を送っていた人が、病気による心身の苦痛から、自立していた生活行動を看護師に頼ることになる。それは、現在より前の発達段階に戻っている現象である。退行しているそのときは、自分が退行しているとは認識していないが、回復して記憶をたどるとなぜあのようなことに看護師の手を借りていたのだろう、と不思議に思うこともある。

防衛のスタイルは人によって異なる。そのため、その人がよく使用する防衛機制が存在する。どの防衛機制を使用するかは、その人の発達の経過などが影響しているため一概には言えない。例えば、幼少期から勉強を重ね、日常に生じる出来事を論理的に捉える傾向をもつ家族で育った人が、知性化の防衛機制を多用することなどである。状況に応じて、幅広い防衛機制を使えるようになると自分を守れることが多くなる。一方、自分にとっての防衛スタイルで対応しきれなくなると、精神・身体症状や社会的に問題とされる行動を生じる。ただし、症状や問題とされる行動であったとしても、"自分で自分を守るための行動"としての側面を有しており、それらはその人にとっての新しい防衛スタイルとも捉えられる。

防衛機制にはいくつもの種類がある。人格が未熟な場合は、原始的な防衛機制を使用すると言われている。一般に乳幼児期は原始的な防衛機制を用いていることが多いが、人格の成熟に伴って他の防衛機制を用いるようになる。成熟した大人であっても心理的発達が未熟であったり、心理的に余裕がないとき、例えば疾病・障害

などにより退行している場合、原始的な防衛機制を用いる。どのような防衛機制を使用するかによって、心理的な発達状況や、現在置かれている心理状況をある程度推し量ることができる。

　防衛機制の内容はさまざまであるが、代表的なものをあげ、説明する。

1)　防衛機制の例

（ⅰ）抑圧

　自分にとって都合のよくない感情や欲求が意識に上らないよう無意識の領域に抑え込むことである。

　例）試合に負けたことを記憶していない。

（ⅱ）転換

　抑圧された葛藤や耐え難い感覚などが、身体的な異常として表現されることである。

　例）運動を苦手としている子どもが、器質的な異常がないのに運動会の日になると腹痛をうったえる。

（ⅲ）逃避

　自分では対応できないような困難な状況（危機）にあるとき、直面することを避けるためにその場から離れたり、その場に行かないようにすることである。

　例）前日ミスをして叱られるとわかっているため欠勤する。

（ⅳ）退行

　現在の自分の発達段階よりも低い段階に戻ることである。

　例）きょうだいの誕生により親のかかわりの減った子どもが、それまで自立していたトイレを失敗するようになる。

（ⅴ）ひきこもり

　安全な環境に身を置き、そこから出ないことである。

　例）後ろめたいことがあると祖父母の家に行き、しばらく逗留する。

（ⅵ）反動形成

　感情を表に出さず、正反対の態度をとることである。

　例）好きな子に対し、その子が嫌がるイタズラをする。

（ⅶ）隔離

　深い悲しみなどを自分から切り離すことである。

　例）仲の良い友だちが転校したが、涙が出ず、感情が揺り動かされない。

（ⅷ）打ち消し（やり直し）

　バツの悪い体験や罪悪感を抱くような行為に対し、そのことをなかったことにしようとして正反対の効果があるような行動をとることである。

例）子どもを強く叱った後、優しくする。

（ix）取り入れ

他者の考えや感情などを自分のうちに取り入れ、自分のものとして取り扱うことである。

例）優勝して喜んでいる友人と一緒にいて喜びあっているうちに自分も嬉しくなってくる。

（x）昇華

場にそぐわなかったり、表現することが不適切と思われるような感情などを社会に認められるような形で表現することである。

例）思い通りにならないもどかしい気持ちを抱いた際、ジョギングをして気を紛らわす。

（xi）知性化

耐え難い出来事や状況について、知識を用いて理論的に理解しようとすることである。

例）身勝手な行動を指摘され交際相手から別れを告げられた際、恋愛についての本を読み、新しい知識を得て、今回のことは自分のわがままのせいではなく本に書いてあるように価値観が違っただけだと納得する。

（xii）合理化

自分にとって不都合な事実についてそれらしい理由をつけて納得しようとすることである。

例）手持ちのお金が足りず欲しい靴が買えないとき、デザインが少し派手で自分には合っていないから買わなくて良かったと思い込む。

（xiii）禁欲

自分の欲求をコントロールして行動化しないことである。

例）毎日の飲酒習慣のある人が節約のために禁酒する。

2）原始的な防衛機制に分類されるもの

（i）分裂

対象について良い部分と悪い部分に分けて捉え、良い部分を理想化し、悪い部分を覆い隠そうとすることである。

例）暴力をふるう交際相手について、手をあげていることを棚に上げて、優しいところだけを友人に自慢している。つまり、同一人物である交際相手を暴力をふるう悪い部分と優しく良い部分に区別して捉えている。

（ⅱ）否認

　認めてしまうと耐え難い出来事や状況について、生じていることを認めないことである。

　例）相手にけがをさせた子どもが、自分は一緒に遊んではいない、けがをさせていないと言い張る。

（ⅲ）原始的理想化

　自分にとって重要な他者の悪い部分を切り離して考え、良い部分は過度に評価して完璧な存在として捉えることである。

　例）この人なら私の苦しみをすべて取り去ってくれると信じて、言いなりになる。

（ⅳ）躁的防衛

　自分を万能的な存在として捉え、気分を高揚させ、現実を否定し、都合の良いように解釈することである。

　例）要求が通らなかったとき、声を荒げ自分の正当性を訴える。

（ⅴ）投影同一視

　自分のもっている耐え難い気持ちや外に出せない欲求を、他者がもっているものとして捉えることである。

　例）本当は自分を助けて欲しいと思っている人が、看護師に“あの人はかわいそうだから助けてあげて欲しい”と他者への支援を依頼する。

(5) 転移感情

　転移とは、何らかの出来事に遭遇した際、無意識のうちに過去に起こった出来事と重複して捉え、過去の出来事に基づくさまざまな感情を抱くことである[2]。われわれはこれまでの人生でたくさんの経験をしており、その経験ごとにさまざまな感情を抱いている。そして、経験とともに抱いた感情はそのまま無意識の中で記憶されている。その後、新しい出来事に遭遇したとき、無意識のうちに似通った過去の記憶やそのときに抱いた感情を思い出す。無意識のうちに思い出された感情は、現在生じている出来事と同時に生じることになる。この現象が対象者－援助者の間で生じることを転移という。つまり、看護の対象者が過去にあった出来事で生じた感情を、現在、看護者との間に起こっている出来事に感じている現象である。例をあげると、幼少期に父親に怒鳴られて育った対象者が、特に不適切なかかわりをしていない男性看護師の援助に何とも言えない恐怖を感じる場面などがあげられる。この例の場合、対象者が感じている恐怖は、幼少期に感じた父親への感情である。その過去の感情が、現在援助している男性看護師に移っているのである。転移現象は人対人の援助である看護場面においてしばしば見られている。依存、信頼、憧れな

どを抱く**陽性転移**と、攻撃的や否定的な感情を抱く**陰性転移**がある。

　転移は対象者から援助者に向けられる感情であったが、援助者から対象者に向けられる過去の感情も存在する。その状況は、**逆転移**と言われる。基本的には、転移と同じ現象であり、援助する側に生じるか、援助を受ける側に生じるかの違いである。

筆者が経験した逆転移

　筆者は終末期にある高齢者の爪切りを援助した際に逆転移を認識したことがある（表2.2）。爪切りの最中に突然涙が溢れて驚き、なぜ自分にその現象が生じたかを考察した。そのときの内省では、確かに対象者は終末期にあるが、これまでに同じ病期の方の受け持ちは何回も経験しており、同様の感情になったことはなかったことを振り返った。そして、その場で思い出されたのは数カ月前に亡くなった祖父の顔であった。終末期にあった祖父は筆者から髭を剃られることを楽しみにしており、入院先の看護師からの申し出を断るほどであった。しかし、祖父が亡くなる直前、筆者は面会に行けず、髭を剃ることができなかった。筆者は終末期にある、祖父と同じ高齢者の援助を行いながら、祖父との間に生じた感情を抱いていたのである。ちなみに、筆者は祖父への感情を認識した後、目の前の対象者は祖父とは違う人であることを捉え直し、その人に向けた援助を行おうと努めた。このように、援助関係では、援助者から対象者に感情を移す逆転移も現れる。

1.3　マーラー（Mahler, M. S.）

　マーラーは人格の発達を母子関係の発展という捉え方で認識し、発達段階に特徴的な母子の相互パターンや子どもの心理状況を説明した。マーラーは心理的な発達を**正常自閉期、共生期、分離－個体化期**の3段階に、さらに分離－個体化期を**分化期、練習期、再接近期、対象恒常性の萌芽期**の4段階に分けた。

(1)　正常自閉期（0から1カ月）

　対象のない自分だけの世界にいるかのような時期である。この時期は、**内部**（自分）と**外部**（他人）が別であるという認識ができない。外界からの安全感・安心感の提供がその後の発達の基礎として重要な時期である。

(2)　共生期（1カ月から5カ月）

　この時期になると、幼児は少しずつ内部と外部の違いを認識できるようになる。そのため、外部からの刺激に反応し始める。自分に必要なものは外界から与えられ、空腹などの自分に苦痛を与えるものは内部から生じるという認識が芽生え始める。自分の存在を覚えると同時に、弱い存在そのものの自己を認識し、重要他者へのしがみつきという共生姿勢を示す。この時期の幼児は、自分と母親は2人で1人であるという一体感の中にいる。マーラーは、乳児が正常自閉期と共生期で内部の欲求

が高まり洪水のように押し寄せてくることにより、その欲求によって自分がなくなるのではないかという感情に陥る"絶滅の不安"を抱いていると説明している[7]。

表 2.2　逆転移の例

私が見たこと、聞いたこと	私が考えたこと、感じたこと	私が言ったこと、行ったこと
患者さんと関わる直前、付き添いの家族（妻）から患者さんは普段から身だしなみを整えることに気を使っていたことを聞いた。対象の患者さんはAさん、80歳代後半の男性。妻が付き添っている。		
①ベッドに臥床しているAさん。モニタは徐脈、SPO2も下降傾向。横たわっているAさんの足が布団から出ている。Aさんの足の爪が伸びている。		
	②Aさんの足の爪が伸びているな。今時間に余裕があるから足の爪を切ろうかな。そういえば、他の看護師は今日亡くなると思うから、エンゼルケアのときにまとめて綺麗にすれば、と言っていたな。	
		③Aさんに「足の爪が伸びているから切りましょうか」と声をかけた。妻に「今切らせていただいてもよろしいですか」と確認した。
④Aさんは無反応。妻は「よろしくお願いします、ありがとう」と笑顔。		
	⑤今日Aさんは亡くなるかもしれない。確かにエンゼルケアのときにまとめてやれば効率的かもしれないけど。でも、Aさんが生きている今、足の爪を切ることに意味があるんじゃないのかな。	
		⑥Aさんに向かって「足の爪を切りますね」と声をかけた。布団を少し上にあげて足をだし、下に紙をひいて爪を切り始めた。
⑦パチン、パチンと爪が切れる音。妻が「この人はよく爪を切っていたのよ」とゆっくり話した。		
		⑧妻と会話しつつ、Aさんの爪を切っている。しばらくすると急に涙が出てきた。
	⑨なんで涙が出るんだろう。患者さんのケアで涙が出る体験は初めてだな。自分の感情に何かが起きているのかな。自分は今、どんな状況なんだろう。自分にとってAさんの爪を今切ることにどのような意味があるんだろう。	
		⑩妻に「Aさんは普段どのくらいの長さで爪を切っていましたか」と尋ねた。涙は少しずつ出ている。
⑪妻は「ちょうどそれくらいよ」と看護師に返答した。		
	⑫なんだかこの雰囲気、前にも感じたことがあるな。いつだったかな。半年前に亡くなったじいちゃんのひげを剃っているときと同じような雰囲気だな。俺は今、じいちゃんにケアしているのかな。	

(3) 分離－個体化期：分化期（5カ月から9カ月）

　幼児が母親と自分を身体的に別であると気づく時期である。気づきによって母親との共生状態から脱し始める。これは、自分と母親との分化である。この時期は身体的にハイハイやつかまり立ち、つたい歩きが可能になり、物理的にも自分の意思で母親から離れ、身体依存を減らしながら現実の世界（外界）への関心を抱くようになる。この時期は認知機能も発達する。認知機能が発達することにより、重要他者とそれ以外の人物を認識できるようになり "人見知り" を生じる。幼児が「いないいないばあ」によって喜ぶのは、手によって隠された前の顔と、その後の顔が記憶に刷り込まれた顔と一致しているからであり、認知能力の発達による。また、この時期には "対象喪失の不安" を抱く。重要他者から何かを与えられ、満足する体験をしているが、同時に、その人物が自分から離れていくのではないかという不安である。なお、"対象喪失の不安" は分化期のみではなく、3カ月から12カ月に生じるとされている。

(4) 分離－個体化期：練習期（9カ月から14カ月）

　独り歩きができるようになるなど乳児の身体は飛躍的に発達する時期である。幼児は繰り返し練習しながら移動能力を手にする。移動能力を手にした乳児は母親から離れて外界を探索する。そして、また母親のもとに戻り、抱っこなどの接触を繰り返す。この時期、母親から情緒的に対応されることで、その存在に安心感を覚え、母なる安全感を自分の心の中に形成する。そして、幼児は内的世界に安全感や安心感というイメージを抱くようになり、すぐそばに母親がいなくても遊べる空間や学習できる場に出歩くことが可能となる。

(5) 分離－個体化期：再接近期（14カ月から24カ月）

　前段階で自由な独り歩きが可能になった幼児は、自分の身体を自分で動かし、支配しているという喜びと同時に、**分離不安**が高まる。分離不安とは、幼児が母親から引き離されて一人になったときに示す不安である[7]。幼児は、独り歩きし、物理的には分離できるようになるが、母親との関係という面で心理的には分離することが難しい。このため、分離不安が刺激されて不安定になる。幼児は母親の存在を絶えず気にしながら、離れてみたり、近づいてみたりを繰り返す。この過程を通して、母親から見捨てられず、取り込まれるわけでもないちょうどよい心理的距離を見出していく。この時期の幼児は母親と離れることで、自分のことを認めてくれないのではないか、自分のことを嫌いなのではないかという **"対象愛喪失の不安"** を抱くと言われている[7]。

(6) 分離－個体化期：対象恒常性の萌芽期（25カ月から36カ月）

　幼児は言語能力、時間概念、現実検討能力など複雑な自我機能の発達を経験し、自分と母親の分化を達成する時期である。情緒的に安定した "ほどよい母親像" を内在化させ、対応して自己の一貫性を獲得していく[7]。

マーラー (Mahler, M. S : 1897-1987)

　ハンガリー生まれの精神科医。ドイツで精神医学を学んだあと、ウィーンでアンナ・フロイト（Freud. A）らと交流をもち、さらにアメリカに移って児童を対象とした研究活動に従事した。マーラーが著した発達論は、子どもの発達のみでなく、大人の精神病理を理解する上でも精神病理学の研究に多大な影響を与えた。

1.4 ピアジェ (Piaget, J.)

　ピアジェは自分の3人の子どもへの観察から言語の未発達な乳幼児の感覚運動的活動を明らかにし、それを土台として知能構造の発達様相を**感覚運動的段階**、**前操作的段階**、**具体的操作段階**、**形式的操作段階**の4段階で説明した[9][10]。

(1) 感覚的運動段階（0歳から2歳頃）

　まだ言語機能が働く以前の、もっぱら感覚と運動との協応によって外界に適応していく時期である。新生児は限られた生理的な反応によって外界に反応するだけの単純な反応を示す。その反応は成長とともに外界とのかかわりを深めることによって少しずつ修正されていく。ある反応によって何か関心を引くような結果を生じると、その結果がまたその反応を引き起こす。例をあげると、赤色の場所を触ると音が出るおもちゃに反応することを繰り返すうちに、赤色の場所を触るようになる。これが繰り返されてその新しい行動の仕方が定着する。子どもはこの反応を通じ、動作によって感覚運動的に外界のことを知っていく。そして、外界の対象が目の前からいなくなっても、どこかに存在し続けることがわかるようになる。このことを "対象の永続性" と言う。この時期の終わり頃には、目の前にない物事について、想像できるようになっていく。そのことを**表象機能**とよぶ[9][10]。

(2) 前操作的段階（2歳頃から7、8歳頃）

　前の段階で獲得した表象機能により、目の前で起きていないことでも、自分の内部で考え効率的に処理できるようになっていく時期である。子どもはこのプロセスを通し、物事を論理的に考えられるようになっていく。この時期の子どもは日常的な伝達のために言語を使用する。ただし、その言語は一般化されていない。言葉を使い始めた子どもが独自の言語を用いるのはそのためである。例をあげると、筆者の子どもは、2歳頃卵のことを "ぽこち" と称していた。この呼称は誰にも通じず、

周りの大人たちは何を示しているのかわからなかった。こういった一般化されていない言語を使用するのである。この時期の子どもは、論理的に考えられるようになっていくとはいえ、まだ全体や部分を問う質問には正答することはできず、順序づけられた系列性も理解することは困難である。さらに、色々なものの見方について、さまざまな立場からの見方をすることが難しいため、自分の見方のみに捉われる傾向が強い。そのことを**自己中心性**という。

(3) 具体的操作段階（7、8歳頃から11、12歳頃）

前操作段階で次第に行為が内面化され、物事の間が互いに関連づけられ、統合された全体構造をなすことを理解する段階である。ピアジェはそのことを"**操作**"と述べた[9)10)]。以前は難しかった具体的な物事についての論理的な思考が一応できるようになるのが、具体的操作段階である。前操作段階と比較して、一貫性があり有効な思考ができるようになるが、まだ成長の過程で、限界は存在する。具体的に物事を捉えられるようになるため、目の前にあるものの見た目が変化してもそれに惑わされないようになる。例えば、リンゴを切り分けたとしても量は変わっていないことを認識できる。そのことを保存の概念という。また、この段階には物事の順序性などを認識できるようになる。さらにこの時期は、心理的な視野の広がりから、前の段階にみられていた自己中心性を脱し、自分と相手との違いを認識するようになる。そのことを**脱自己中心性**という。

(4) 形式的操作段階（11、12歳以降）

現実にはない物事であっても、抽象的かつ一般的な形で形式的に考えられるようになる段階である。形式的に考えられることを**形式的操作**とよぶ[9)10)]。その内容が現実的にあり得ることか否かにかかわらず、与えられた（既知の）条件ではいかなる結果になるかを考えることができるようになる。その思考を**仮説演繹的思考**とよぶ。この段階で、人間の思考は基本的には完成した働きをもつようになる。非実際的・未来的な理想を志向する傾向が見られるのもこの時期の形式的操作の発達に基づくものである。

ピアジェ（Piaget, J：1896-1980）

　スイスの心理学者。幼少期から自然科学に興味をもち、10歳のときに著したシロスズメに関する論文が、博物館雑誌に掲載された。生物学を専門としていたが、心理学に興味をもち、ブロイラー（Bleuler, E）に学んだ。その後、独自の臨床法を用いて子どもの発達的変化を研究した。膨大な著作を遺し、心理学や教育学などに影響を与えている。

1.5 エリクソン（E. H. Erikson）

　エリクソンは人間の成長には、"生物学的過程（身体）"、"精神的過程（心）"、"共同的過程（社会）"が相互に補完しあい、段階的に組織化されていくと考えた[11][12]。エリクソンの理論は"社会"に着目したことが特徴的である。どのような社会であっても、人が成長していくための文化を有している。例えば、成人（大人になる）という概念について、わが国では中世から元服という儀式が現在の成人式につながっており、バヌアツ共和国ではバンジージャンプの起源と言われるナゴールという成人の儀式がある。どちらも異なる文化であるが、成人になるための社会のシステムである。成人のシステム以外にも、各国にある教育制度なども人が成長していくためのシステムと言える。このシステムは異なる文化であったとしても"適切な速度"と"適切な順序"を保証されている。国により具体的制度は異なっているが、おおよそ同じくらいの時期に同じような質の内容で進んでいる。そのようなシステムの中で成人式など、成長の過程を経たことを社会的に承認されるための儀礼を、通過儀礼という。エリクソンは人の成長は漸次的であると考えた[12]。漸次的はだんだん、一歩一歩という意味である。各発達段階をひとつひとつ経て成長していくため、エリクソンの理論は漸成的発達理論と言われている。

　エリクソンは、人の発達を8段階に分け、それぞれの段階で心理・社会的危機をあげ、その危機を克服することが各段階の発達課題であるとした[11][12]。そして、危機の克服で得られるものが基本的強さとされている。各段階における基本的強さの獲得は、その発達段階以降の人生を生きていく糧になる。発達段階ごとの心理・社会的危機と基本的強さなどについて表2.3に示した。心理・社会的危機は、自分と他者が協和し合う同調傾向と、その二者が相反する失調傾向が存在し、その二つの傾向の間での葛藤（○○対○○）として表現されている。そして、葛藤を乗り越える中で、生きていくための強さを獲得する。発達課題は、その段階を過ぎた後でも獲得することができる。そのことを再獲得とよぶ。ただし、発達課題の獲得には最も重要な時期である臨界期があり、その時期を逃すと障害を残す可能性があるとされている。

　なお、エリクソンは自らが老年期に至ってから公表した論文で、老年期を超えた段階について考察している。そこでは身体機能が衰え、性器的エネルギーが減退していく中にあっても、絶望性を超え、ライフサイクルの原点である幼児期のような生への希望を見出し、豊かな身体的・精神的経験を育むことで"生と死"への恐れを乗り越えることができるとしている[12]。そのことを老年的超越性とよぶ[12][13]。

表2.3　発達段階ごとの心理・社会的危機と基本的強さ

発達段階	A 心理・性的な段階 と様式	B 心理・社会的 危機	C 重要な関係の 範囲	D 基本的 強さ
Ⅰ　乳児期	口唇−呼吸器的、 感覚−筋肉運動的 （取り入れ的）	基本的信頼 対 基本的不信	母親的人物	希　望
Ⅱ　乳児期 　　初期	肛門−尿道的、 筋肉的 （把持−排泄的）	自律性 対 恥、疑惑	親的人物	意　志
Ⅲ　遊戯期	幼児−性器的、 移動的 （侵入的、包含的）	自主性 対 罪悪感	基本家族	目　的
Ⅳ　学童期	「潜伏期」	勤勉性 対 劣等感	「近隣」、学校	適　格
Ⅴ　青年期	思春期	同一性 対 同一性の混乱	仲間集団と外集 団：リーダーシ ップの諸モデル	忠　誠
Ⅵ　前成人 　　期	性器期	親密　対　孤立	友情、性愛、競 争、協力の関係 におけるパート ナー	愛
Ⅶ　成人期	（子孫を生み出す）	生殖性 対 停滞性	（分担する）労働 と （共有する）家庭	世　話
Ⅷ　老年期	（感性的モードの 普遍化）	統合　対　絶望	「人類」 「私の種族」	英　知

出典）E. H. Erikson「ライフサイクル, その完結」村瀬孝雄, 近藤邦夫訳　p. 34　図式1.　一部抜粋　みすず書房

(1) 乳児期（0歳から1歳）

　発達課題は**基本的信頼対基本的不信**である。乳児は母親から母乳、抱っこなどを
たくさん受け取る。母親の側は、乳児に与えていることになる。この協和し合う二
者間の同調により、乳児は守られているという安全と愛されているという安心とい
う感覚を抱く。また、乳児は母親から与えられているものを不安なく受け取ること
により自分に対する信頼感を感じる。この相互作用による感覚を**基本的信頼**という。
一方、乳児は母親から与えられるものをすべて受け取ることができるわけではない。
その場合に生じるのが**基本的不信**である。基本的不信は一般的に誰にでも起きるこ
とである。乳児は基本的信頼と基本的不信の両方を感じる中で、基本的信頼をより
強く感じることにより、危機を克服する。そして、希望を獲得する。希望は、その
後の人生を生きる中で生じるさまざまな困難に立ち向かい克服する力であり、人間

の基本的な強さである。この時期の発達課題を克服できなかった場合には、周囲に対する不信感から引きこもりを示す。

(2) 乳児初期 (1歳から3歳)

発達課題は**自律性対恥・疑惑**である。この時期は身体的には歩行が始まり、知能的には言葉を発するようになる。自分で自分をコントロールできるようになる。そして、行動の拡大に伴い、周囲の他者からやってよいこととそうではないことを躾として教えらえる。子どもは躾を通して、他者からの承認を得つつ、行動を拡大していく。その状況が自律性である。一方、行動を拡大していく中で、失敗も経験する。そのときに感じるのがうまくいかなかったという恥であったり、自分が行ったことに対する疑惑である。この危機を克服することで、意志を獲得する。意志により自分の体を自分で動かし、言葉を通じて伝えたいことを伝えることができるようになる。この時期の発達課題を克服できなかった場合には、自分の意志とは異なるところでの行動化である強迫を示す。

(3) 遊戯期・幼児後期 (3歳から6歳)

発達課題は**自主性対罪悪感**である。エリクソンはこの時期を**遊戯期**としている。この時期の子どもは"ごっこ遊び"をする。子どもはその遊びを通してさまざまなイメージを模倣する。この時期の子どもは遊びの中でさまざまなことに自発的に挑み、模倣する。代表的なのは、英雄などの模倣であり、筆者の子どもは戦隊もののレンジャーになりきり、自らの呼称として登場人物の名を使っていた。

現実社会には、さまざまな決まり事や制限が存在する。遊びの中であっても、その決まり事を守ることができないと叱られるなどの対応を受ける。結果、社会的な決まり事や制限を内的に取り込んでいく。そして、それらを通して道徳意識・良心として根づかせていく。英雄など社会的な模倣をするのも、この時期に取り込む道徳意識や良心に関連している。子どもは自分の内面に取り込んだ道徳意識に反しないように行動していくが、ときにその意識に反することもある。そうした際に抱くのが罪悪感である。この危機を克服することで、目的を獲得する。目的は自分が実現しようとする対象である。目的を獲得することで、人生において自分で自分の進む方向を決めていくことができるようになる。この時期の発達課題を克服できなかった場合には、過度の罪悪感から自分で自分の行動を制止するようになる。

(4) 学童期 (6歳から12歳)

発達課題は**勤勉性対劣等感**である。この時期は小学校に入学し、さまざまな知識を学び、技術を習得する。勤勉であることでより多くの学びが得られ、周囲の大人から評価されていく。一方、集団生活の中で自分の能力について同じ段階にある他

者と比較していくことになる。その比較は他者からも受けるし、自分自身の内面でも行う。そして、どうしても勝てない存在などを認識し、劣等感を抱くことになる。この危機を克服することで、自分の力量を認識し、自分に見合った、自分なりの力でさまざまな人生の困難に立ち向かうことができる。自分に見合うことを適格とよぶ。この時期の発達課題を克服できなかった場合には、自分の価値を認識できず劣等感を抱き続けることから、自ら進んで行動できないようになる不活発を示す。

(5) 青年期 (12歳〜22歳)

　発達課題は**同一性対同一性の混乱**である。**自我同一性（アイデンティティ）**は、自分とは何者であるか、何のために生きているかという感覚である。人はさまざまな“自分”を有している。“○○の子である自分”、“○○学校に通学している自分”、“○○を好きな自分”などであり、あげるときりがない。自我同一性は、たくさんある自分をすべて統合して自分であると認識することである。認識は意識している部分もあるし、無意識の部分もある。さまざまな自分は切り離せるものではなく連続しており、最初から自分一人という点で不変である。そして、さまざまな自分を認識しているがゆえに、有している立場を考慮することができ、結果、自分が何のために生きていくかも明確になっていくのである。

　一方、自分が何者かという問いは容易には解決できない。エリクソンは自身のこの問いへの迷いから、研究に取り組んだほどである。その問いに迷ったときに生じるのが、自分は何者なのかを問い続けることで、**同一性の混乱**と言われる。混乱を克服することで自分が選んだ生き方に忠誠を示すようになる。忠誠は忠実で正直を意味する。この時期の発達課題を克服できなかった場合には、自分とは何者かが明確にならず、役割拒否を示す。

　この時期は就職などで社会に出る、いわゆる社会化していく時期でもある。ただし、急に社会に適応することは難しく、社会に出るための準備の期間や、社会に出てもしばらくはうまく振る舞えないことを大目に見てもらう期間が必要になる。エリクソンは、この期間を**モラトリアム**（猶予期間）とした。モラトリアムはもともと経済用語で、借金などの支払いを延期してもらう期間のことである。

(6) 前成人期 (22歳から30歳)

　発達課題は**親密対孤立**である。この時期、身体は性的に成熟し、パートナーを探し（恋愛）、結婚、出産を経ていく。社会的には生活の基盤となる職業生活を安定させる時期である。青年期で**アイデンティティ**を確立させ、自分とは何かを見出した若者が、異なるアイデンティティをもつ他者（パートナーなど）とアイデンティティを融合させる。つまり、親密とは物理的・肉体的な距離を縮めることに留まらず、

内面同士も交流し、融合させていくことである。一方、他者とアイデンティティを融合することは容易ではなく、対象となる人物を見つけられないこともある。また、アイデンティティの融合にあたっては、摩擦も生じるし、その摩擦を収めるためには自分を主張できないこともある。さらに、他者とのアイデンティティの融合という労力を伴う過程を避けようとすることもある。結果、生じるのが孤立である。そして、上述した状況を克服することで得られるのが愛である。愛とは自分の内面に愛の対象となる者を迎え入れ、対象者の内面に自分を迎え入れてもらう（入る）ことである。この時期の発達課題を克服できなかった場合には、孤立を深め、排他性を示す。

(7)　成人期（30 歳から 65 歳）

　発達課題は**生殖性対停滞性**である。前の段階で得たパートナーとともに子どもを産み育てる時期である。ただし、生殖性は単に子を産み育てることに留まらない。作品や労働力、新しい仕組み、考え方などさまざまなものを生み出すことをさしている。また、自分の子でなくとも学校や職場などの社会で次の世代を育てることも含んでいる。一方、育児に伴い社会活動が停滞したり、職業上の不適応から社会活動の停滞に至る可能性もある。この時期は時間的に長いため、特に後半では身体的な衰えも感じ始め、ときには身体疾患を発症し、若い頃のように活動できなくなる。さらに、疾患を発病することにより日常生活や社会生活が停滞することもある。そうした状況を克服することで、次の世代やさまざまな物事を世話できるようになる。この世話の対象には、地域社会も含まれる。この時期の発達課題を克服できなかった場合には、世話をしない拒否性を示す。

(8)　老年期（65 歳から）

　発達課題は**統合対絶望**である。発達の中での最終段階であり、しめくくりである。この時期には育児や親の世話、仕事などさまざまな終わりを経験する。そして、身体的な衰えが顕著になり、同世代である配偶者や親しい人の死から、自分の死を予測し、恐怖を感じる。同時に、自分の終末を予測するからこそ、自分がこれまで生きてきた人生を振り返り、何を成したかという人生の意味を考え、自分とかかわった人々への感謝を抱くことができる。一方、数多くの喪失体験や避けがたい死への恐怖は絶望を感じさせる。そうした状況を克服することで "**死そのものに向き合う中での、生そのものに対する聡明かつ超然とした関心**" である英知を得る。英知を獲得することで自分の死を予測しつつも、残された時間を有意義に生きることができる。この時期の発達課題を克服できなかった場合には、孤独や恐怖からどうしようもなくなり、侮蔑を示す。侮蔑は見下し蔑むという意味である。

> **エリクソン** (E. H. Erikson：1902-1994)
>
> 　ドイツ生まれ、デンマーク系ユダヤ人の親をもつ精神分析家。誕生前の両親の離婚、母親の再婚と養父との生活、大学中退、画家、ナチスによる迫害など幼少期からさまざまな経験をした。実父の存在を求め"自分とは何か"を問い続ける中で、青年期の問題をアイデンティティとして概念化した。なお、エリクソンはフロイトの娘、アンナ・フロイトに精神分析を受けた。

1.6 ハヴィガースト (Havighurst. R. J.) の発達理論

　ハヴィガーストは教育学者であり、教育的な観点から人間の発達について考察した。そのため、学びを得て発達していくという考え方をもち**"発達課題"**を最初に提唱した。その考えは、エリクソンなどにも影響を及ぼした。ハヴィガーストは発達課題について"個人の生涯にめぐりくる色々の時期に生ずるもので、その課題を立派に成就すれば個人は幸福になり、その後の課題も成功するが、失敗すれば個人は不幸になり、社会で認められず、その後の課題の達成も困難になってくる"としている [14]。ハヴィガーストは、発達課題には3つの起源があるとし、その第1は**身体的な成熟**、第2は**社会の文化的圧力**、そして第3は**個人的価値や希望**である。多くの場合、発達課題は3つの起源の相互作用によって生ずるものとしている。教育学的な視点から、身体が成熟し、社会が要求し、そして、自我が一定の課題を達成しようとするときが教育の適切な時期（教育の適時）であると述べている [14]。

　ハヴィガーストの考え方の特徴のひとつは、**発達課題を具体的な生活レベルで表現**していることである。同じように人生の全年齢段階の発達について述べたエリクソンと比較されることが多い。ただ、エリクソンは具体についても述べているが、より抽象度を高めている。

(1) 乳幼児期（生後から6歳）

　人が生まれて、発達の基礎を身につけていく時期である。この時期の発達課題は、歩行、食事、言語、排泄などの基本的な生活行動を躾の下で身につけ、さらに、両親や兄弟姉妹や他人と情緒的に結びつき、社会や物事についての単純な概念を形成しつつ、善悪を区別することを学習して良心を発達させることである。

(2) 児童期（6歳から12歳）

　生活の中心が家庭から友人・仲間へと進み、身体的には遊戯や仕事をするようになり、大人のもっているような概念や理論などの世界に進む精神上の発達に至る時期である。この時期の発達課題は、普段の遊びに必要な身体的技能を学習する、成長する生活体としての自己に対する健全な態度を養う、友だちと仲良くする、性別

上の役割を学ぶ、読み・書き・計算の基礎的能力を発達させる、良心・道徳性・価値判断の尺度を発達させる、人格の独立を達成する、社会的態度を発達させるなどである。

(3) 青年期（12歳から18歳）

　情緒的にも、知的にも、経済的にも自立していく時期であり、二次性徴が生じる。この時期の発達課題は、自分の身体の構造を理解し、身体を有効に使う、男性として、また女性としての社会的役割を学習し、同年齢の男女との洗練された新しい交際を学ぶ。さらに、両親や他の大人から情緒的に独立し、経済的な独立について自信をもち、職業を選択し就労のための準備をすることである。

(4) 壮年初期（18歳から30歳代前半）

　結婚や、最初の妊娠、就労、家の購入、育児や子の就学などを経験する時期である。この時期の発達課題は、配偶者を選ぶ、配偶者との生活を学ぶ、子どもを迎え、育てる、家庭を管理する、職業に就く、市民的責任を負う、適した社会集団をみつけるなどである。

(5) 中年期（30歳代後半から60歳）

　充実した活動的な時期である。この時期の発達課題は、大人としての市民的・社会的責任を達成する、一定の経済的水準を築き維持する、十代の子どもたちが信頼できる幸福な大人になれるよう助ける、大人の余暇活動を充実する、自分と配偶者とが人間として結びつく、中年期の生理的な能力の衰えを受け入れ適応する、年老いた両親に適応するである。

(6) 老年期（60歳以降）

　収入の減少や配偶者の死、自分の病気などによって変化する時期である。この時期の発達課題は、肉体的な力と健康の衰退に適応する、隠退と収入の減少に適応する、配偶者の死に適応する、自分と同じ年頃の人々と明るい親密な関係を結ぶ、社会的・市民的義務を引き受ける、肉体的な生活を満足におくれるように準備するである。

ハヴィガースト（Havighurst.R.J.：1900-1991）

　自然科学分野の研究者であり、化学の博士号を取得した。その後、マイアミ大学やウィスコンシン大学での勤務を経て、オハイオ州立大学実験学校で理科教師として勤務した。教育に携わる間に、ハヴィガーストの関心は化学や物理学から社会科学へと移り、シカゴ大学の教育学教授となった。そして、教育学の立場から、人間の全年齢段階における発達の研究に携わるようになった。

1.7 自我（人格）意識

　自我の機能についてはさまざまな心理学者が考察している。本項では**ヤスパース**（Jaspers, K.）の**自我意識**について紹介する。その理由として、ヤスパースの分類は臨床でみられる症状との関連を説明しやすく、看護者としてのかかわりに役立つと考えるからである。ヤスパースは自我意識として、**境界性、能動性、同一性、単一性**の４つを説明している[6]。

(1) 境界性

　境界性は自分と外界の間に仕切りがあるという意識のことである。人は、自分と他人を異なる人格として捉え、別物であると無意識のうちに認識している。自我意識も発達とともに成長する。幼少期にきょうだいや他者の持ち物を欲しがった経験はないだろうか。自分に記憶がなくとも、幼児が他者のものを欲しがったり、他者と同じことをしたいと求める姿は頻繁に見受けられる。同じ現象は、大人ではあまり生じない。これは、境界性が成長し、自分と他人は異なるということを無意識のうちに認識していることによる。

(2) 能動性

　能動性は自分の意思で自分を動かしているという意識である。人は、自分で"こうしたい"、"こうしよう"と意識・無意識下で決断し、行動している。そのことが能動性である。能動性が障害されると他者によって自分が操られているような感覚である作為体験などを生じる。作為体験は統合失調症などでみられる。

(3) 同一性

　同一性は、過去から未来に至るまで自分は同じであるという意識である。人は、過去の体験や、さまざまな立場のすべてが、今の自分、そして未来の自分につながり、連続していることを認識している。この連続性が障害されると、過去に起こった出来事は自分に生じたものではないと認識したり、自分が何者かわからなくなる。

(4) 単一性

　単一性は、自分はただ一人であるという意識である。人は、自分を唯一無二のものとして認識しており、自分が二人いることはない。この単一性が障害されると、自分が複数いるような感覚を生じる。解離性障害などでは単一性が障害され、自分が複数いると認識している。その認識は人格の分裂や多重人格とよばれる。

2 対象関係論

　対象関係論が取り扱う対象とは自己と区別され、内的な関心が向けられる対象内的対象である。その対象を内的対象とよぶ。対象関係論は**クライン**（Klein, M）がフロイトの精神分析理論を基に考えだし、**ウィニコット**（Winnicott, D. W）らにより発展させられたと言われる。本節ではクラインとウイニコットについて解説する。

2.1 クライン（Klein, M.）の理論

　クラインは乳児期の対象は母親の乳房であると考えた。そして、母乳を与え空腹を満たし、自分を安心に導く乳房を"良い乳房"と認識するとした[15]。一方、乳児はいつも欲求を満たされるわけではないため、欲求を満たしてくれない"悪い乳房"も認識するとした[15]。乳児の内面で"良い乳房"か"悪い乳房"かは、その場その場で欲求を満たしてくれるか否かによって変化する。"良い乳房"も"悪い乳房"も母親という同一人物が有しているものの、乳児は全体を認識できず、自分にとって良い部分か悪い部分かという部分で母親という対象を捉えているため、この関係は"部分対象関係"とよばれる。

　そして、離乳期以降"良い対象（乳房）"と"悪い対象（乳房）"は同一人物が有していることを認識し、自分の欲求をすぐには満たすことが難しいという対象の状況（気持ちを含む）を認識できるようになっていく。対象の良い面と悪い面の両方をあわせてその人であると認識した関係を**"全体対象関係"**とよばれる。乳児は成長の過程で、少しずつ心理的視野を広げ、人を捉えられるようになっていくのである。成長しきれず"部分対象関係"に留まっていると、他者を全体として捉えることができず、一面だけを捉えて批判するなどして対人関係トラブルを招く可能性がある。

　クラインは、"良い対象"には自分の良い部分を投影し理想化し、"悪い対象"は自分の思い通りにならない、害をなすものとして否定し、攻撃したいという衝動が投影されるとしている。乳児は自分の内面に相反する対象と投影した感情を抱えることになり、矛盾に直面する。クラインは矛盾に直面した乳児について、**"妄想－分裂ポジション"**と**"抑うつポジション"**の2つのポジションを行ったり来たりすることになると説明している[15][16]。

(1) 妄想－分裂ポジション

　部分対象関係に特徴的なポジションとされている。児は対象（母親）を良い部分と悪い部分の両方をもつ一人の人として捉えることが難しく、良い対象と悪い対象に分けて（分裂して）、部分で捉える。そして、児は良い対象と悪い対象それぞれと関係を結ぶ。そのことを部分対象関係という。対象の全体ではなく部分と関係を形成しているため、対象が児にとって不快なことをすると“悪い対象”に関心が向き、それしか目に入っておらず、“良い対象”を認識することが難しい。結果、児は対象に怒りを向け攻撃的になる。このポジションでは、自分の理想を周囲のものとして捉える投影性同一視や、ポジションの名前にも使用されている分裂などの**原始的防衛機制**を用いる。

(2) 抑うつポジション

　部分対象関係が全体対象関係に発展する中で生じるポジションである。“抑うつ”とは病的なものではなく、意気消沈しているような状況である。乳児は全体対象関係の中で、相手のおかれた状況を理解できるようになっていく。それが故に、自分を叱る親に一時的に怒りを抱いたとしても相手の怒りは自分の行為が原因であることを理解でき、自分のよくなかったことを反省し、結果落ち込むのである。この落ち込みは、内省にもつながっていく。そして、他者の状況を踏まえながら自分の欲求との折り合いをつけるという成熟した情緒が生まれていくのである。このポジションで経験される抑うつは人の成長に欠かせないものである。

クライン（Klein, M. : 1882-1960）

　ウィーン生まれの精神分析家。ユダヤ系医師の子どもで自らも医師を志したが、結婚を機に断念し、精神分析の道に進んだ。三子の母親であり、母子関係を重視して対象関係論を構築した。自信をフロイトの厳密な継承者であると考えていた。フロイトの娘、アンナ・フロイト（Freud. A）とは児童の心理療法について対立した。

2.2 ウイニコット（Winnicott, D. W）の理論

　ウイニコットは、乳児－母親関係の発達を独自の視点から説明した。生後間もない乳児は母親からすべての世話を受け絶対的に依存している。この時期の母親は産後まもなく、乳児の世話に没頭し、自分と児との分離ができていない。その状態を“**原始的没頭**”と言う[17)18)]。原始的没頭は生後間もないうちには正常な反応とされている。乳児はこの時期に人的環境を含む周囲の環境から“ホールディング（抱え

ること）”を受ける。ホールディングは読んで字のごとく抱っこなどの物理的なかかわりを含むが、それのみではなく、情緒的なかかわりも含んでいる[17]。

乳児は6カ月程度で母親への完全な依存を脱却し始める。同じ時期、それまですべてを肯定されていた母親から躾を受けるようになる。結果、母親への理想が変化していく。ウイニコットはこの時期の母親の役割として“ほどよい母親”の重要性を述べている[17]。生後間もない頃から、原始的没頭を示していた母親が、乳児と心理的・物理的に適度な距離をとることが重要であるとしているのである。離れるべき時期に離れず乳児の世話に没頭したり（過度な世話）、反対に必要なときに十分な関心を向けられない場合などは、“ほどよい”状況とは言えず、母親の一方的な態度となる。結果、乳児は現実に対して防衛的になり“偽りの自己”を形成するようになる。この時期の乳児は、前段階の母親像を求めようとする。そのため、自分の欲求をすべて満たしてくれていた時期の母親を連想するもの“母親の象徴的代理：タオル、毛布など”に触れて不安を和らげようとする。そのものを“移行対象”と言う。有名なものは漫画ピーナッツに登場するライナスが持っている毛布であり、心理学分野ではライナスの毛布を“安心毛布”とよんでいる。母親の象徴的代理は、ある程度成長しても心理的安定を得るために使用することがあるが、自分を安定させるための行為であり、多くの場合病的ではない。

1歳頃になると幼児は自分と母親が別人物であることを認識（“脱錯覚”）し、母親以外の他者との関係を知っていく。その後は母親との依存関係が弱まり、対照的に友人など外の世界との関係が深くなっていく。この時期は、母親から外の世界に出て独立していくための準備をしている。

> **ウイニコット**（Winnicott,D.W：1886-1971）
> イギリスの児童精神科医。小児科外来で6万件を超える子どもとその家族への治療経験を有し、独自の視点から対象関係論を発展させた。青年期に第一次世界大戦が起こり、従軍経験をもつ。何よりも大切なことは“患者が自分で考え自分で発見すること”と述べた。

3 愛着理論

愛着（attachment）とは、特定の人と人との間に形成される、時間や空間を超えて持続する心理的な結びつきである。乳児期から自分にとって重要な養育者との間に愛着が形成されると、その後の人生で安心や安全の感覚を得て、他者とコミュニ

ケーションをとり、信頼して関係を築くことができるようになる。愛着を形成できていないと愛着障害と言われるさまざまな生きづらさを示す可能性がある。愛着を形成するための行動を**愛着行動**と言う。具体的な愛着行動として、6カ月までの乳児は愛着の対象である母親などの養育者の気を引こうとして、泣いたり、微笑んだりする。その後、身体機能が発達する6カ月から2歳頃までの間には後追いや抱きつきなどが見られる。

3.1 ボウルビィ（Bowlby, J.）の愛着理論

　児童精神科医の**ボウルビィ**は特に幼少期の母親的人物との愛着を人格の形成の核になり得るものとみなしている。第二次大戦後、WHO のコンサルタントとして、イタリアで施設に暮らす戦災孤児の調査を行い、児らが母親的なケアを受けられなかったことより、発達の遅れや免疫力の低下、その他精神衛生上のさまざまな障害を有していることを明らかにした。そのことを**母性的養育の剥奪**とよぶ[19)20)]。さらに、長期間親と離れて入院する子どもたちの反応を3段階に分けて説明した[19)20)]。

(1) 抵抗の段階

　子どもは母親を失ったことに激しい悲しみを見せ、母親を取り戻そうと努力して大声で泣き、母親が存在すると思われる場所を凝視する。

(2) 絶望の段階

　前段階で母親はいなくなっているが、なおも母親のことで心が奪われている。自分のために尽くしてくれるあらゆる人物を受け入れなくなり、行動には絶望の状態が現れ、身体的活動は減少するか終息する。単調な声で泣いたり、断続的に泣いたりする。周囲の人々に何の要求も示さないようになる。悲しみが減少したわけではなく、静寂の段階である。

(3) 脱愛着の段階（デタッチメント）

　周囲に関心を示すようになる。母親以外の看護者を拒否せず、一見社交的に見える。母親が訪ねてくると、歓迎するどころか、知らないかのように振る舞い、母親に対する興味を失ったかのように見受けられる。

ボウルビィ（Boelby, J.M：1907-1990）

　イギリスの児童精神医学者である。精神分析学に興味をもち、はじめクライン（Klein.M）に師事したが、考えの違いからアンナ・フロイト（Freud.A）の門下に移った。1950年代に WHO の依頼で"乳幼児の精神衛生"をまとめ、世界的な反響を得た。

3.2　愛着障害

　DSM-5 では愛着障害について、**反応性アタッチメント障害（反応性愛着障害）**と**脱抑制型社会交流障害**の2つの診断基準を示している。これらは基本的に小児期に診断される。

　反応性アタッチメント障害では、他者を信用できず、過度に他者に対する警戒するような反応を示す。愛着を十分に形成できなかった結果、他者との信頼関係が築けず、距離をとろうとするのである。特徴としては、前に記した他に、自己肯定感が低い、感情の起伏が少ない、嘘をつきやすい、謝罪できないなどがある。

　脱抑制型社会交流障害は、相手の状況を考えず、必要以上に大人に近づき、馴れ馴れしくするような反応を示す。愛着を十分に形成できなかった結果、母親などの愛着対象以外との触れ合いを求め、距離を縮めようとするのである。特徴としては、だれかれ構わず抱き着く、周りの注意を引こうとする、わがままで乱暴などがある。

　いずれの障害も、愛着を形成することが難しかったがために、他者との適切な心理的・物理的な距離を保つことが難しい傾向、コミュニケーションの障害をもっているという点では共通している。この傾向をもったまま成長すると、大人になってからもさまざまな生きづらさに直面することになる。例えば、他者の内面を推し測ることが難しいため、白黒思考になりがちで、対人関係上のトラブルを生じたり、細かいことで傷つきやすくなる。また、恋人や配偶者、子どもとのかかわり方がわからず、ときに暴力などを振るう。もともと自己肯定感が低いため、アイデンティティを確立することが難しいことも考えられる。それらの生きづらさは、依存症などのさまざまな精神疾患の誘因となることもある。

　なお、愛着障害の症状は発達障害の症状と似通っているため、簡単にアセスメントできない。養育者との関係などを十分にモニタリングする必要がある。

3.3　クラウス（Klaus. M. H.）とケネル（Kennell. J. H.）による「親と子の絆」

　クラウスと**ケネル**はいずれも 1960 年代に活動した小児科医である。両者は児童虐待が社会問題になったアメリカで、健全な母子関係に着目した。そして、健全な母子関係性について、**母と子を結ぶ絆**（Bonding）の存在を明らかにし、その背景には**"母子相互作用"**があると考察した[22]。そして、親から子へかかわり、子が愛着行動をとるといった豊かな相互作用を繰り返すと、その間に心の絆が生じるとした[22]。両者は"母と子の絆"を発表した後、さらに洗練された"親と子の絆"を発表している。

章末問題

> **1** 難病患者が自分の病気について学ぶことで不安を解消しようとする防衛機制はどれか。
> 1. 否認　　2. 昇華　　3. 知性化　　4. 合理化　　5. 反動形成
>
> （第107回午前80問）

> **解説**　防衛機制とは無意識に心を守ろうとする反応で、昇華や知性化は好ましい反応であるが、必ずしも好ましい反応が起こるとは限らない。　1.（45頁参照）2. 3. 4.（44頁参照）5.（43頁参照）
> 解答　3

> **2**　Aさんの母親は過干渉で、Aさんが反論すると厳しい口調でいつまでもAさんを批判し続けるため、Aさんは母親との関係に悩んできた。その母親と同年代で性格が似ている担当看護師に対し、Aさんは常に反抗的な態度をとり、強い拒絶を示している。Aさんにみられるのはどれか。
> 1. 投 影　　2. 逆転移　　3. 反動形成　　4. 陰性転位　　（第104回午前67問）

> **解説**　1.（45頁参照）投影は、自分のもっている耐え難い気持や外に出せない欲求を、他者がもっているものとして捉えることである。　2.（45〜46頁参照）転移は対象者から援助者に向けられる感情であるが、逆転移は、援助者から対象者に向けられる過去の感情である。　3.（43頁参照）反動形成は、感情を表に出さず、正反対の態度をとる防衛機制である。　4.（45〜46頁参照）転移現象のなかで、辛い体験や苦しい体験などを基にした、その人にとって否定的なものを陰性転移という。　解答　4

> **3**　Aくんは野球部の練習を無断で休み、翌日監督に厳しく叱られた。帰宅後、Aくんは夕食時に「おかずがまずい」と母親に大声で文句をいっている。Aくんの反応はどれか。
> 1. 否認　　2. 投影　　3. 合理化　　4. 反動形成　　5. 置き換え
>
> （第101回午前第81問）

> **解説**　1.（45頁参照）2.（45頁参照）3.（44頁参照）4.（43頁参照）5. 置き換えとは、受け入れがたい感情や欲求を別の対象に向ける心理的防衛機制のひとつで、医療現場では主治医以外の医師、看護師、介護者、食事や掃除などに向かうこともある。　解答　5

> **4**　次の文を読み問に答えよ。
> Aさん（32歳、男性）は、仕事上のストレスを抱えていた際に知人から誘われ、覚せい剤を常用するようになり逮捕された。保釈後、薬物依存症の治療を受けることができる精神科病院に入院し、治療プログラムに参加することになった。入院2週後、Aさんは病棟生活のルールを守ることができず、それを注意した看護師に対して攻撃的になることがあった。別の看護師がAさんに理由を尋ねると「指図するような話し方をされると、暴力的だった父親を思い出し、冷静でいられなくなる」と話した。このときAさんに起こっているのはどれか。
> 1. 転 移　　2. 逆転移　　3. 躁的防衛　　4. 反動形成　　（第110回午後110問）

解説　1.（45 頁参照）　転移とは、特定の人に対して抱いていた感情を、よく似た人（特に医療者）に移し替えて表出されることをいう。ここでは A さんが父親に感じていた敵意、嫌悪、恐怖などの陰性感情を、父親と同じような話し方の看護師に対して移し替えてしまい（陰性転移）、冷静でいられなくなったのだと考えられる。　2.（45 頁参照）　3.（45 頁参照）　4.（43 頁参照）　　　　　　　　　　解答 1

5　患者の父親は、飲酒と暴力とで家族に苦労をかけ亡くなった。その父親に面影が似ている担当看護師に対して不自然なほど拒否的で攻撃的になっている。患者にみられるのはどれか。

1. 投　影　　　　2. 逆転移　　　　3. 同一化　　　　4. 陰性転移

（第 98 回午前 85 問）

解説　1.（45 頁参照）　2.（45～46 頁参照）　3.（45 頁参照）　同一化（投影同一視）とは、自分のもっている欲求を、他者がもっているものとして捉えることである。　4. 転移（45～46 頁参照）とは、患者が治療者などに対して、これまでに重要な他者との間で抱いていた感情や欲求などを向けることである。陽性転移とは、愛着や依存などが向けられることであり、陰性転移とは、敵意や憎悪などが向けられることである。　　　　　　　　　　解答 4

6　乳幼児で人見知りが始まる時期はどれか。

1. 生後 1～2 カ月
2. 生後 6～8 カ月
3. 生後 18～24 カ月
4. 生後 36～42 カ月

（第 104 回午後 6 問）

解説　（48 頁参照）　乳児は生後 6～7 カ月頃には、特定の人と見知らぬ人を識別するようになる。その後、養育者を認識するようになり愛着形成をしていく一方、見知らぬ人に対して顔をこわばらせて泣くなどの不安の感情を示すようになる。人見知りが始まるのは 6～7 カ月頃であり、12 カ月まで始まっていない場合は発達の遅れが疑われる。　　　　　　　　　　解答 2

7　ピアジェ，J.（Piaget, J.）の認知発達理論において 2～7 歳頃の段階はどれか。

1. 感覚-運動期　　　2. 具体的操作期　　　3. 形式的操作期　　　4. 前操作期

（第 17 回午後 52 問）

解説　（49～50 頁参照）ピアジェは自身の子どもの観察から、乳幼児の感覚運動的活動を明らかにし、知能構造の発達様相を 0 歳から 2 歳頃の感覚運動的段階（期）、2 歳から 7-8 歳頃の前操作的段階（期）、7-8 歳から 11-12 歳頃の具体的操作段階、11-12 歳以降の形式的操作段階の 4 段階で説明した。　　　解答 4

8　エリクソン，E.H.（Erikson, E.H.）の乳児期の心理・社会的発達段階で正しいのはどれか。

1. 親密　　　2. 同一性　　　3. 自主性　　　4. 基本的信頼

（第 108 回午後 8 問）

> **解説**　（51〜52頁参照）エリクソンは人間の成長には、"生物学的過程（身体）"、"精神的過程（心）"、"共同的過程（社会）"が相互に補完しあい、段階的に組織化されていくと考え、人生の各段階における心理社会的な発達を明らかにした。乳幼児期の発達段階は基本的信頼であり、母との間に守られているという安全と愛されているという安心という感覚を抱き、母から与えられているものを不安なく受け取ることにより、自分に対する信頼感を得る。ちなみに、親密は前成人期、同一性は青年期、自主性は遊戯期の発達を示す。
>
> 解答 4

---

9 エリクソン,E.H.（Erikson,E.H.）の発達理論で青年期に生じる葛藤はどれか。

1.　生殖性 対 停滞　　2.　勤勉性 対 劣等感　　3.　自主性 対 罪悪感　　4.　同一性 対 同一性混乱

（第109回午後6問）

> **解説**　（52頁 表2.3、54頁参照）
>
> 解答 4

---

10 思春期に特徴的にみられるのはどれか。

1.　愛着行動　　2.　分離不安　　3.　自己同一性の確立　　4.　基本的信頼関係の確立

（第103回午後24問）

> **解説**　（52頁 表2.3、51〜54頁参照）　1.　愛着行動とは、特定の人への接近や接触を実現し、維持しようとして、人がそのときどきに行う具体的な行動の形態である。この行動は乳幼児期に最も顕著にあらわれる。　2.　分離不安とは、乳幼児が重要他者である母親と離れることによって、泣き叫びやあと追いなどの行動としてあらわれる不安反応をいう。生後13カ月〜3歳ぐらいで強くあらわれる。　3.　エリクソンの発達理論において、自己同一性の確立は思春期の大きな発達課題とされている。自己同一性とは、状況に応じて行動は異なっても、基底にある一貫したその人らしさをさす。　4.　エリクソンの発達理論において、基本的信頼関係の確立は乳児期の発達課題とされている。養育者からニーズに対応した愛情あふれた養育を受けることにより獲得される。
>
> 解答 3

---

11 乳幼児のアタッチメント（愛着）の成立に必要なかかわりはどれか。

1.　就寝前にビデオを見せる。

2.　泣いているときに抱っこをする。

3.　けんかのときの謝り方を教える。

4.　危ないことをしていたら注意する。

（第99回午前64問）

> **解説**　（61〜62頁参照）　ボウルビーは、子どもが特定の人に抱く情緒的な結びつきを「アタッチメント（愛着）」とした。愛着が適切に発達していくためには、子どもと母親（または母親の役割を果たす人物）の相互関係が重要で、児の行動（泣く・ほほえむ・しがみつくなど）に対する母親からの一貫した応答が、人に対する信頼感や安心感につながり、愛着が発達していくとしている。
>
> 解答 2

12　ハヴィガースト, R. J.（Havighurst, R. J.）による発達課題のうち、老年期の発達課題はどれか。

1. 健康の衰退に適応する。

2. 大人の余暇活動を充実する。

3. 個人としての自立を達成する。

4. 大人の社会的な責任を果たす。 （第105問午後49問）

解説　（57頁参照）ハヴィガーストは教育学的視点から人間各段階における発達を考察し、それぞれの段階には得るべき課題、つまり発達課題があることを示した。老年期は、人生の最後の段階であり、肉体的な力と健康の衰退に適応する、隠退と収入の減少に適応する、配偶者の死に適応するなどが発達課題である。ちなみに、大人の余暇活動を充実するのと、大人の社会的な責任を果たすのは中年期、個人としての自立を達成するのは児童期である。 解答1

13　ハヴィガースト, R. J.（Havighurst, R. J.）の発達課題に関する説明で適切なのはどれか。

1. 成長に伴い発達課題は消失する。

2. 各発達段階の発達課題は独立している。

3. 身体面の変化と発達課題は無関係である。

4. 発達課題の達成は個人の生活と関連する。 （第108回午後32問）

解説　（56頁参照）ハヴィガーストの発達課題の特徴は、教育学的視点が入っていること、発達課題の起源として身体的な成熟、社会の文化的圧力（就業や結婚など社会的な出来事）、個人的価値や希望の3点をあげ、それらが互いに関係し合っていると指摘していることなどがある。人生のすべての段階における発達課題について論じ、ある段階で発達課題を達成できないとその後の課題の達成も困難になってくるとしている。 解答4

14　ハヴィガースト, R. J.（Havighurst, R. J.）が提唱する老年期の発達課題はどれか。

1. 子どもを育てる。

2. 退職と収入の減少に適応する。

3. 社会的責任を伴う行動を望んで成し遂げる。

4. 男性あるいは女性としての社会的役割を獲得する。 （第110回午前8問）

解説　（57頁参照）ハヴィガーストは教育学的視点から人間各段階における発達を考察し、それぞれの段階には得るべき課題、つまり発達課題があることを示した。老年期は、人生の最後の段階であり、肉体的な力と健康の衰退に適応する、隠退と収入の減少に適応する、配偶者の死に適応するなどが発達課題である。ちなみに、子どもを育てることは壮年期、社会的責任を伴う行動を望んで成し遂げると、男性あるいは女性としての社会的役割を獲得するのは青年期である。 解答2

15　老年期の心理社会的葛藤を「統合」対「絶望」と表現した人物はどれか。

1. ペック, R. C. (Peck, R. C.)
2. バトラー, R. N. (Butler, R. N.)
3. エリクソン, E. H. (Erikson, E. H.)
4. ハヴィガースト, R. J. (Havighurst, R. J.)　　　　　　　　　　（第 107 回午前 47 問）

解説　いずれも老年期に関して何らかの見解を示した学者である。エリクソンは老年期の社会的葛藤を統合対絶望と表現した（52 頁表 1.2 参照）。ペックは老年期の課題として"引退の危機"など具体的な内容をあげている。バトラーは高齢者差別について述べた。ハヴィガーストは老年期の発達課題として肉体的な力と健康の衰退に適応する、隠退と収入の減少に適応する、配偶者の死に適応するなどをあげた。

解答 3

16　クラウス,M.H.とケネル,J.H.が提唱した母子相互作用について正しいのはどれか。

1. 遺伝的な親子関係を基盤として発生する。
2. 依存関係のひとつとして捉えられる。
3. 分娩を契機として形成が始まる。
4. 愛着行動によって促進される。　　　　　　　　　　　　　　（第 103 回追試午後 64 問）

解説　（63 頁参照）クラウスとケネルは、生後数分から数時間に起こる母子相互作用によって愛着が形成され、また、愛着行動によって母子相互作用が促進されると述べている。母子相互作用には母子の接触が必要であり、分娩を契機に相互関係が自動的に形成されるわけではない。問題では、母子相互作用の基盤としてさまざまな要因があげられているが、1. の遺伝的気質による親子関係はその一部にすぎない。解答 4

17　クラウス,M.H.(M.H.Klaus)とケネル,J.H.(J.H.Kennell)が提唱した絆（ボンディング）について適切なのはどれか。

1. 生まれながらのものである。
2. 母子間の同調性を意味する。
3. 母子相互作用によって促進される。
4. 親との間に子どもが築くものである。　　　　　　　　　　　（第 110 回午後 59 問）

解説　（63 頁参照）1. 絆（ボンディング）とは、妊娠を機に形成され、子どもとの相互作用を通じて徐々に発達するものであり、生まれながら女性に備わっているものではない。　2. 母子間の同調性（エントレインメント）とは、母親に話しかけられた言葉のリズムに同調して子どもが手や足を動かしたり、笑いや喃語で反応したりするなどといった現象をさす。　3. 母親は子どもとの相互作用を通じて強く永続的な絆を形成していく。絆の形成には出産直後の母子接触が非常に重要である。　4. 絆とは、親から子どもへの結びつきをさす。子どもが安全感を得るために親（養育者）に接近を求めることは、ボウルビィが提唱した愛着（アタッチメント）である。

解答 3

引用・参考文献

1) Freud. S. (1917). 高橋義孝, 下坂幸三訳. (1977). 精神分析入門(上). 新潮文庫. 東京.

2) Freud. S. (1917). 高橋義孝, 下坂幸三訳. (1977). 精神分析入門(下). 新潮文庫. 東京.

3) Freud. S. (1969). 懸田克躬, 吉村博次訳. フロイト著作集 5 性欲論. 人文書院. 京都

4) 粕田孝行. (2000). 心の理解. 野嶋佐由美監修. セルフケア看護アプローチ第 2 版. 82-92, 97-100. 日総研出版. 名古屋.

5) 小此木啓吾. (2003). 精神分析のすすめ. 創元社. 大阪.

6) カール・ヤスパース. (1913/1971). 精神病理学原論. 西丸四方訳. 77-82. みすず書房. 東京.

7) Mahler, M. S., Pine, F., Bergman, A. (1975/2001). 精神医学選書③乳幼児の心理的誕生. 高橋雅士, 織田正美, 浜畑紀. 47-140. 黎明書房. 名古屋.

8) 粕田孝行. (2000). 心の理解. 野嶋佐由美監修. セルフケア看護アプローチ第 2 版. 92-97. 日総研出版. 名古屋.

9) Piaget, J. (1947/1960). 知能の心理学. 波多野完治, 滝沢武久訳. みすず書房. 東京.

10) 斎賀久敬. (2004). ピアジェ心理学. 氏原寛, 亀口憲治, 成田善弘, 他編. 心理臨床大辞典. 105゙-108. 培風館. 東京.

11) E. H. Erikson. (1959/1973). 自我同一性 アイデンティティとライフサイクル. 小此木啓吾, 小川捷之, 岩男寿美子訳. 誠信書房. 東京

12) E. H. Erikson. (1982/1989). ライフサイクル, その完結. 村瀬孝雄, 近藤邦夫訳. みすず書房. 東京.

13) 松本功. (2015). エリクソンの発達論. 精神看護学 I 精神保健学. 吉松和哉, 小泉典章, 他編. 21-27. ヌーベルヒロカワ. 東京.

14) Havighurst. R. J. (1953/1958). 人間の発達課題と教育 ₋幼年期から老年期まで₋. 荘司雅子訳. 牧書店. 東京.

15) Klein, M. (1921). メラニー・クライン著作集 1 子どもの心的発達 1921-1931. 西園昌久, 牛島定信訳. 誠信書房. 東京.

16) Klein, M. (1946). メラニー・クライン著作集 4 妄想的・分裂的世界①946-1955. 小此木啓吾, 岩崎徹也, 狩野力八郎訳. 誠信書房. 東京.

17) 館直彦. (2013). ウイニコットを学ぶ─対話することと創造すること─. 岩崎学術出版社. 東京.

18) Winnicott. D. W. (1979). 橋本雅雄訳. 遊ぶことと現実. 岩崎学術出版社. 東京.

19) Bowlby, J. (1969/1976). 母子関係の理論 1 愛着行動. 黒田実郎, 大羽蓁, 岡田洋子訳. 岩崎学術出版社. 東京

20) Bowlby, J. (1979/1981). ボウルビィ母子関係入門. 作田勉訳. 星和書店. 東京.

21) 中野明徳. (2017). ジョン・ボウルビィの愛着理論─その生成過程と現代的意義─. 別府大学大学院紀要, 19, 49-67.

22) Klaus. M. H., Kennell. J. H. (1985). 親と子のきずな. 竹内徹他訳. 医学書院. 東京.

こころの健康と危機

第3章

1 生きる力と強さ

1.1 レジリエンス

(1) レジリエンスの概念

　1936年オーストリアの生理学者**ハンス・セリエ**は、医学上に用いられるストレスの意味を「体の磨耗（wear and tear）」と述べ、「**ストレス学説**」としてストレスの原因（ストレッサー）が、ストレスの結果（ストレイン）を引き起こすことを述べ生理学的ストレスを提唱した[1]。セリエのストレス理論は主に身体に焦点をあてていた一方、1986年に、アメリカの心理学者**リチャード・S・ラザルス**はストレス理論を心理学的な見地から拡大し、「**ストレスコーピング理論**」を構築した[2]。ラザルスは、心理的なストレスを「ある個人の資源に何か重荷を負わせるような、あるいは、それを超えるものとして評価された要求」と定義し、この要求または圧力と、これらの要求を処理するために、私たちがもっている資源との間の力のバランスについて述べた。そしてこのストレスの発生プロセスを、「**ストレッサー**」「**評価**」「**ストレス反応**」の3段階とした。さらに評価は、1次評価として、刺激に対して、その刺激が自分にとって脅威であるか、この刺激はどういったものか、自分との関係や影響を判断し、評価結果を大きく「**無関係**」「**無害－肯定**」「**ストレスフル**」の3種類に分類した。一方、2次評価は、「ストレスフル」と判定された刺激に対して、その出来事や状況にどう対処すべきか、自分にどの選択肢があるか判断する段階で、最終的にこの2つのプロセスを得て選択された**コーピング**[*1]が実行されると述べた。

　このように、コーピングのような個人がもつストレッサーを緩和する仲介役（**モデレーター**）によって、ストレス反応に変化がみられる（図3.1）。モデレーターは、さまざまな個人差が見られ、個人のさまざまな要因がコーピングや社会的支持など

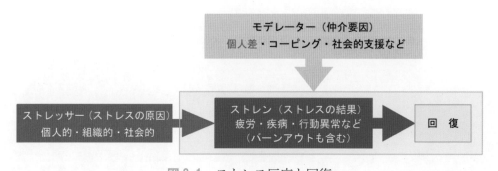

図3.1　ストレス反応と回復

＊1 **コーピング**：ストレスへの対応・対処方法

の環境因子などとともに相互に関連しながらストレスを少なくする要因として働く。これはストレス反応を少なくする要因としての保護因子とも言い換えることができる。この「個人差」に含まれる要素に**レジリエンス**がある[3]。このレジリエンスモデルは、現代精神医学では、明確な予防治療的視点をもつモデルとして、「**発病の誘因となる出来事、環境、ひいては病気そのものに抗し、跳ね返し、克服する復元力あるいは回復力を重視・尊重することで、発病予防や回復過程、またリハビリテーションに正面から取り組む理論**」[4] とも言われている。

　レジリエンスの原語「resilience」は、もともと物理学の用語で「跳ね返って元の状態に戻る」という意味だが、他にも、「復元力」「回復力」「耐久力」などとも訳されている[5]。アメリカ心理学会（American Psychological Association：APA）は、レジリエンスを「逆境、トラウマ、悲劇、脅威、極度のストレス（家族関係の問題、健康問題、職場や経済的な問題）に直面する中で、適応していくプロセス」と定義した[6][7]。精神医学では、2004 年にボナノ（Bonanno, G. A. 米：心理学者）が「極度の不利な状況に直面しても、正常な平衡状態を維持することができる能力」と述べた[5][8]。

　レジリエンスは当初、先天的な資質と考えられる傾向にあった。ワーナー（Werner, E. E. 米：発達心理学者）とスミス（Smith, R. S. 米：臨床心理学者）らは、ハワイ・カウアイ島で 1955 年に誕生した 698 人の子供全員に対し、30 年以上の追跡調査を行った[9]。その結果、未熟児として生まれたことや親が精神障害であること、家庭環境が不安定であることなどのストレス要因を抱える「ハイリスク群」のうち、3 分の 1 は、18 歳のときに社会的に有能な思いやりのある人間への発達適応がみられた。これらの発達適応群では「子供の特性」以外に、「家族との結びつき」「家族外のサポートシステム」がレジリエンスの要因であることが明らかにされた[10][11]。また、統合失調症の母親をもつ子供の多くがどのようにその環境に適応できているのかの研究[12][13] でも、困難を伴う環境への反応には大きな個人差がみられた。なかでも、仕事における能力や、社会関係能力、婚姻の有無など個人の特性が深く関与しており、これらの研究を経てレジリエンスはさまざまな因子が関与し、成長や体験とともに変化すると考えられるようになった[5]。

　近年は、エゴ・レジリエンスという概念が提唱されている[14]。レジリエンスが逆境（adversity）という一生の間にいつも起きるわけでもない、非常につらい状況を前提にしているのに対し、エゴ・レジリエンスとは、「日常生活における内的、あるいは外的なストレッサーに対して柔軟に自我を調整し、状況にうまく対処し適応できる自我の調整能力」と定義されている。「日常生活のさまざまなストレス」を前提

にした概念で、ストレス状況に直面したときに、自己抑制や、自己解放などで調整し自我のバランスをとり適応状態へ向かうものとされる。教育現場や職場、家庭生活の中で、つらい出来事や厭な出来事に上手に対処し前向きな生活を送るために必要な力である[15]。

(2) レジリエンスと回復

　現在、レジリエンスは、広く捉えられており、以下の3つに分類される[16]。①適応を促し、ストレスの負の影響を緩和する**個人特性としてのレジリエンス**、②レジリエンスを深刻な逆境の中で、肯定的な適応をもたらす**力動的なプロセス**として捉える[17]、③困難あるいは、脅威的な状況にもかかわらず、うまく適応する**過程、能力、あるいは結果**[18]をレジリエンスとする、である。これらを、「回復」という視点で整理すると、**ストレスを軽減する要因である保護因子としてのレジリエンスとストレス反応から回復に向かうプロセスそのものとしてのレジリエンス**がある。

　小塩は[19][20]、レジリエンスの過程として**図3.2**ように表した。レジリエンスは、曲線全体をさすこともあるし、また（a）の準備状態（c）の回復の様子（d）の回復した結果、それぞれをさすこともある。さらにこの回復の過程に影響する要因（e）もレジリエンスとよぶこともあると述べた。

　また保護因子は、ストレスフルな出来事を経験する前から、その人を保護し、危機的な状況からの回復につながるレジリエンスを補助する要素も含まれる。例えば、小林ら[21]の、学校現場でソーシャルスキルトレーニングを行った研究では、ソーシャルスキルを高めることがレジリエンスの向上につながることなどが示唆されている。このように、レジリエンスの3要素として、個人の心理的特性である「**個人内**

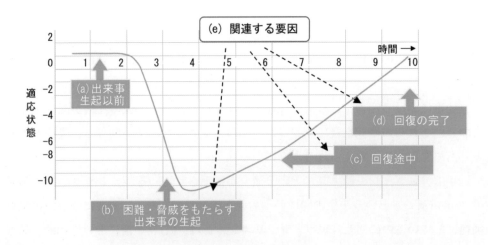

出典）小塩真司「質問紙によるレジリエンスの測定―妥当性の観点から」P154　図1　一部改変　臨床精神医学 2012

図3.2　レジリエンスの過程[18]

要因」、心理的能力である「**能力要因**」、周囲にいる人々（家庭環境や、親子関係、仲間や友人、学校環境や教育・福祉施策なども含まれる。）などの「**環境要因**」があり、個人内の心理的な要因だけではなく社会全体を含む広い範囲での要素が含まれることが重要である[20)22)]。

(3) レジリエンスの特性

1993 年にゴールドバーグ（Goldberg , L. R. 米：心理学者）[23)] が、人間の性格特性を神経症傾向（環境刺激やストレッサーに対する敏感さ、不安や緊張の強さ）、外向性（社交性や活動性、積極性）、開放性（知的好奇心の強さ、想像力、新しいものへの親和性）、協調性（利他性や共感性、優しさ）、勤勉性（自己統制力や達成への意志、真面目さ、責任感の強さ）の 5 次元で表現した。これをパーソナリティ－特性論（ビッグファイブパーソナリティ）とし、これらの特性にはそれぞれメリット、デメリットがあるが、文化差・民族差を越えた普遍性をもつとした。

この 5 次元の性格因子とレジリエンスとの相関関係についての 2018 年の調査[24)]（表 3.1）では、神経症傾向との間に負の相関、外向性・開放性・協調性・勤勉性との間に正の相関が見られた。特に、神経症傾向・外向性・勤勉性との関連は比較的値が大きく、レジリエンスはパーソナリティの望ましいポジティブな側面と、全体的に関連する傾向がみられた[25)]。また、年齢とレジリエンスの関係では、年齢とともにレジリエンスが上昇することが示されている[26)]。

表 3.1　ビッグファイブパーソナリティーとレジリエンスの関係[24)]

性格傾向	レジリエンスとの相関係数
神経症傾向	-0.41
外向性	0.40
開放性	0.28
協調性	0.27
勤勉性	0.42

(4) レジリエンスの構成要素

レジリエンスの構成因子としては、ウォーリンとウォーリン[27)28)] が、1993 年の物質依存の問題をもつ両親のこどもたちの研究から、7 つのレジリエンスを同定した。それは、「洞察力」「自立性」「関係性」「自発性」「創造性」「ユーモア」「倫理観」で、この 7 つの属性が逆境から生育し、その人に克服する力を与え、その能力を証明する[29)]とし、その中で特に重要なものは「関係性」と述べている。

またわが国で開発された、小塩[30)]によるレジリエンスに関する尺度「精神回復力尺度」（Adolescent Resilience Scale : ARS）では「新奇性追求」「感情調整」「肯定的な未来志向」の 3 因子で構成されているとした。なかでもポジティブ感情をもてるようにすること[31)]や、レジリエンスを発揮する際に必要不可欠な、自尊感情や自己効力感をもてるように働きかけることが大切で、それが回復のプロセスを支える。

そして自尊心や自己効力感を育むためには、周りから大切にされる経験や、成功体験をひとつずつ積み重ねることが重要とした。また平野[32]の二次元レジリエンス要因尺度（Bidimensional Resilience Scale：BRS）では「資質的要因」として楽観性、統御力、行動力、社交性、「獲得的要因」として問題解決志向、自己理解、他者心理の理解をあげている（表3.2）。特に「獲得的要因」である自己理解は、自らを客観的に見つめ内省することで新たな自分の資質に気づくという拡がりをもち、過去を振り返ることで、知らない間に発揮されていた自分の資質に気づくことがレジリエンスを高める要素になるという[33]。

表3.2　二次元レジリエンス要因尺度の構成要素[32]

資質的要因		獲得的要因	
	楽観性		問題解決志向
	統御力		自己理解
	行動力		他者心理の理解
	社交性		

(5) レジリエンスを構築するために

アメリカ心理学会(APA)は、レジリエンスを構築する10の方法のガイドライン[34)35)]を次のように示した。①人とのつながりをもつ、②危機を乗り越えられない問題と考えない、③変化は人生の一部であることを受け入れる、④目的に向かううえで柔軟さを失わない、⑤断固たる行動をとる、⑥自己発見の努力をする、⑦自分自身に対する肯定的な見方を育てる、⑧将来への見通しをもち続け、過去の経験から学ぶ、⑨希望をもち続ける、⑩自らのケアをおろそかにしない、である。

またAPAの作成した教育冊子である「レジリエンスへの道」の中で、レジリエンスを考えることは、「何日もかけて、いかだで川を下ること」に似ているとし、それは人生と同じで、そのような旅は、計画、柔軟性、忍耐、そして信頼できる仲間の助けを必要とするとしている[35]。川の流れは回復に向けた道のりそのものであり、レジリエンスの本質はまさしくその「回復」にあるが、レジリエンスは「回復の確率を高める」要素であり、「回復」そのものではない[36]。

以上のことより、精神看護では、それぞれの個人にある幅広いレジリエンスの要因の特徴を捉え忍耐強く支援していくことが求められる。対象者の認知に働きかけポジティブな思考に向かえるよう働きかけるとともに、自尊感情や自己効力感を高めるため、目標に向けた獲得可能なゴールを段階的に複数に分けて設定するように、ともに検討し支援することが重要となる。また看護援助の過程をプロセスレコードやカンファレンスなどで内省し、得られた看護者自身の「自己理解」は、援助に生かせるだけでなく、知らない間に発揮されていた自分の資質に気づけることから看護者自身のレジリエンスを高めていく要素にもなるといえよう。

1.2　リカバリー〈回復〉

(1)　リカバリーの発展

　わが国では、精神障害を抱えている人（以下、当事者）が、入院医療中心の医学モデルから地域生活中心の生活モデルへと、地域であたり前に安心した生活をするためのさまざまな施策が実施されている[1][2]。そして、そのような生活の実現として、当事者がリカバリー〈回復〉することがその中核にある。図3.3は、リカバリーの全体像を示したもの[3]である。

　1960年代のノーマライゼーションや脱施設化、1970年代のセルフヘルプ運動の高まりを経て、1980年代後半には、米国で当事者たちが、リカバリーした自らの手記を発表し始めた。その中で、リカバリー（recovery）という言葉を使うようになり、当時の精神保健の体制は、当事者不在であるという問題を提起するようになっていった。それにより、当事者が人としての尊厳を取り戻し、主体的に自らが望む自分らしく生きるというリカバリーの考え方が普及したのである[4][5][6]。アンソニーら[7]は、当事者がリカバリーできないとした「過去の誤謬に反して、精神障害を抱える人々は重度の精神障害からリカバリーすることができる。このパラダイムシフトの事実は、リカバリーした人たち自身の著作とともに、リカバリーのビジョンの誕生に一役買った。」と述べている。

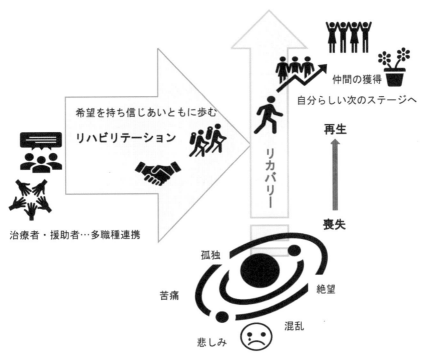

出典）野中 猛「図説 リカバリー 医療保健福祉のキーワード」中央法規 2011.（p. 4-5の図を参考に作成）

図3.3　リカバリーの全体像

　また、世界保健機構（WHO）では、1980年に作成した国際障害分類（ICIDH）を、2001年に国際生活機能分類（ICF）に改訂した。これにより、障害の「疾病」「機能障害」「能力障害」といった否定的な側面を分類するものから、生活機能の側面を分類するものへと捉え直している[8]。さらに「環境因子」が加えられ、障害を抱えた人への援助には、環境や個人およびその相互作用を考慮する視点が必要なことも示唆されたのである（第4章7.2に詳述）。このような社会の動きのなか、当事者のリカバリーは、障害を抱える当事者の取り組みとして課すものではなく、当事者が主体となり社会全体で取り組むものへと転換したのである。

　ラップら[9]は、当事者のリカバリーを抑圧しているものには、当事者の行動のほとんどを精神疾患によるものとする心理主義、教育や雇用の機会の制限なども含む貧困、当事者や専門家にある恐怖感、専門家による実践、および提供されている精神保健サービスシステムの構造にあると指摘している（図3.4）。さらに、「リカバリー志向の仕事をするために、私たちは欠陥と病理のイメージをレジリエンスとストレングスのイメージに置き換えなければならない。」[10]（レジリエンスは第3章1.1、ストレングスは第3章1.3に詳述）と述べている。

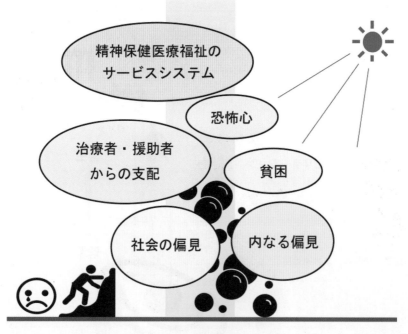

出典）チャールズA. ラップ・リチャードJ. ゴスチャ. 田中英樹訳「ストレングスモデル リカバリー志向の精神保健福祉サービス 第3版」金剛出版 2011/2014．P.27図を参考に作図

図3.4　リカバリーの障壁

　事例 I-1 における丸岡さんの強い退院への思いを、援助者がストレングスと捉えられるかが問われる。リカバリーには、まず援助者自身がパラダイムを転換する必要がある。表 3.3 は、医学モデルと生活モデルを比較したもの[11] である。

事例 I-1〈丸岡さんの場合〉

　「私はまだ十代の頃に入院しました。足元の砂が崩れて、埋もれてしまうようでした。家族にも主治医にも、何通も『退院させてください』と手紙を書きました。私が手紙を書いて看護師さんに持って行くと、その手紙を無造作に白衣のポケットに入れて他の患者の検温に行きました。主治医は何人も変わりました。そのたびに、私は、私の気持ちを始めから書かなければなりません。書いても書いても、誰の心にも届かなかったのです。50 歳になりました。もう手紙は書かないのです…。」

表 3.3　医療モデルと生活モデルの比較

	医療モデル(社会復帰活動)	生活モデル(生活支援活動)
主体	援助者	生活者
責任性	健康管理をする側	本人の自己決定による
かかわり	規則正しい生活へと援助	本人の主体性への促し
捉え方	疾患・症状を中心に	生活のしづらさとして
関係性	治療・援助関係	共に歩む・支え手として
問題性	個人の病理・問題に重点	環境・生活を整えることに重点
取り組み	教育的・訓練的	相互援助・補完的

出典) 谷中輝雄「生活支援　精神障害者生活支援の理念と方法　第 7 刷」p.178 表 2　一部改変　やどかり出版 2004

(2) 精神科リハビリテーションにおけるリカバリー

　リハビリテーションとは、その人がその人になっていくことを支援し「患者」や「障害者」などと、ひとまとめに扱われた生活や人生を、もう一度、その人の出来事に引き戻していく営みである[12]。例えば、長期入院中の患者が、しばらく書いていなかった自分の名前を書こうとする。しかし、これまで幾度となく書いてきたはずの、漢字があてがわれている自分の名前を漢字では書くことができない。認知の低下と判断してしまいそうなのだが、その人の名前を漢字で書いて提示すると、「あぁそうだ…。こんな名前だった。」と、自身でも書いて見せてくれることがある。また別の患者とは、会話中に随分以前に友人と出かけた場所の名称が思い出せない…、と沈黙する。状況から推測してその人が行ったと思われるその場所の名称を伝えると、「あぁっ。そうです。」「○○です。」「そこに△△さんと行ったのは私です！」と、

この名称が事実か否かということ以上に、そのときそこに居た自分の存在を改めて自覚しているようなこともある。

　精神科リハビリテーションとは、当事者がこのような感覚を自身に引き戻す体験をひとつひとつ重ねながら、自らが望む自分らしく生きるリカバリーのための援助をすることである。リハビリテーションは、当事者がリカバリーするために援助者が行うものであり、リカバリーは当事者が主体的に行うものとなる[13]。

(3) リカバリー〈回復〉の定義

　リカバリー（recovery）とは、「取り戻すこと」「回復」「姿勢の立て直し」という意味がある[14]。アンソニーら[15][16]は、「リカバリーとは非常に個人的な自分自身の態度、価値観、気持ち、目標、技術もしくは役割の変化への独自のプロセスである。それは疾患による制限の有無にかかわらず、満足し、希望に満ちた、そして生産的な生き方の方法である。リカバリーは精神疾患からの悲劇的な影響を乗り越え、成長し、自分自身の人生の目的と新たな意味を発展させることである（Anthony, 1993）。」と定義している。

　リカバリーした自身の手記を発表したディーガン[17][18]は、「リカバリーは、ひとつの過程、生活の仕方、姿勢、日々の課題への取り組み方である。それは、完全な直線的過程ではない。ときに私たちの進路は気まぐれで、私たちはたじろぎ、後ずさりし、取り直し、そして再出発するのだ。必要なのは障害に立ち向かうことであり、新たな価値ある一貫性の感覚、障害の中で、あるいはそれを越えた目的で回復させることである。熱望（aspiration）は、意義ある貢献ができる地域で生活し、仕事をし、人を愛することである。」と示している。また、**事例Ⅱ**は、当事者たちが表現したその人なりのリカバリーである。この2つの定義および**事例Ⅱ**で表現されたリカバリーは、いずれも個人的で主観的なものであり、リカバリーをプロセスとして捉えている。

　精神疾患の発症は、何かひとつの病因ではなく複数の病因が関与し、環境因も絡まっている[19]。そのため、当事者の病状が安定しているからといって、無理をしすぎて生活に負担がかかれば、病状の悪化につながる。当事者の病状と環境や生活の状況は表裏一体で、リカバリーは行きつ戻りつする長い道のりとなる。援助者は、当事者の病状、その人がおかれている環境、暮らしぶりなどを多角的に判断しながら、その人が求める援助を実践することが必要である。**表3.4**は、アンソニーらが示すリカバリーの原則[20]である。

事例Ⅱ〈当事者たちの対談〉

・吉野「私はリカバリーというと"復活"するっていうイメージがあって、病気だからこ
　　　　そ、その経験を活かして楽しみながら、いろんなことに取り組んでいくというこ
　　　　とじゃないかな。それと、仕事によって病気の経験がいい社会経験に変換できる
　　　　ような気がします。」

・伊藤「当事者活動として自分ができることを行政やいろんな人に伝えて、病気やクスリ
　　　　に対しての知識や仲間の経験を得たりすることができるので、病気を活かして人
　　　　とつながることがリカバリーかもしれないです。」

・亀井「はじめは幻聴がなくなることがリカバリーだと思っていました。今は小さい丸を
　　　　つけられることが幸せだと思っています。薬は今も飲んでいますけれど、幻聴も
　　　　あるけどそれがあって安心しています。」

・吉井「最初はリストカットが止まることが回復だと思っていました。でも、浦河に来て
　　　　からもすぐにはその感じを掴めなくて、大学を目指したこともありました。今年
　　　　に入って初めてべてるの発送チームで半年以上仕事が続くようになったのと、み
　　　　んなの前で話せるようになって、回復をイメージできるようになっています。」

出典）出席者：本田幹夫、山根耕平、吉井浩一、渡辺さや可、吉野雅子、吉田めぐみ、亀井英俊、早坂潔、伊藤知之、秋山
里子（べてるメンバー）司会：池松麻穂（浦河べてるの家　ソーシャルワーカー）．特集「リカバリー」再考：生きがいを
支援する．第2章　私にとってのリカバリー体験　弱さを絆に―べてるの家のリカバリー―．精神科臨床サービス
10(4). 460-462.　（対談より抜粋）

表3.4　リカバリーの原則

原　則	内　容
1. リカバリーは専門家の介入なしでも起きる	リカバリーの主体は当事者にあり、援助者の役割はそれを支えることである
2. リカバリーのための共通項は、リカバリーを必要としている人を信頼し援助している人の存在である	リカバリーにとって、必要なのは頼りにできる人もしくは人々の存在である
3. リカバリーのビジョンは精神疾患の原因についての理論とは関係がない	リカバリーは、病気の発生が生物学的にどうかを論点としない
4. リカバリーは症状が悪化してもできる	重度の精神症状を繰り返した人もリカバリーできる
5. リカバリーは症状の頻度や期間を変化させる	リカバリーするにつれて、より多くの人の生活のより多くの時間を症状から開放されて暮らすように思われる
6. リカバリーは直線的なプロセスではない	リカバリーは機能的にあるいは計画的に進まず、進んだり戻ったり、急に変化したり、あまり変化しなかったりする
7. 病気がもたらした結果からのリカバリーは病気それ自身のリカバリー以上にときどき困難である	病気により生じる機能的制限、能力障害、社会的不利などは、病気そのものの問題よりも困難な場合がある
8. 精神疾患からのリカバリーは本当の病気からのリカバリーを意味しない	重度の精神疾患から成功的にリカバリーした人は、本当の病気からのリカバリーではないと考えられてしまうが、そういうことではない

出典）W.アンソニー，M.コーエン，M.ファルカス，C ガニエ.(2002/2012).野中猛(監訳),精神科リハビリテーション(第2版).pp.105-107.
三輪書店.より作成

(4) 精神障害を抱えている人と援助者のリカバリーの道のり

1) 多様なリカバリー：疾患や症状からの回復のみを目指すことからの解放

　リカバリーには、疾患が完治する、症状が軽減するといった「**医学的リカバリー**」、学校や仕事などに通えるようになる「**社会的リカバリー**」、家族や親しい仲間とつながる「**対人関係のリカバリー**」などの**客観的なリカバリー**と、本人にしか分からない**主観的な体験としての「パーソナルリカバリー」**がある。治療者や援助者には、医学的リカバリーの可能性を今後も検討する必要がある。そして、リカバリーの道のりは、このように多様なリカバリーを融合させながら、自分らしく生きる人生の体験となっていくのである[21]。精神症状に恐怖を覚え、苦しむ当事者や家族が、医学的なリカバリーを望むのは当然である。当事者も援助者も、その望みがあることを否定せず、単に疾病や症状からの回復のみを目指すことから自身を解くことが必要となる。

2) パーソナルリカバリー：主体的な体験を聴こうとすることの大切さ

　パーソナルリカバリー（主観的なリカバリー）には、本人が感じている QOL、幸福感や満足感など自己評価として測定できるものと、測定ができず本人にしかわからない自分が存在しているという感覚や、今を生きているという実感が得られるような実存的なリカバリーがある[22]。上述（「(2)精神科リハビリテーションにおけるリカバリー」の例）の自分の名前や過去の記憶の中の自分の存在を取り戻すような体験は、実存的なリカバリーにつながるわずかな出来事のひとつであろう。

　当事者には、**図3.4**のような障壁が重くのしかかる。その人のこれまでの人生における経験によって、同じようなひとつの体験であっても、その意味は個々人によって異なるものとなる。当事者の語る体験は、パーソナルリカバリーの内実を示しており、その生きた体験が援助者の力になる[23]。援助者が、当事者の主体的な体験を聴こうとすることで、援助する者と援助される者という関係が、人と人として対等なものとなり、当事者の思いや考えをより深く感じ取ることを可能にする[24]。さらに、援助者が、当事者のこれまでの人生における経験や生活史を踏まえ、その人の思いや考えを聴こうとすることが、その人のリカバリーへの援助の手立てとなるのである。例え、言葉を発することの少ない人であっても、その主観的な体験を聴くために、その人から発せられる言葉に加え、しぐさやふるまいといった微細な表出をも感じ取りながら、援助者が自己省察的になり、患者の内的世界へ赴くことが求められている[25]。

3）リカバリーの段階：希望をもち自分がもつ力を互いに信じ合うことがもたらす成長

表3.5は、レーガンが提示するリカバリーのプロセスにおける段階である。このリカバリーの段階は、リカバリーには、当事者が希望や自分がもっている力を感じることの重要性を示している。リカバリーをこのように段階的に捉えることは、リカバリーのプロセスを援助するための指標となる[26]。

援助者は、当事者のストレングスを引き出し、自分のもっている力を感じ、エンパワメント（エンパワメントは第3章1.4に詳述）するように支えることが必要である。ただし、精神疾患を抱える人の病状と環境や生活の状況は表裏一体であり、リカバリーは行きつ戻りつする長い道のりとなることに留意しておく必要がある。リカバリーの長く不確かな道のりの途中では、当事者も援助者も、疲弊し、迷い、道を見失うときもある。

援助者には、その不確かさを支え、リカバリーの可能性を信じ希望をもち援助し続けることが求められる。当事者にとっても援助者にとっても、互いのことを信じ希望をもち続けることが拠り所となる。そして、当事者と援助者が、長く不確かな道のりに耐えリカバリーの道のりをともにすることは、互いに人としての成長をもたらす道のりになる。事例 I-2 の加藤看護師がいる安全や安心感をもとに、地域の援助者たちとのつながりを育むよう多職種で連携し、丸岡さんとともにあるような援助が求められている。

表3.5　リカバリーの段階

段　階	内容および援助者の役割
1. 希望	希望の感覚をもつこと。希望に向けて本当に実現できるかどうかよりも、現実に何が可能かというイメージをもてるようにする
2. エンパワメント	希望に向かってエンパワーされるためには、情報を得ること、選択できる機会をもつことを大切にする。当事者が自分の可能性を信じられなくなったときには、援助者は信じていることを伝え続ける
3. 自己責任	自分の生活は自分で責任をとることを自覚するようになる。援助者は、当事者が自分の責任を引き受けるように励ます 当事者が他の人への負の感情を調整できることが必要となる
4. 生活のなかの有意義な役割	生活のなかで有意義な役割を果たすことで、孤立を終わらせ、生きがいを感じられるようになる

出典）マーク・レーガン．（2002/2009）前田ケイ（監修）．「ビレッジから学ぶ　リカバリーへの道　精神の病から立ち直ることを支援する」4刷　p.28-30．金剛出版より作成

> **事例Ⅰ-2〈丸岡さんのその後〉**
>
> 「52歳になりました。何年も前に父も母も亡くなって、実家は誰も住んでいないそうです。この前、加藤さん（病棟看護師）と一緒にお墓参りに行きました。帰りにお寿司屋さんで食事をしていたら、次々に涙が出て止まりませんでした。加藤さんが、ずっとそばに居てくれて嬉しかったです。時々、住吉さん（地域の支援者）が来てくれます。野村さん（グループホームの世話人）も、坂井さん（訪問看護師）も来てくれます。皆さんと私とで、今後のことを話し合う機会もあります。……知ちゃん（先に退院した友人）がいるグループホームで暮らしてみようかな…でも、やってみたいけど怖いです…できるかな…。」

1.3 ストレングス（強み、力）

(1) ストレングスモデルの生まれた背景

　前述したレジリエンスの項で、精神看護での援助関係を、客観的に見つめ内省することで自分が気づいていなかった新たな自分の資質に気づくということが、レジリエンスを高める要素になると述べた。この自分の資質、自分のもっている長所や能力を自分の「強み」、「ストレングス（Strength）」として捉えることができる。このストレングスをもとにしたアプローチである「**ストレングスモデル**（Strength Model)」が、1982年アメリカのカンザス大学の**ラップ**（Rapp, C. A. 米：社会福祉学者）と**ゴスチャ**（Goscha, R. J. 米：社会福祉学者）により提唱された[1]。ラップらは、ストレングスには「**性質/性格**」「**技能/才能**」「**環境のストレングス**」「**関心/熱望**」の4つのタイプがあり、人の性質や性格は、4つのストレングスのカテゴリのひとつに過ぎない[2]とした。そして、このストレングスの概念を用いた新しいケアマネジメントモデルとして、利用者と地域社会が有する問題対処能力の強さを評価し、積極的に活用するストレングスアプローチを提唱した。

　当時アメリカでは、脱施設化が推進されていたが、カンザス州は時代に逆行している州のひとつとなっていた。従来の生物医学的モデルは、医師が患者の医学的問題を理解し、診断を下し、治療を行うことで医学も発展してきた。生物医学モデルでは患者の人格は無視されがちで、患者のストレングスが注目されることはあまりなかった[2]。カンザス州もこの医学モデルのサービス体系の中で、患者は「精神病患者」として「サービスの受け手の役割」を与えられていた。障害にのみに焦点があてられ、「生活者主体」としての認識がなされず、リカバリーとはほど遠いものとなり、脱施設化が進まずにいた。そこでラップらは、「診断する側」と「される側」という、一方通行の医学・診断モデルから解放され、自身のストレングスを認識

し、地域での人間的な関係性を取り戻すことを目指すことにした。そこで、「**ストレングスアセスメント（strength assessment）**」で収集される本人や環境のストレングスを最大限に活用して、本人の目標や夢を達成できるように、「**パーソナルリカバリープラン（personal recovery plan）」を当事者とともに作成する**モデルを構築した[3]。

　従来のニーズ型アセスメントは、当事者の身体・心理・社会面での生活課題と、それらを解決するために望ましい生活目標について詳細にアセスメントし、その過程で活用できるストレングスの発見を目指すものである。これは課題を解決するストレングスの気づきが重要とされるものである。

　一方、「**ストレングスアセスメント**」とは、**当事者の人生目標にまず焦点があてられる。**本人や周りが見失いがちな、その人のストレングスや希望を、ともに捜索するための支援ツールといわれている。ストレングスアセスメントには、家庭・日常生活、経済生活、仕事・教育、社会関係、健康、余暇・娯楽、精神性・つながりの7つの領域があり、それぞれについて①現在利用している、あるいは利用可能なストレングス、②本人の希望や願望、③過去に利用した個人や環境のストレングスをみていく。

　また「パーソナルリカバリープラン」とは、スレングスアセスメントによって明らかにされた当事者の目標を、さらに詳細な形で、具体的で達成可能な段階の行動レベルまで落とし込むために使用される。

　段階目標には達成日程を設定し、本人が取り組む項目と支援者のサポートなどを記入する。これを当事者と支援者が共有し、当事者は、自分自身で設定した段階目標に、次回支援者と会うまでに取り組む。その後、達成状況を確認し、達成した場合は「祝福（セレブレーション）」を行い、達成されなかった場合はその理由を検討し、達成目標や、動機づけ、援助関係の見直しを行ったりするものである。

(2) ストレングスモデルの6原則[5]

　ラップらは、ストレングスモデルに以下の6つの原則を述べた。①精神障害者はリカバリー（recovery：回復）し、生活を改善し高めることができる。②焦点は欠陥ではなく、個人のストレングスである。③地域を資源のオアシスと捉える。④当事者こそが支援過程の監督者である。⑤支援者と当事者の関係性が根本であり本質である。⑥支援者の仕事の主要な場所は地域である。特に**焦点を当事者の「欠点」ではなく技能、適性、能力などの「ストレングス」にあてること**や、地域のさまざまな資源を十分に活用して、当事者の自己決定を厳しく守り、支援者と当事者が喜びも悲しみも分かちあえる対等な関係が重要としている。

(3) ストレングスモデルの主題と目的 [6)]

　ストレングス理論は実践的な理論で、主眼となる望まれる成果は、当事者が自分自身で設定した夢や目標を達成すること、あるいは成長を目指していることである。図3.5に示すように個人のストレングスとしての熱望、能力、自信などが相互に作用し、環境のストレングスの資源、社会関係、機会もまた相互に作用して**生活の場の質**を決定する。

　ラップらは「ストレングスモデルの重要な主題」[6)]（表3.6）を次のように述べている。①「**生活の場**」として、人が置かれている生活の場の質が、「達成」と「生活の質」を決定する。②「**個人のストレングス**」として「**熱望**」がある。生活がうまくいってる人には目標と夢があり、ストレングス理論は、「目的をもった有機体」としての人間を重視する。人々は、欲望、目的、野心、希望、夢をもっている。しかし、**精神疾患を発病した人の中には、夢を失ってしまっている人もいる。ストレングスモデルの重要な成果は、生活の質、生活の満足度、達成などであり、問題点を解決することが目標ではない。**ストレングスモデルの関心は、問題点の改善ではなく、達成にあり、「夢や希望をもつこと」にある。単なる外傷体験でなく、打ち勝ち、

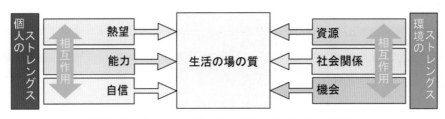

図3.5　ストレングスと生活の場の質との関係

表3.6　ストレングスモデルの重要な主題

1. 人がおかれている生活の場の質が、達成と生活の質を決定する。
2. 生活がうまくいってる人には目標と夢がある。
3. 生活がうまくいっている人は、願望を達成するために、彼らのストレングスを用いている。
4. 生活がうまくいってる人は、目標に向かって次の段階に移る自信をもっている。
5. どの時点においても、生活がうまくいってる人は、少なくとも一つの目標、それに関連した才能と次の段階に移る自信をもっている。
6. 生活がうまくいってる人は、彼らの目標を達成するために必要な資源への接近方法をもっている。
7. 生活がうまくいってる人は、少なくとも一人との意義ある関係をもっている。
8. 生活がうまくいってる人は、彼らの目標に関連した機会への接近方法をもっている。
9. 生活がうまくいってる人は、資源と機会と意義のある関係への接近方法をもっている。

　出典）文献6　P66　表2.2より引用

成功する喜びにある。この成功には、人々に目標や夢や願望が必要である。③「個人のストレングス」として「能力」がある。生活がうまくいっている人は、「願望」を達成するために、彼らのストレングスを用いており、個人の能力には、技能、力量、素質、熟達、知識、手腕、才能が含まれている。しかし、多くの精神障害者は、生き延びるために多くの技能を発展させてきたにもかかわらず、その才能や能力を正当に認識されていない。④「個人のストレングス」として「自信」がある。生活がうまくいってる人は、目標に向かって次の段階に移る自信をもっている。力、影響力、自己信頼、自己効力感は自信の概念に関係する。人々がやろうとして、実際にできるのに、自信がないためになされていないものがたくさんある。専門家のサービスはときとして、当事者が夢にチャレンジすることを阻み、保護主義に陥り、自らの専門的な知識や技術を与えることをよしとして、これらの無能力感を強化する傾向にある。⑤「個人のストレングスの要素間の相互作用」では、どの時点においても、生活がうまくいってる人は、少なくともひとつの目標、それに関連した才能と次の段階に移る自信をもっている。**生活の場の質は、「個人」と「環境」の二つの要素によって決定され、個人の要素は「願望」と「能力」と「自信」からなる。**そして個人の要素は相互に作用し、その関係は「願望×能力×自信＝見込みと可能性」で表され、もしどれかがゼロであれば、結果もゼロであり、可能性は全くなくなってしまう。例えば図 3.6 で見ると、見込みと可能性は、「病院を退院し、地域のグループホームで暮らしたい」という「願望」があり、さらに「管理人と相談関係がもてる」「ヘルパーを活用し生活できる」「訪問看護を活用して服薬管理ができる」、地域で生活を楽しむための「絵画の趣味がある」などの本人のもっている「能力」が掛け合わされる。さらにグループホームに「申し込み面接を受ける意思がある」「グループホームへ退院する意思がある」という「意思」が掛け合わされ、その結果、地域で楽しく暮らす夢を実現できる見込みと可能性が示されるのである。

　次に本人の⑥「環境のストレングス」として「資源」がある。環境資源とは資産

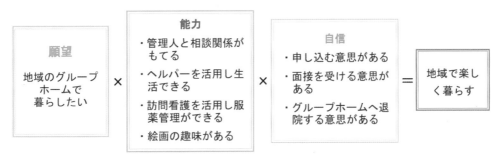

図 3.6　個人のストレングス要素の相互作用の例

や報酬、購入して入手された衣食住に関する資産やサービス、本人に代わって物事を代行する各種委員などの人的、代理店、輸送などの組織的資源をいう。生活がうまくいっている人は、彼らの目標を達成するために必要な資源への接近方法をもっている。望まれる生活の場への接近と生活の場の質は、人が利用可能な環境の資源によって影響を受ける。⑦**「環境のストレングス」として「社会関係」がある**。社会関係は家族・友人・知人などによる仲間づきあいや、協力などをする関係で特にさまざまな人と接触する社会関係が重要となる。生活の場への接近と生活の場の質は、その人が享受する社会関係の影響を受ける。支援者が障害者用のサービスや、福祉関連施設にばかりに捉われると、広い範囲での社会関係が広がらない。⑧**「環境のストレングス」として「機会」がある**。機会には、地域社会におけるさまざまな可能性のあるものとして、アルバイトの募集や、アパートの空き室、仲間を求める人など、利用できる機会が多岐に存在する。生活がうまくいってる人は、彼らの目標に関連した機会への接近方法をもっている。

　このように、ストレングスモデルの実践の目的は、人々のリカバリー、改善、生活の質を変えることを支援することである。その関係は、パートナーシップに基づき、その仕事と決断は、その人々とともに行われる。援助者は、いろいろな資源を「探り出し、確保し、支える」ように働く。精神看護者は、精神疾患をもつ人に自分のストレングスに気づいて夢や希望をもつこと、具体的な目標を立てて、必要な支援を受けることで、より自分らしい生活を送れるようになることを伝え[7)8)]、ともに夢の実現を目指すことが望まれている。

1.4 エンパワメント

(1) エンパワメントとは

　「エンパワメント（empowerment）」という英語の言葉は、「権利や権限を与えること」という意味の法律用語として17世紀に使われ始めたと言われている[1)]。その後、エンパワメントの概念は、貧困者や女性など差別を受けるパワーレス（powerless：無力な状態）な人々が、奪われた力を取り戻し、よりよい生活ができる社会へと変革することを最終目的として、フェミニズム運動や発展途上国の地域開発などにおいて広がってきた[1)]。このエンパワメントの概念は、アメリカの1960年代の公民権運動や、1970年代にかけては、暴力や家族崩壊などによって被害を被った個人や家族が、カウンセリングや心理家族療法により、再び力を取り戻していく過程やセルフヘルプ活動において重要な役割を果たしてきた。1980年代には公衆衛生、福祉、看護、精神保健の領域でも用いられるようになり[2)3)4)]、1995年に北京で開催

された第4回国連女性会議の決議のタイトルの一部にエンパワメントという言葉が使われ、わが国においても注目された。

「エンパワメント」という単語そのものは「能力をつける」「権限を与える」という意味であるが、これはエンパワメントの概念の本質とは異なる。**エンパワメントとは、人間は潜在能力として「生まれながらにさまざまの素晴らしい力（power：パワー）をもっており**[5]、**そのもっている力を引き出す・発揮する」**という表現が適切である[6]。エンパワメントの考え方は、「障害者には本来ひとりの人間としてもともと高い能力が備わっているが、問題は社会的に抑圧されていたその能力をどのように引き出して開花させるかにある」と考える。つまり、社会的な抑圧のもとで、人間としての生き方が保障されてこなかった障害者自身が、力をつけて自己決定を可能にし、人生の主人公になれるようにあらゆる社会資源を再検討して条件整備を行っていくのがエンパワメントの考え方であり、手法と定義される。

エンパワメントの概念が対人援助領域で重視されるようになったのは、このような従来の専門家が一方的にサービスを提供するという構造が、当事者の自分で決定し、問題解決する力をもつ人からその機会を奪い、結果的には援助を求める人を無力な状態に固定してしまい、専門家への依存と無力感を強化してしまうという援助パラダイムへの批判が背景にある[4]。

ギブソン[7]（Gibson, C.H. カナダ：看護学者）は、エンパワメントは「自身のニーズを生かし、自分の問題を解決し、自分の人生をコントロールできるという感覚をもつために必要な資源を動員できる人々の能力を認識し、促進し、向上させる社会的プロセス」と述べた。このように、エンパワメントは、無力な状態にある人が、みずからの中にある力の存在に気づき、それをみずから引き出していく「プロセス」であり、それによってもたらされた「結果」でもある[2][4]。

(2) 抑圧の構造

森田[5][8]は、エンパワメントを「**内なる力の回復**」とし、図3.7に示すように**外的抑圧**をなくし、**内的抑圧**を減らすことと述べている。人間はみな自分のもつパワーを豊かに発揮させることができる可能性をもって生まれてくるが、この内的パワーを傷つけ、剥奪する外からの力に出会う。この外からの力は、必ずしもむき出しの敵意や悪意

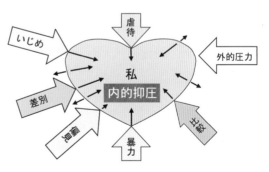

出典）森田ゆり子「子供と暴力」,岩波書店,1999. p67 図, 1999.

図3.7　外的抑圧と内的抑圧

に満ちた抑圧としてではなく次のような形で示されるという。

　まず「**比較**」これは「人の手を借りて生きるのは駄目な人間」という社会通念で、他の人間と比較されるとき、その人の個性は、もはやパワーではなく重荷となってしまう。「比較」は一生つきまとい本来のパワーに傷をつける。次に「**条件付の愛情**」もパワーを傷つける。大人の期待するいい子だから受け入れてくれるという経験が繰り返されると、子供は、自分はあるがままでは駄目な存在と思う。また「**差別や偏見**」もまた本来のパワーをそぎ落とす。障害があるから外にでていくと迷惑をかけるなどの経験に出会うと、人はそれぞれの個性に深く傷をつけられる。さらに「**暴力**」も本来のパワーを打ち砕く。虐待、体罰、いじめ、セクシャルハラスメント、レイプ、ドメスティックバイオレンスなど、こうした暴力の本当の残酷さは、身体的外傷だけでなく、被害を受けた人から自分への自信を奪い、自分の尊さ、自分の素晴らしさを信じられなくしてしまうことにある。これらの外的抑圧は、大きく豊かになろうとする個人を小さく押し込めようとする。外的抑圧は、さまざまな形をとりながらも、共通するひとつのメッセージ「あんたはたいした人間じゃないんだよ」という言葉を送り続け、自尊心が脅かされる。

　また、強力な外的抑圧が続くと、個人のなかで変化が起き、「私は障害があるから、人の迷惑にならないようにしよう」と外的抑圧のメッセージを自ら信じてしまう。さらに、「たいした人間じゃないのよ」という外的抑圧のメッセージに左右され「そう、私はたいした人間じゃない」と思い込み、自分で自分のパワーを傷つけてしまう。これを**内的抑圧**という。これらの外的抑圧をなくし、内的抑圧を減らしていくことで本来もっている力を取り戻していく「**内なる力の回復**」には、自己肯定感や自尊感情、コミュニティー、帰属意識が重要である。援助専門職には援助を必要としている人の内的資源に眼を向けて、その力を発揮できるような支援方法のスキルをもち、そして、「コミュニティーの意識変革」を目指す必要がある。

(3) エンパワメントのプロセス

　エンパワメントのプロセスは[9]、第1段階では、「基本的ニーズ」を充足するために行動し、第2段階は、さまざまな知識や情報や手段などの資源への「アクセス」が確保される。第3段階では、自分がおかれている状況への構造的な問題の「意識化」がなされ、権利やより高い価値のある所へ向けての目標設定が行われる。第4段階では、意識化された価値や目標に向けて積極的に社会活動に取り組み、意思決定へ「参加」するようになる。第5段階では、すべての側面でのエンパワメントが進み、それによって得たパワーの「コントロール」と自由な選択がなされ、価値を達成する、となっている。このように第一段階から次の段階へとより高いエンパワ

メントレベルに上昇していく。

　この一連のプロセスの中で重要なことは、それぞれの段階で「**自己決定**」が行われることである。この自己決定が、「自分自身が自分の状況をコントロールしている（制御感）」「自分の生活は自分のものだ（所有感：オーナーシップ）」「自分には潜在力がある（潜在力への気づき）」「自分はうまくやっている（効力感）」という気持を生み、これらすべてのプロセスが確保されて始めてエンパワメントは起こる[10]とされている。

(4)　エンパワメントの種類とレベル

　エンパワメントの種類は、ストレス解消などで趣味に没頭して自分で自分の力を湧き出せる**自分エンパワメント**（self empowerment）、会食したり話し合ったりして仲間の力を使って自分の力を引き出す**仲間エンパワメント**（peer empowerment）、地域の祭りなど組織や地域の仕組みを活用して元気になる**組織エンパワメント**（community empowerment）などがある。これらを組み合わせて活用することが継続的で効果的なエンパワメントには必須とし、これをエンパワメント相乗モデルという[11]。またエンパワメントには**個人レベル**、**コミュニティレベル**、**組織レベル**の3次元あり、それぞれの次元間の相互関係の中で力の獲得のプロセスが展開していく[4]。

　個人のエンパワメントは、自分の個人的な生活に関して意思決定し、コントロールする能力を開発するプロセスである。**コミュニティのエンパワメント**は、個人とコミュニティが社会的、政治的な資源を獲得して整備し、個人や組織に利用しやすくすることであるとされている。

　組織のエンパワメントとは、個人とコミュニティのエンパワメントの相互作用のレベルで、個人が意思決定の役割を担うなどして、組織内のコントロール感を増大する側面と、組織をコミュニティレベルでの資源の再分配に影響を及ぼすことができるようにする側面の2つからなる[10][11][12][13]。

　個人とコミュニティのエンパワメントの相互作用として、**ハーマン**（Judith Lewis Herman　米：精神科医）[12]が、心的外傷体験の回復について、同じ体験をした当事者同士のグループでの交流が、つらい体験に高度の理解と支持を与え、自分自身の**有力化と絆を再生し（個人レベルのエンパワメント）**、心的外傷からの回復に有効であると述べた。これは仲間によるエンパワメント（peer empowerment）といえる。そしてこの同じ経験をした仲間のグループ（組織）は、互酬関係だけでなく、**集団有力化（組織レベルでのエンパワメント）**の可能性もあるとした。グループがメンバー個人にそれぞれ力を取り戻させ、強さを養い、その結果グループは全体で、個々人の誰よりも外傷体験に耐え、これを統合する大きな能力をもつと述べた。

(5) 個人エンパワメントプロセスの支援

　エンパワメントのプロセスは、他者との相互作用によって起こり、個人が他の人との交流によって自分を認められたり、自分を表現して受け止めてもらえ、支持される経験やモデルとなる他者を見出したり、自らが他者を支える経験をするなど、他者との相互作用で安心感を得たり、自己効力感や自尊感情などが高まっていくことで、エンパワメントプロセスが進んでいく。

　このような個人のエンパワメントプロセスを支えるには、まず対象となる個人が他者と相互作用できる場を提供することが重要である。そして、個人生活上の問題や、表現された問題点に対しての適切な情報提供も必要となる。また、場だけではなく、対象となる個人の表現を温かく受け入れ、認めるなどの感情的な共感や交流も必要となる。また支援者の在り方として重要なことは、対象となる**個人と援助専門職との関係に協働関係としてのパートナーシップが存在すること**である。これは一方的に**「援助する・してあげる」という関係ではなく、相互作用のある互恵的な関係**である。対象者の抱える問題に自らも共通性を見出し、支援者も学ぶ存在として、専門的役割を超えた、人として平等な関係性の中でこそ、対象者が自ら力をつけていくことを知ることができる。

(6) エンパワメントの評価

　個人エンパワメントはプロセスと同時に、エンパワーしている結果（アウトカム）を含む概念である。しかしその評価指標は、エンパワメントの定義が多岐にあるように体系的に定型ではない。**個人のエンパワメントの評価指標としては** [13]、一般的に自己効力感、自尊感情、意欲、自己信頼、安心感や満足感、健康、統制感、幸福感、地域資源の活用などがあげられる。**集団のエンパワメントの評価指標**としては、凝集性、積極性、前向きな集団の信念、他組織とのネットワーク、集団内の役割構造、ソーシャルサポートの増加、リーダーの育成などがあげられる。

　一方、**コミュニティレベルのエンパワメント**は、保健医療の分野でヘルスプロモーションとの関連で考えられてきた。1986 年 WHO は、カナダのオタワで開かれた、ヘルスプロモーションに関する初の国際会議で提唱された「**オタワ憲章**」で、プライマリヘルスケアに続く、ヘルスプロモーションという新戦略を掲げた。これは、多様で複雑化した公衆衛生の課題を解決するために、健康教育と健康を支援する環境とのかかわりを概念整理した。その定義 [14][15] は、人々が「自らの健康をコントロールし、改善できるようにするプロセス」とされ、先に述べたエンパワメントの考え方を健康の側面から捉え直すものと一致する。ヘルスプロモーションの活動には、コミュニティーの問題の計画と実行をコミュニティー自身にゆだねるという、**コミ**

ュニティー・エンパワメントも付記されている。このコミュニティー・エンパワメ
ントに重要なのは、保健専門職と地域とのパートナー関係（協働関係）であり、平
等な関係性と対象の主体性は、個人のエンパワメントの理念と変わらない。健康行
動を獲得していく個人へのアプローチとともに、地域に対するそれらの行動をバッ
クアックアップする体制づくりや、共生への意識を高めていくなどの個人と環境両
面へのアプローチが必要となる。また活動開始前に評価方法は、あらかじめ決め、
介入前後の活動効果の測定を行う。なかでも地域の支援体制として人的・物的サー
ビスであるソーシャルサポートや地域の訪問や通所、住居などの社会資源サービス
の充実は、コミュニティーエンパワメントとの関連が深く重要といえる。

　個人や集団のそれぞれのエンパワメントに共通しているのは、自分自身の生活に
対して自己決定権のなかった人々が内発的な行動や連帯、支援によってそれを獲得
していくプロセスである[10]。

(7) エンパワメントの原則と支援のあり方

　エンパワメントの原則として安梅[16]は以下の8点を示した。①目標を当事者が選
択する。②主導権と決定権を当事者がもつ。③問題点と解決策を当事者が考える。
④新たな学びと、より力をつける機会として当時者が失敗や成功を分析する。⑤自
らの行動を変えたいと思える方法を当事者とサポーターが一緒に考え、その方法を
実行する。⑥問題解決の過程に当事者の参加を促し、責任を高める。⑦サポーター
は、問題解決の過程を支えるネットワークと資源を充実させる。⑧サポーターは、
当事者のウェルビーイングに対する意欲を高める、である。

　私たち精神看護者は、外的抑圧を減らすよう環境や社会の仕組みをつくり変え、
内的抑圧からの回復を互恵的な関係で、当事者が絆を取り戻せるように支援するこ
とがエンパワメントへの支援として必要となる。病いを抱えている当事者と、対等
な関係を結べるかがカギとなる。治療者は癒す人であるとともに、自分の中にある
傷ついている部分ももち、そこに気づくことで癒す力に変えることができる。当事
者もまた、病む人であるとともに癒す人でもある[17]。このことを信じ、援助専門家
も当事者から学び、多くを受け取ることができる援助者であることが求められる。
具体的には、当事者同志、仲間としてのピアサポート、ピアカウンセリングの活用、
服薬心理教育や退院準備説明会への当事者としての講師の参加などがある。また海
外では、地域ケアチームの一員として回復者が活躍しているように[18]、わが国にお
いても回復者や回復者クラブなどを支援し、回復者の参加の場や就労の機会をつく
っていくことが期待されている。

2 危機〈クライシス〉

2.1 危機〈クライシス〉の概念

(1) 危機とは

　　エリクソン（Erikson, E. H.）[1][2][3]は、1950年に乳児期から老齢期まで8段階ある発達段階と心理社会的危機（発達課題）について述べた（第2章1.5に詳述）。特に、青年期に自我の強さの面で動揺をみせながら葛藤が増大してくる正常な成熟段階で、同一性と同一性の危機に関する理論を公式化するなど、**成熟に伴う危機**の概念を発展させ、**状況に伴う危機**に関する方向づけも示した[4]。

　　その後1960年代以降、科学技術の進歩により、人は都市に集中し、地縁関係が希薄になると同時に孤立化が進み、家庭や地域社会での相互支援の関係が薄れていくなか、新たな「危機（crisis）」の概念が生まれてきた[4][5]。

　　危機という言葉は、ギリシャ語のカイロスという言葉に由来し、自然の時であるクロノスに対して、人間的な時であり運命や神との出会いを意味し、運命の分かれ目という意味がある[6]。このような危機状態は、新しい対処様式を取り入れ、新しい発展を促す**成長促進可能性**を有している[7]。

　　カプラン（Caplan. Gerald 1961 米：精神科医）[8][9]は、危機を定義づけ、危機の特質や期間、特徴、発達段階などを理論づけた。まず「**危機とは、人が大切な人生の目標に向かうとき、障害に直面し、習慣的な問題解決の方法を用いても、それを克服できないときに発生する**」とした。そして、その問題の多くは内面的な発達と結びついた生理的・心理的大変動によるか、あるいは原因が環境の中にあり物質的・心理的変化によって引き起こされる[10]。

　　このように日常的にさまざまな問題が生じた場合、解決の試みがなされ、本質的に個人はいつも情緒的平衡状態に戻るが、この日常的な習慣的な解決方法が用いられない場合、情緒的平衡が崩れ、情緒的混乱により精神的健康にも危機が訪れる[4]。

　　危機の特質は、①危機には危機を促進するようなはっきりわかる出来事がある。②危機は通過していくもので、必然的に時間的制約がある。③危機の間、人は防衛機制が弱くなっているため他からの影響を受けやすい。（危機状態の人は援助を受け入れやすい）とした[5]。

(2) 危機の種類と経過

　　危機の種類は[11]、突然急激な衝撃を受けて起こる**ショック性危機**と、ゆるやかに小さな衝撃が重なって起こる**消耗性危機**がある。また成長発達上避けられない**発達**

的危機（development crisis）と人生において偶発的に発生する失業、離婚、離別、天災など予期しない出来事を含む**状況的危機（accidental crisis）」に分けられる。

　危機の期間は、いつものやり方が通じないため、混乱し、感情的に不安定となり、緊張し、落ち着きがなくなり、イライラし、不安になったり、怒ったり、抑うつ的になることもある。過去の同じような問題を思い出したり、解決に向け失敗したりしながら適応へ向かい、**4〜6週間は持続する**可能性がある。期間の終わりまでには、緊張は弱まり安定した心理状態に戻る。そして今まで試したことがなかった方法や、自分を支えてくれる新しい周囲の支えなど手に入れて、危機問題を処理する新しいやり方を作り上げる。このような危機介入による支援を得るなどで適応に向かうが、不適応となると精神障害のリスクが高まるとされる。

(3) カプランによる危機モデル

　カプランは危機の発達段階は、4段階に分けられると提唱した。

　第1段階：刺激の衝撃から緊張が高まり、生体調節機構の「習慣的な問題解決の反応」を呼び起こす。

　第2段階：習慣的な問題解決の方法が、あまり成功せず、刺激が持続して、さらに緊張は高まり感情面の混乱・無力感が生じる。

　第3段階：さらに緊張が高まり、それが強力な内的刺激となり、内的・外的資源を動員し、問題解決が試みられる。

　第4段階：問題が持続し、欲求の充足や諦め、知覚の歪曲でも解決できない場合、緊張は限界を越え、負担が増大し破滅点に達する。すなわちパーソナリティーの統合性が失われ、精神の健康に障害をもたらす[12)13)]。

　このように危機は、個人にとって人生の転換期で精神構造のある側面の再編成[14)]ともいえ、危機理論は病者だけでなく一時的に不適応な状況の人や健康な人にも支援する必要性を明らかにした。

2.2 危機〈クライシス〉の予防

　1942年にボストンのココナット・グローブにあるナイトクラブで493人が亡くなるという大火災が発生した。**リンデマン**（Lindemann E 米：精神科医）は、その火災の遺族への援助の経験から反応プロセスをまとめ、死別反応による「**悲嘆過程」の情緒的危機への支援（危機調整活動）**が心理的問題の予防に有効と結論づけた。そして1946年にリンデマンとカプランは、アメリカのハーバード地域にウェスレイ人間関係サービス（ウェスレイ・プロジェクト）という精神的健康に関する地域保健サービスをアメリカで最初に設立た。そこは、情緒的障害を予防精神医学と関連

づけた地域における精神的健康維持のための施設として注目された[4)15)16)17)]。

　リンデマンの研究では、離別した親類の死へ順応する悲嘆過程として、喪失した対象の情緒的隙間を埋めるために、心理的につらい作業（**悲嘆作業**[*2]（grief work））をせざるを得ないとした。4～6週間の終わりまでに心理的、精神身体的平衡を回復するが、過酷な離別の経験者には、泣いたり苦痛を訴えることもなく仕事に没頭したり、麻痺したようになったり、過剰に陽気になったりして気持ちをゆがんだ形で表したりする。このような人たちは、離別直後かしばらくしてから、極端な精神的あるいは身体的病気の徴候、特に抑うつや胃潰瘍、潰瘍性大腸炎のような胃腸疾患の徴候を示した。また健全な悲嘆反応として、日常生活や仕事への関心が薄れ、精神的苦痛や孤独感を抱いて泣き暮らしたり、頻繁に深いため息をつくなど不規則な呼吸が見られた。また、不眠症や食欲不振に陥り、死に別れた人の記憶がよみがえり、とりつかれたりすることもあった。喪失を体験した人は、死に別れた人とのつながりの過去の記憶を細かにたどることに自分のエネルギーを集中する。そして、そのたびに喪失の痛みを実感し、その喪失が永遠に帰らないことを認め、あきらめの行為をなさねばならい。このような徴候を喪失体験をした人が示したときは、周囲の者は、悲嘆作業（grief work）のプロセスへの情緒的支援を行い、喪失の危機へ予防的な介入が大切であるとリンデマンは述べた[16)18)]。

　一方、**カプラン**は、危機の間、人は防衛機制が弱くなっているため他からの影響を受けやすく、そのため、援助も受け入れやすいという特質がある。そこで危機にある人は、いつもの心理状態にあるときよりも、大きな援助の必要性を感じ、救いを求めて手をさしのべる。この心理的動揺の様子は、周りの人を刺激して、周囲の人に助けようという態勢をとらせるため、より適切な解決策を効果的に選ぶことができるようになる。つまり、安定した均衡状態にある人よりも、危機にある人を支援するほうが大きな効果を生み出す。これを危機に対する予防的なかかわりの意義とした[10)]。

2.3 危機介入

　危機に伴う不安や恐れや抑うつなどの心理的混乱は、病的なものではなく、適応への過程での一時的な心理的防衛反応であるが、さまざまな要因によって不適応を起こし、病的反応へと傾く場合には、この危機状態に対する危機介入（crisis in-

---

　*2　**悲嘆作業**：リンデマンの造語で、服喪を意味するドイツ語「Trauerarbeit」に由来する[18)]。ウォーデン（J.William Worden 米：心理学者）は、悲嘆者の課題として、①喪失の現実を受け入れること、②悲嘆の痛みを消化していくこと、③故人のいない環境に適応すること、④故人を思い出す方法を見出して残りの人生の旅路に踏み出すとした[19)20)]。

tervention）が重要となる。**危機介入とは、危機にある人々が再びもとの状態に回復するために必要な援助を提供することである**[19]。

　危機介入のアプローチは、人生の発達過程で生じる各種の危機や突発的に生じた事故などでの危機によって、強いストレスが生じ、以前の生活に戻れず社会的機能が制限されているような危機的状況にある人を対象としている。危機介入は、**リンデマン**の死別による急性悲嘆反応の研究や、**カプラン**による地域予防精神医学の研究をもとに、当面の問題解決に焦点を置き、短期精神療法から発展した。危機介入の最小限の治療目標は、個人が直面している危機を心理的に解消し、少なくとも個人の直面する危機に陥る以前に保持していた機能遂行の水準まで回復させることにあり、最大限の目標は、危機以前の水準を上回るような機能遂行に改善していくことである[20]。

　また精神分析医である**カプラン**は、情緒的平衡状態は自我機能のひとつの側面によって維持されているとした。精神的健康の重要な側面は、自我の状態、その成熟の程度、その構造の質の3点で、自我の状態の評価はこの3つの領域に基づいてなされる[8][9]。それは、①人がストレスと不安に耐え、自我の均衡を維持していく能力、②問題を解決していくうえで認知され、直面させられる現実の程度、③人が自分の生理的・心理的・社会的分野でバランスを保っていくために利用できる効果的な対処機制のレパートリーである。これらによって人は絶えず、均衡状態を維持し、精神的にもバランスを保つとした[21]。

　このように人は絶えず情緒的に均衡を保つためにさまざまな問題解決を迫られている。問題の大きさと解決する能力のバランスが崩れると、危機が促進される。**ドナ C. アギュララ**（Aguilera, Donna C）[22][23][24]は、危機に至る過程に焦点をあて、限られた時間の中で、個人が直面している危機を心理的に解消し、再び均衡状態を回復するのに必要な支援・援助を適切に行う「**危機への問題解決アプローチ**」をモデル化した 。

　アギュララの、ストレスの多い出来事への問題解決のプロセスを図3.8に示した。まずストレスが多い出来事が起きるとストレスの多い状況が知覚され、それまでの均衡状態が不均衡状態に陥る。均衡を回復したい切実なニードが生じ、問題解決に向けて**問題解決決定要因、①出来事に関する知覚、②活用できる社会的支持、③対処機制、の3つの決定要因**のうちひとつ、あるいはそれ以上欠けていることが問題解決を妨げ、不均衡を増大させ危機が促進される。

　出来事が現実的に知覚されるなら、その出来事と感情との関係も認識され、問題解決はうまく緊張緩和に向けてなされ、ストレスの強い状況をのりきることができ

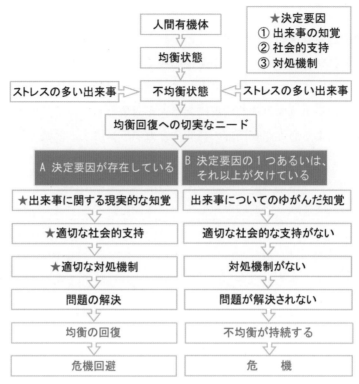

出典）アギュララ著（小松源助、荒川義子訳）「危機介入の理論と実際」P25　図3-1　川島書店, 1997 を参考に作成

図 3.8　アギュララの危機問題解決モデル

る。しかし、出来事についての知覚がゆがめられている場合は、その出来事とストレスの感情との関係が認識されない。そのため適切な対処にならず、問題解決の試みは効果的でなく、緊張は緩和されない。個人にとってその出来事がどんな意味があるのか、将来にどのような影響を与えるかを現実的に見ることができるかが重要となる。また社会的支持は、問題解決に頼ることができる人々のことで、適切な社会支持は、ストレスに耐え、問題解決を行う能力を大いに高める。しかし人はこの支持的な関係を喪失したり、不十分と感じると傷つく立場に置かれ、ストレスの多い状況に直面する。そして不均衡状態に陥り、危機に追いやられる。さらに**対処機制**とは、ストレスを緩和するためによく行われる方策のことで、人々が緊張や不安を和らげるために用いる多くの対処機制は、個人のこれまでの発達段階のある時期に身につけてきている。強いストレス状況では、情緒的な安定を維持するために、活用できる対処ストレスが多いほど効果的で、日常生活上のストレスに立ち向かう対処が、人の生活様式の一部になっている。対処機制の有効性と適切性は、ストレスを緩和する能力に影響を与える。

事例Ⅲ プロジェクトのチームリーダーを任された A さん、38 歳男性

　会社員の A さんは大きなプロジェクトのチームリーダーを上司から任された。元来、口数が少なく、人前に立つのが苦手な A さんは、この仕事に過度の緊張感を抱え、どのようにチームメンバーに指示を出し、仕事を進めればいいのか、その判断に迷い、チームに求められていた課題の遂行も滞っていった（不均衡状態）。上司が自分をチームリーダーとしたのは、自分の能力や業績が足りないから仕事を増やすためと思い込んでいた（出来事への歪んだ知覚）。

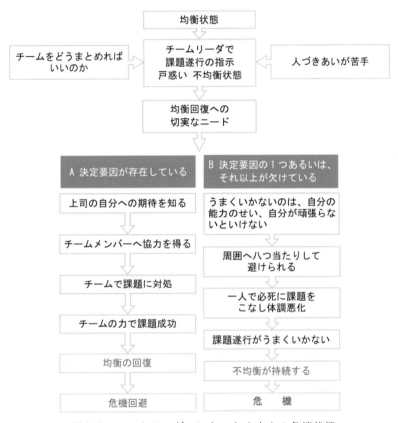

図 3.9　チームリーダーになった A さんの危機状態

　A さんは不眠、食欲不振に陥り仕事を休むこともできず落ち込み、投げやりになってチームメンバーにあたり散らしてしまった。そのため、チームメンバーから敬遠され（社会支持が得られない）、チームもまとまらず一人で抱え込み、課題も十分にできず（対処機制がない）、課題とされた仕事はなかなかうまくいかなかった（問題が解決しない）。A さんは、このままでは上司との関係や仕事での信頼を失いかねないと感じ、思い切って、上司に相談をすることにした。不甲斐ない自分の思いと上司にこの仕事を自分になぜ任せたのかを聞いてみると、上司からは、A さんの仕事に対する能力や誠実な人柄を認め A さんの成長を期待し、今後の昇進も考えて、リーダーにしたと聞くことができた。A さんは自

> **事例Ⅲ つづき**
>
> 分自身を否定し、腹を立て周囲にあたり散らしたことを反省し、この機会を自分の成長の機会と捉え直した（出来事の現実的な知覚）。あらためてチームメンバーに向き合い、うまくいかずに感情的になったことを詫び、不器用ながらも、メンバーに声をかけていくなかで、チームメンバーからの支持も得られるようになった（適切な社会支持）。Aさんは、自分なりのやり方でチームをまとめながら、仕事の課題に前向きに取り組むようになった（適切な対処機制）。そのうち、チームリーダーにも慣れてチームをまとめながらプロジェクトを順調に遂行し（問題解決）、チームリーダー業務も緊張せずに行えるようになった（均衡の回復）。この経験はAさん自身の成長の機会となり、危機を回避できた。

2.4 ストレスと対処

1936年オーストリアの生理学者**ハンス・セリエ**[25)]が「**ストレス学説**」を発表し、ストレッサーにさらされた生体に生じる、ストレスに適応するための一連の身体的な非特異的反応を「一般適応症候群（General Adaptation Syndrome：GAS）」と名づけた（第4章1節に詳述）。ストレッサーの種類は物理的（寒冷、騒音、光など）、化学的（タバコ、アルコール、大気汚染など）、生物学的（細菌、ウイルス、カビ、花粉など）、精神的（怒り、不安、悲しみなど）、社会的（家庭や職場の環境など）があげられた。

その後、ホームズ（Holmes, T.h. 米：心理学者）[26)]らは1967年に**ストレス疾病説**を唱え、病気や震災、日常生活で生じるライフイベントなどの状況的危機のストレスにも着目し、「**社会的再適応評価尺度（Social Readjustment Rating Scale）（表3.7）**」を作成した。このストレス値を1年分合計し、200点から299点までのストレスに遭遇すると50%の人に、300点以上では80%の人に、翌1年間に心身の健康障害が現れており、いくつものライフイベントが重なると、心身の健康が崩れ、病気になるリスクが高まることを示唆している[27)]。

一方、1966年に**リチャード・S・ラザルス**（Lazarus, R.S 米：心理学者）[28)]は、ストレスが重なると危機状態に陥るが、この難問発生状況は、どの人も同じような苦痛とストレス刺激になるとは限らないとした。特に各個人の**ストレス刺激に対する認知的評価（cognitive appraisal）**によって脅威として受け止められる程度が違うことを述べ、ストレス理論を心理学的な見地から拡大し、「**ストレスコーピング理論**」を構築した。例えば、大きな仕事の課題を任されたときに負担に感じるか、昇進へのチャンスと捉えるかで本人のストレスの感じ方が違うということになる。

ラザルスらは「**心理的ストレスをある個人の資源（resource）に何か重荷を負わせるような、あるいは、その資源を超えるようなものとして評価（appraise）され**

表3.7　ホームズによる社会的再適応評価尺度（Social Readjustment Rating Scale）[26][27]

出来事	ストレス値	出来事	ストレス値
配偶者の死	100	子供が家を離れる（結婚、大学進学などで）	29
離婚	73	姻戚とのトラブル	29
夫婦の別居	65	優れた業績を挙げる	28
留置所拘留	63	妻が仕事を始めるあるいは仕事を辞める	26
家族メンバーの死	63	学校が始まる・修了する	26
自分の病気あるいは障害	53	生活状況の変化	25
結婚	50	習慣を改める	24
解雇される	47	上司とのトラブル	23
夫婦の和解	45	仕事の状況が変わる	20
退職	45	住居が変わる	20
家族メンバーの健康上の変化	44	学校の変化	20
妊娠	40	レクレーションの変化	19
性的な障害	39	教会活動の変化	19
新しい家族メンバーが増える	39	社会活動の変化	18
仕事の再適応（合併、合理化、破産など）	39	1万ドル以下の抵当か借金	17
経済状態の変化	38	睡眠習慣の変化	16
親友の死	37	家族の団らんの回数の変化	15
異なった仕事への配置換え	36	食習慣の変化	15
配偶者との口喧嘩の回数の変化	35	休暇	13
1万ドル以上の抵当か借金	31	クリスマス	12
担保物件の受け戻し権喪失	30	ちょっとした違反行為	11
仕事上の責任の変化	29		

た要求」と定義し、その本質は、この要求または圧力と、これらの要求を処理するためにもっている個人の資源の間の力のバランスと述べた。そして心理的ストレスが成立する条件は、①個人の資源と環境からの要求との相対的関係で、環境からの要求が個人の資源を上回ること、②環境からの要求が自己の資源を上回るかを個人が主体的、能動的に評定することによるとした。つまり**心理的ストレスは、両者のバランスの客観的事実よりも個人の主観的な評定結果が重要となる**。これは単に環境の変化とその反応からのストレスだけではなく、個人と環境との相互関係からストレスを捉えている点に特徴がある。**心理的ストレスは、ストレッサーと個人の認知的評価および対処行動（コーピング）との相互作用からなる一連のプロセスと考え、心理学的ストレスモデル（トランスアクションモデル）を提唱した**[29][30][31]。

　図3.10の心理学的ストレスモデルでは、まず潜在的ストレッサーは、心理的ストレスとなり、環境からの要求と個人資源とのバランスが、揺さぶられ始めると、認知的評定の過程で環境からの要求が個人の資源を上回ると評定されたときに初めて心理的ストレスになる。そしてコーピングは心理的ストレスになった問題や情動を

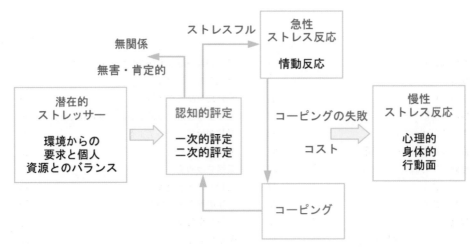

出典）小杉正太郎編「ストレス心理学 個人差のプロセスとコーピング」P36　図 3.1
島津明人「心理学ストレスモデルの概要とその構成要因」川島書店　2022

図 3.10　心理学的ストレスモデルの概要

処理する過程で、これが成功すると健康上の問題は生じないか、影響が低い程度に収まる。つまりこの、認知的評定とコーピングが大きな役割をもつとする。

　このラザルスのストレス刺激に対する認知的評定[31]は、ストレスの発生プロセスを、「**ストレッサー**」「**評定**」「**ストレス反応**」の３段階とし、ストレッサーになり得る刺激状況の認知は、"**一次的評定**"と"**二次的評定**"に分かれるとした。

　一次的評定では潜在的なストレッサーにさらされたときに、それが自分に何の影響もない場合は「**無関係**」、脅かされることがなく喜びや幸福などの肯定的情動を伴う場合は「**無害－肯定的**」、脅かされる場合は「**ストレスフル**」に大別される。

　「**ストレスフル**」は、自分の価値や目標が「危うくなっている」「脅かされている」と判断した場合の評定で、「**害－損失**」（例：国家試験に１回で合格する予定が不合格で希望の就職先に行けなかった）、「**脅威**」（例：国家試験の勉強はしているが合格できるか不安だ）、「**挑戦**」、（例：頑張って勉強をして国家試験に合格し、自分の目標をかなえるぞ）の３種類に評定される[31][32]。

　一次的評定で重要なのは、「脅威」や「挑戦」など異なる意味合いの評定が同時に起こり得ることで、直面している障害や危険を克服できる自信が高い場合は"挑戦"が優位になるが、自信が低い場合は"脅威"になると述べ、状況の推移によって変化する。

　次に、**二次的評定**では、一次的評定で「何かが危うくなっている」と状況がストレスフル（害・損失、脅威、挑戦）とされた場合、その状況を処理し乗り越えるために「いったい何ができるだろうか」と対処行動の選択が可能か検討する。この対

処過程は、ストレス反応や情動の状態に決定的な意味をもつとした。この評価には、個人がもつ信念など個人的要因が影響しているため出来事に対する評価は個別的である[33]。「何をするか」「いつするか」「その方略は適切か」「遂行可能か」「その方略の短所は何か」「行動しなかったらどうなるか」などが検討される。こうして、どのようなコーピングが可能かを評定する。コーピング方略を状況によって柔軟に変化させることが適応のために重要である。

このように、認知的評定の仕方によって、ストレッサーが圧力となるかどうかが決まり、段階を経て対処の過程に入る。認知的評価は対処に強く影響する[33][34]。

またラザルスは、**コーピングを「自分に負荷をもたらすと判断された外的・内的な圧力に打ち勝ったり、これを減少させたり、受け入れたりするための認知的あるいは、行動的な努力」**とした。精神分析の防衛機制のように無意識で心理的要因に対処する場合に選択されるコーピングも存在するが、無意識的に行われるという点でラザルスの説いたコーピングとは異なる[34]。

ラザルスはコーピングを、対処を問題にあてた**問題焦点型の対処**と、感情に焦点をあてた**情動焦点型の対処**に分けている。問題焦点型では、直接行為、情報収集、認知的対処、情動焦点型では、直接行為、認知的対処、行為の抑制を想定し6つのコーピング類型を示した[34]。

問題焦点型の対処方法は、ストレスと評価した状況に直接働きかけ、それを変化させる。例えば、自分の希望がなかなか叶えられない場合には、欲求のレベルを低くしたり、新しい方法を習うなどであり、仕事が自分に合わない場合には、違う部署に異動したりして環境を変化させるなどである。

一方、**情動焦点型の対処方法**では、情緒的な苦痛を少なくするため、ストレスと評価した状況に対して見方を変え、問題に対して生じた情動的な反応[35][36]を調節して対処する方法である。例えば、試験が多くて参ってしまいそうだが、「この試験は、国家試験のときに必ず役に立つ！」と思い直して頑張るなどである。また、情動焦点型の対処には問題を回避する、遠ざかる、注意をそらすなど、問題から逃れる対処方法として、ストレスや不満を人に話したり、ゲームをして発散したり、音楽をきいてリラックスするなどの気晴らし行動などの対処方法も含まれる。

それぞれの行動には、心理的・社会的な資源（健康やエネルギー、肯定的なものの見方、問題解決のための技術、ソーシャルサポートなど）が影響し、個人が十分な資源をもっている場合には、効果的にコーピングができるとされる[29][32][36][37]。

事例Ⅳ　ストレス対処にかかるコストで疲れた大学生A子さん

　大学生A子さんは、地方から上京してアルバイトをしながら一人暮らしをしていた。中学高校時代から活動していたバレーボール部に所属し、試合に向けて練習に励んでいた。ところがある日の練習でアキレス腱を断裂し、松葉杖歩行となってしまった。丁度、試験の日だったため何としても大学に行かないといけない。そこで、松葉杖をついて、いつものように電車とバスを乗り継いで大学に行く予定であった。電車に乗り、バスの乗車場までは何とか行けたが、バスに乗るにはとても障害が多く、疲れ果ててしまった。どうしたらいいかと考えあぐねていると、話を実家の親から聞いた親戚の叔父さんが仕事に行く途中に車で大学まで送ってくれることになった。

　おじさんの車の送迎で大学正門前まで行くことができ、なんとか試験にも間に合ったが、叔父さんの朝早い仕事の時間に間に合うように、よく歩けない足でいつもより随分早い時間に朝の支度をするのが、大変になってきた。毎日お世話になって、申し訳ないという気持ちと、不自由な足で朝の支度を頑張って早くしないといけないなど（コストがかかっている）、これはこれで疲れてしまった。叔父さんの善意からの通学の送迎支援が、A子さんの毎朝の気遣いという労力（コスト）の上に成り立ち、結果としてそれもストレスとなってしまった。このまま叔父さんに頼っていても、自分のペースで生活ができず、しんどい思いがして、「もう一度、自分でバスに乗って大学に行こうかな」と友人に話すと、「朝、一緒に駅からバス乗り場まで行くよ」といってくれた。こうしてA子さんは友人の助けを借りてバス通学を乗り切った。

2.5　近年のストレス対処理論

　1987年には、**アーロン・アントノフスキー**（Aaron Antonovsky　イスラエル：医療社会学者）[38]がストレス対処力を表す**首尾一貫感覚**（sense of coherence：SOC）**尺度**を開発した。アントノフスキーは、1970年代の初めに、イスラエルの更年期の女性に、若い頃の強制収容所のユダヤ人虐殺という極度に過酷な経験が、心の傷になって更年期の健康へ影響をしているかについての研究を行った。更年期に健康を保っていたのは、強制収容所の生還群は3割、それを経験しなかったもの5割と明らかに極限的なストレス経験が影響していた。しかし、逆に極度に過酷なストレッサーにさらされても心身の健康が守れていて、その経験を人間的な成長や成熟の糧に前向きに生きている3割の生還群の人たちにアントノフスキーは着目した。その問題意識から調査し生まれた特性がこのSOCである。このSOCは、コーピング特性そのものではないが、ストレスフルな状況で、個人が世界にどのように向き合うかを3つの要素で示している。それは、①自分は状況をよく把握している（把握可能感）、②状況になんとか対処できそうだと感じる（処理可能感）、③この困難な状況にも何かしらの意味があると感じること（有意味感）で、SOCは、健康を維持増進

する力や、生きる力・しなやかさ・したたかさの源泉となる感覚といわれる。SOC
の高い人は、八つ当たりや、回避的な対処を使うことが少なく、発想・価値観を切
り替えるコーピング方略や問題解決型のコーピングを多く使う傾向にあるという。
SOC は、自分の中にあるスキルや外界の助けなどのコーピングの資源を動員する力
を表している[34)39)40]。特にこの対処資源について、汎抵抗資源（generalized re-
sistance resource：GRRs）とよび、特定のストレッサーや脅威のみに有効なわけで
はなく、対処の基礎に存在する資源（経済力や、明確な自我アイデンティティ、安
定した文化的生活など）という意味で、ストレス対処には、豊富な資源がその人に
備わっていることが成功のカギになるとした[39)41]。

　例えば、この SOC を感染症流行時に特有なストレス反応について考えてみよう。
ストレス反応は「異常な出来事に対する自然な反応」だが、一般的なストレス反応
に加えて、コロナウイルス感染症 2019 などに見られた特殊な災害時には精神保健上
に問題を及ぼし、特に感染症流行時特有の反応には、特別な対処が必要となる。一
般的なストレス反応では、身体面では、胃痛・高血圧・頭痛・食思不振など、気分・
感情面では、不安・イライラ・高揚感・悲しさ、認知面では、楽観的・悲観的・自
責的・厭世的、行動面では、引きこもる・散財・飲酒・過食がみられる。一方、感
染症流行時の反応は、気分・感情面では、感染と死への不安・怒り・隔離への恐怖・
不信感、認知面では、他責的・排他的・原因の追求、行動面では、感染症とそれに
よる危機から逃れるための行動（買い占め・拒絶・孤立・情報収集）など特殊な反
応が見られる。

　そしてこの困難な状況で働く職員がこころの健康を維持するために必要な対処[42]
では、①職務遂行基盤（スキル、知識、安全感を高める、職務を安定的にこなせて
いけるという感覚をもつ）、②個人のセルフケアとして、ストレスマネジメント能力
を高め、押し寄せる不安を受け流す、③家族や同僚からのサポートを求め孤立させ
ない、④組織からのサポートを受ける、がある。これらを SOC の視点で見ると、ス
キル・知識を高め「把握可能感」や「処理可能感」を高め、専門職の役割として「有
意味感」をもつことでストレス対処力を高めることができるとなる。

　また同じくコロナウイルス感染症 2019 の流行時に、国際双極性障害学会が時間生
物学・時間療法タスクフォース（International Society for Bipolar Disorders：
ISBD)[43] の声明を発表した。これはうつ病や双極性障害をもつ人は、体内時計が乱
れやすく、気持ちを安定させるために、日常生活を規則的に送るため自己管理術で、
毎日の日課を設定し体内時計を安定させることが生物学的に効果的とするものであ
る。SOC の視点から見るとストレスフルな状況でも規則正しい生活で気持ちが安定

すると理解でき「把握可能感」、自分で生活をコントロールできるという「処理可能感」、ストレス状況にも病状安定を保つことに「有意味感」が得られると心理的ストレス対処が高まるともいえよう。

　一方、2001年に島井・嶋田[44)]は、心理的ストレスに対するセルフ・マネジメント力の向上を目指したセルフヘルプガイドを作成した。その中で、心理的ストレスに対する8種類のコーピング方略（問題焦点－情動焦点の軸、関与－回避の軸、認知－行動の軸を組み合わせ）をまとめ、自分が採用しにくいコーピングの特徴を知り、柔軟に方法を選択することで、自身のコントロール感を高めることを強調した[30)]。

　また2005年の影山[45)]らによるBSCP（brief scales for coping profile；コーピング特性簡易評価尺度）は、18項目で構成され、問題焦点型対処として「積極的問題解決」「問題解決のための相談」、情動焦点型対処として「視点の転換」「気分転換」「他者を巻き込んだ情動発散」「回避と抑制」とした[34)]。

　近年、わが国でも、うつ病による長期休業からの職場復帰にリワークプログラムが行われ始め問題焦点型のコーピングや、「気分転換」「視点の転換」といったコーピングが増加し、回避型コーピングは減少し、対人関係トラブルの減少につながるなどとしている[46)]。また反復される自傷行為やアルコール・薬物などの依存症などでは、状況に不適切なコーピングとして置換スキル（代わりとなるコーピング）を学習することが回復への課題となる[45)47)]。

　一方、ズービン（Zubin, Joseph　米：教育心理学者）ら[48)]は、1977年に統合失調症の発症にかかわる多様な成因を統合し、脆弱性－ストレスモデルを示した。「脆弱性」はその人の病気へのなりやすさを示し、その人がもつ生物学的、心理学的な脆弱性が重要とする説である。生物学的には遺伝因子やドーパミン系の機能異常や自律神経系の過剰活動などが、また学習・訓練などによる能力やストレスへの対応力、ソーシャルサポートの質と量、医療などの要素が関連する[49)]。脆弱性の高い人が「挑戦的なライフイベント」としてのストレスを経験すると統合失調症を発病しやすくなるとした。その後、リバーマン（Robert Paul Liberman　米：精神科医）[50-53)]が、1988年に保護因子としての対処の仕方や力量の概念を加え、脆弱性－ストレス－対処－力量モデル（脆弱性－ストレス－保護因子モデル）として発展させ、日常生活で遭遇するさまざまなストレスに対する有効な対処技能を獲得することで、精神症状の再発を防止できるとして、今日の統合失調症の社会生活技能訓練（Social Skills Training：SST）の理論的基盤[53)]となった。

2.6 適応理論

人は環境に適合して生活する中でさまざまな欲求不満や葛藤が生じ、怒りや憎しみ、悲しみ、不安など不快な感情を抱く。この感情をしずめ、心の安定を図るために自我の領域で処理する働きが適応である。適応には社会的に他人と協調し、他からも受け入れられている**外適応**と、自分の内的な価値基準や要求水準に照らして、自己受容、満足、自尊心、幸福感などが得られる**内適応**があり、それぞれの場面で適応するために防衛機制を働かせる[55]ことは第2章1.2(4)に詳述した。

以下に、状況的危機における適応プロセスの代表的なモデルを示す。

(1) 脊髄損傷患者の適応モデル

フィンク（Fink SL 米：心理学者）[56]は、外傷性脊髄損傷により障害を負った患者の臨床観察と、障害を負った人の体験の中から、**危機モデル**を構築した。フィンクは「危機とは、個々人が出来事に対してもっている通常の対処能力が、その状況を処理するには不十分とみなし混乱している状況」として、危機が生じた後の適応過程をモデル化した。**危機のプロセス**には、①衝撃、②防衛的退行、③承認、④適応、の4段階を経て適応に至るとした。

1) 衝撃の段階

自己イメージや自己の存在が脅かされたときに感じる心理的衝撃で、パニック状態となり、無力な状態で、思考力、判断力、注意力、理解力が低下する。胸苦しさ、頭痛や吐き気などの急性の身体症状が生じる。周囲の状況や現実把握が困難な状況である。

この段階の看護は、本人の混乱している状況を受け止め、本人の安全を確保することが重要となる。そばに付き添い静かに見守り、身体状態も注意し、必要であれば薬物療法を用いて鎮静や安楽を図ることが必要である。

2) 防衛的退行の段階

危機に対し自らを守る時期のため、圧倒的な危険や脅威を感じさせる状況に直面できず、変化に抵抗して、現実逃避や否認、抑圧、躁的防衛などの防衛機制が働き、無関心や多幸的な態度を示す。この防衛機制で、不安が軽減し、急性的な身体症状も緩和する。

この段階の看護は、引き続き安心感がもてるようにして、直面化する働きかけは、積極的にはしない。無関心や、退行して子供のようになったり、元気に振る舞ったりする様子も、不安から自分を守る行動と受け止め、ありのままの状況の患者を受け入れることが重要である。このようなかかわりで患者は情緒的なエネルギーを蓄え、次の段階へ進むことができる。不安が強く防衛が強過ぎたり病的になったりし

ていないか注意する必要がある。

3）承認の段階

　危機の現実に直面する時期である。深い悲しみや苦しみ、強い不安を呈し、再び混乱を体験する。抑うつが生じることもあるが、この苦しみの現実の中で、次第に自己を再調整していく。この状況が圧倒的過ぎると、自殺の危険もあるため、適切な支援を行い、将来への希望や展望を示すことが必要となる。

　この段階の看護は、苦しみや不安、混乱を受け止めながら、現実を受け入れるための適切な情報提供や、現実検討ができるような支援をしていく。患者は再び安全が脅かされ防衛的退行の段階に後戻りすることもあるが、厳しい現実に直面化していく患者の苦悩を理解し、看護者は患者とともに、現実への問題解決に向けた方策を考える支援を行う。

4）適応の段階

　新しい自己イメージや価値観を築き、新しい人生目標などを建設的な方法で見つけ、積極的に状況に対処し適応する時期である。次第に当初の不安が軽減する。

　この段階では、患者が現実的な自己評価ができ、自己肯定感がもてるように支援し、自身のもつ能力や資源を最大限活用して、満足が得られるようさまざまな試みを支持する。必要な情報提供や社会資源サービスの活用など、人と場をつなぐ支援を行い、忍耐強くかかわる必要がある[23)57)]。

(2) 死別および死の受容における適応モデル

　アルフォンス・デーケン（Alfons Deeken　独：哲学者）は、司祭として多くの肉親と死別した遺族と接した経験から「悲嘆のプロセス」の12段階を示した。デーケンは、日本において、初めて**デス・エデュケーション**（Death Education）「**死への準備教育**」[58)59)]を提唱した。これは、人間は死ぬ瞬間まで生命ある存在であり、自分に与えられた死までの時間をどう生きるかを考えるための教育という意味である。デス・エデュケーションは、そのまま自分の死までの毎日を、どう生きるかの「ライフ・エデュケーション（Life Education）」となり、生と死を深く見つめて生きる原点となることを意味している。

　デス・エデュケーションの目標は、死へのプロセスならびに死にゆく患者の抱える多様な問題とニーズについての理解を促し、終末期にある患者によりよく援助できるようにすることや、悲嘆教育（グリーフ・エデュケーション）として、身近な人の死に続いて体験される悲嘆のプロセスとその難しさ、そして立ち直りに至るまでを理解し、極端な死への恐怖を和らげ、その心理的な負担を取り除く働きかけをして、死にまつわるタブーを取り除き、死について自由に考え、話すことができる

ことを目指すとした。

アルフォンス・デーケンの悲嘆のプロセスの 12 段階 [60][61] を、以下に示す。

第 1 段階：精神的打撃と麻痺状態

　愛する人の死という衝撃によって、一時的に現実感覚が麻痺状態になる。頭が真っ白になり、思考力が落ちたような衝撃を受ける段階。

第 2 段階：否認

　相手の死という事実の受容を拒否する。突然死の場合は、否認が顕著に表れる。

第 3 段階：パニック

　身近な人の死に直面した恐怖から極度のパニックに陥り、集中力が失われ日常生活に支障を来す。

第 4 段階：怒りと不当感

　不当な苦しみを負わされたという感情から強い怒りを覚える。愛する人の死に直接の責任を負う人物（交通事故の加害者）や、運命や神に対する怒りなどである。

第 5 段階：敵意とうらみ

　周囲の人々や故人に対して敵意という形でやり場のない感情をぶつける。特に最期まで故人のそばにいた医療関係者などは、その対象となりやすく、過敏に反応せず、理解と思いやりを示すことが必要である。

第 6 段階：罪意識

　悲嘆の行為を代表する反応で、過去の行いを悔やみ必ずしも論理的な根拠もない中で、自分を責める。「こんなことになるなら、生きてるうちに、もっとこうしてあげればよかった」という心境。

第 7 段階：空想形成・幻想

　空想の中で故人がまだ生きているかのように思い込み、実生活でもそのように振る舞う。

第 8 段階：孤独感と抑うつ

　葬儀などが、ひと段落した後に襲ってくる、紛らわしようのない寂しさで、これは健全な悲嘆のプロセスの一部である。

第 9 段階：精神的混乱とアパシー（無関心）

　日々の生活目標を見失った空虚さからどうしていいかわからなくなり、人生のあらゆることに無関心になる。これも正常な悲嘆のプロセスの一部である。

第 10 段階：諦め－受容

　自分の置かれた状況を「明らか」に見つめ、つらい現実に勇気をもって直面しようとする真剣な努力が始まる。受容とは消極的に運命に身をゆだねることではなく、

積極的に現実を受け入れようとする行為である。

第11段階：新しい希望－ユーモアと笑いの再発見

悲嘆のプロセスをさまよっている間は、この苦しみが永遠に続くように思い込むが、強張っていた顔に少しづつ微笑みが戻りユーモアのセンスがよみがえってくる。

第12段階：立ち直りの段階－新しいアイデンティティの誕生

以前の自分に戻るのではなく、苦悩に満ちた悲嘆のプロセスを経て、より成熟した人格者として生まれ変わる。すべての人がこの12段階を経るわけではなく、順番通りすべての段階を経る人もいれば、順番が異なる人もいるし、プロセスを行ったり来たりする場合もある[62]。この悲嘆のプロセスを積極的に克服した人は、人間的に大きな成長を遂げ、それからの人生により成熟した対応ができるようになるとした。

他にも、わが国で「いのちの電話」に長くかかわってきた斉藤友紀雄[63]は、第1段階：衝撃（ショック）、第2段階：否認、第3段階：思慕と探索、第4段階：怒り、第5段階：混乱と絶望、第6段階：希望と回復が、悲嘆の回復プロセスとした。夜中の電話相談で自殺を思い留まった人の言葉から、悲しみの中にあるとき、危機と混乱の中にあるとき、人が求めているのは言葉や理念でなく、**ともにいるという一体感**であると述べている[64]。

キュブラー・ロス（Elisabeth Kübler-Ross 米：精神科医）[65][66]は、末期患者200人への面接経験から**死にゆく患者の5段階の心理プロセス**をモデル化した。

第1段階　否認

告知された患者は自分が死ぬことを否定し、診断は誤診だと思ったりする。起こった出来事のショックを何とか和らげようと、その事実を認めようとしない防衛機制がみられる。「こんなことが起こるはずがない」「これは夢に違いない」と現実から目を背けようとする発言や思考がみられる。ショック期のすぐ直後に訪れることも多く、感情は麻痺したような状態である。

第2段階　怒り

「なぜ自分が死ななければならないのか」という問いが、怒りと悲しみとともに生じる。受け入れがたい現実に対して、自分の感情が爆発し「こんなことになるなんて」「ふざけるな」「こうなったのはあいつのせいだ」と怒りの矛先を、周囲の人や出来事、自分に向ける。この時期は精神的な支えを切実に必要としている。

第3段階　取引

せめてもう少し生きていたいと、死を少しでも先延ばししてくれるように交渉を試みる。医療従事者への交渉や「神様、どうかお願いします」などの祈りも見られ

る。この時期は少し理性的なコミュニケーションが可能となるので、本人の心理的な求めに応じて、やりかけの仕事など人生の見直しと再評価への支援が必要となる。

第4段階　抑うつ

いよいよ近いうちに、すべてを失わなければならないという自覚が深い抑うつを引き起こす。「もうだめだ、誰も救ってくれない」など抑うつ的な気持ちになる場合が多い。この時期は周囲の者が患者のそばに付き添い、孤独感への配慮が必要となる。

第5段階　受容

やがて患者は死が避けられないという事実を素直に受け入れようとする。絶望からくる諦めとは違い、やることはやったという思いで休息のときとして、周囲へ無関心にもなるが対応を強いてはならない。これらの段階を通じて**患者は「治るかもしれない」と希望をもち続ける**と述べる。

看護者は、患者や家族の誰もが同じプロセスを進むわけではなく、行きつ戻りつすることを理解する必要がある[62]。がんの専門医である佐々木[70][71]は、患者に「しっかりした死生観をもて」というのではなく「弱さと未練を肯定する心」が医療者に欲しいと述べている。そして、ときに死の受容を強要されるように感じてしまう患者には、「自分は生きていていいのだ」「自分の命は、大事にされている」と思えるようなメッセージが伝わることが大切である[72]。これらの適応モデルを普遍的なものと押しつけることがないように[73]、あくまでも主役は患者として、患者や家族に添った一人ひとり異なる個別的な支援が必要となるのである。また精神的な苦しみの中で、さまざまな病院の制約も重なり、医療者へ暴言を吐くこともある。しかし、それを問題患者、問題家族と決めつけずに、その背景にある患者や家族の苦悩を医療者が理解し、苦痛に一人堪えている患者や家族のもとを頻回に訪れ、真に求めていることは何かを話し合い、対話する関係を取り戻すことが必要である[74-77]。

抑うつが強いなど対応が困難な場合は、精神科治療やリエゾン精神看護専門看護師の支援を得ることも重要である[74][78]。特に看護者には、患者や家族が悲しみの涙を流したり、苦しさを表現できるよう、聴き手としての役割が求められる[73]。患者や家族は、自らの話をしたり、書くことで悲しみを表現し感情を解放させ、死別家族には、思い出を想起し記憶の修正が癒しになる場合もあり、同じ経験をしている仲間とつながりをもつこともできる[79-82]。看護者は、患者や家族に寄り添い、その場にともにいることを大切にして、その人らしい人生を生きる物語を紡げるように、それぞれの思いの語りを傾聴する姿勢が重要となる[83-86]。

ある精神科医のホスピスの院長は[87]、「患者が亡くなったとき悲しいのは、その

患者を愛していたからだ」とし、「自分も患者が亡くなると涙を流す」と語る[88]。患者と深くかかわった医療者の、亡くなった患者への別れの涙や声掛け、見送りが、患者の尊厳を守り、家族を癒すこともある[85]。

章末問題

1　精神障害者のリカバリー（回復）の考え方で正しいのはどれか。2つ選べ。
1. 患者に役割をもたせない。
2. 薬物療法を主体に展開する。
3. 患者の主体的な選択を支援する。
4. 患者のストレングス（強み・力）に着目する。
5. リカバリー（回復）とは病気が治癒したことである。
（第104回午前90問）

解説　（77〜78頁参照）精神看護におけるリカバリーとは、疾患と上手に付き合いながら、患者本人が主導権をもち、地域での自分らしい生活を取り戻すことを意味する。薬物療法など医学的な観点による疾患の治癒とは異なる考え方である。医療従事者は、患者の主体的な選択を可能とするように、患者のストレングスに着目して環境作りや情報提供などの支援を行う。例えば、小さなことでも役割や責任を担い、自信を取り戻していくことは、自分らしく生きるための重要な要素となる。　解答 3、4

2　精神障害者のリカバリー〈回復〉について正しいのはどれか。
1. ストレングスモデルが適用される。
2. 目標に向かう直線的な過程である。
3. 精神疾患が寛解した時点から始まる。
4. 精神障害者が1人で達成を目指すものである。
5. 精神障害者が病識を獲得するまでの過程である。
（第107回午後82問）

解説　（81頁 表3.4参照）リカバリー〈回復〉とは「人々が生活や仕事、学ぶこと、そして地域社会に参加できるようになる過程であり、またある個人にとってはリカバリーとは障害があっても充実し生産的な生活を送ることができる能力であり、他の個人にとっては症状の減少や緩和である」と定義されている。　1. ストレングスモデルとは、当事者の強み（ストレングス）に焦点を合わせ、その希望を実現するために支援することである。ポジティブな側面に着目してかかわることで、精神障害者の自信回復につながる。　2. リカバリーは、直線的な過程ではなく、試行錯誤しながら目標に向かう過程である。3. 精神疾患の症状が現れている時点から始まる。　4. リカバリーの主体は当事者本人であるが、周囲の支援も必要である。　5. 前述の通り、リカバリは「人々が生活や仕事、学ぶこと、そして地域社会に参加できるようになる過程」である。　解答 1

3 危機の説明で適切なのはどれか。2つ選べ。
1. 成人期に最も起こりやすい。
2. 身体疾患患者には起こりにくい。
3. 対処機制が乏しい場合に起こりやすい。
4. 乗り越えることで成長する可能性をもつ。
5. フラッシュバックを伴うことが必要条件である。 （第99回午前90問）

解説 （94〜96頁参照） 発達的危機、状況的危機ともあらゆる時期に生じる可能性があり、身体疾患があるとむしろ危機は、起こりやすくなる。また問題解決へ適切な対処機制が働くことで不安や緊張に対処するが、対処機制が乏しいと危機に陥りやすい。一方、危機を乗り越えることで成長する可能性もある。フラッシュバックが伴うことが必要条件ではない。 解答 3、4

4 アギュララ,D.C.が提唱した危機〈クライシス〉を回避する要因で正しいのはどれか。
1. 情緒的サポート 2. 適切な対処機制 3. 問題志向のコーピング 4. ソーシャルインクルージョン
（第109回午後66問）

解説 （98頁 図3.8参照）アギュララとメズイックの問題解決型危機モデルは、危機プロセスは「均衡状態→不均衡状態→均衡回復へのニード→バランス保持要因の有無→危機の回避あるいは危機の持続」と進むとされる不均衡状態から回復するには、現実的出来事に対する正しい認知をもち、社会的支持（ソーシャルサポート）、適切な対処機制を用いることによって問題解決に向かうとされている。ソーシャルインクルージョンとは、「人々を孤独や排除などから守り、助け、健康で文化的な生活の実現につながるよう支え合う」という理念である。社会的包摂と訳される。 解答 2

5 禁煙のための問題解決型のコーピング行動はどれか。
1. 禁煙外来を受診する。
2. 禁煙について深刻に考えないようにする。
3. 喫煙したくなったら一口吸う。
4. 喫煙できないイライラを飲酒で解消する。 （第103回追試午前3問）

解説 （103頁参照）チャード・S・ラザルス（Lazarus,R.S 米 心理学者）は、ストレスコーピングを、対処を問題にあてた問題焦点型と、感情に焦点をあてた情動焦点型に分けた。自発的に禁煙外来を受診することは、問題解決型のコーピングとなる。禁煙を深刻に考えないように精神的な負担を軽くするのは情動焦点型コーピングである。禁煙したくなったら一口吸ったり、飲酒でストレスを解消することは問題解決型にならない。 解答 1

6 Aさん（28歳、女性）には、幼稚園に通う子どもがいる。最近、幼稚園の母親同士の人間関係にストレスを感じ、親友に話を聞いてもらった。Aさんのこのストレスへの対処があてはまるのはどれか。
1. 防衛機制 2. 社会支援型 3. 問題解決型 4. 逃避・気晴らし型
（予想問題）

解説 （103 頁参照）情動焦点型の対処には問題を回避する、遠ざかる、注意をそらす、逃れるなどがあり、ストレスや不満を人に話したり、ゲームをして発散したり、音楽をきいてリラックスするなどの気晴らし行動がある。防衛機制は、無意識的な心理メカニズムであり、対処行動には、心理・社会的な資源（社会支援など）が影響し、十分な資源をもっている場合には効果的にコーピングできる。　　解答 4

7 フィンクの危機モデルの第 1 段階はどれか。

1. 承　認　　　2. 適　応　　　3. 衝　撃　　　4. 防衛的退行

（第 101 回午後 5 問）

解説 （107～108 頁参照）フィンクは危機モデルの段階を衝撃・防衛的退行・承認・適応として、個人がある出来事に対して通常の方法では対処できない事態を危機状態とし、プロセスを論じた。　　解答 3

8 フィンク,S.L.（Fink,S.L.）の危機モデルの過程で第 3 段階はどれか。

1. 防衛的退行　　　　2. 衝撃　　　　3. 適応　　　　4. 承認

（第 107 回午後 33 問）

解説 （107～108 頁参照）フィンクの危機モデルは、米国の心理学者スティーブン・フィンク（Fink,S.L.）が、危機的状況に直面したときに起こる心理的変化を 4 段階（衝撃→防衛的退行→承認→適応）で示したものである。　1. 防衛的退行は第 2 段階で、危機的状況を否認したり、現実逃避したりする。　2. 衝撃は第 1 段階で、危機的状況に陥って不安や混乱、パニックを起こす。　3. 適応は第 4 段階で、現実を乗り越えるための行動を起こすようになる。　4. 承認は第 3 段階で、危機的状況を直視し、現実を受け入れるようになる。　　解答 4

9 A さん（21 歳、女性）は大学生である。就職活動中に交通事故に遭い、下肢を骨折して入院した。入院 10 日目、「いちばん大事な面接に行けませんでした。私はいつも運が悪い。もう就職は絶望的です」と涙ぐんでいる。A さんの心理状態はフィンクの危機モデルの段階のうちどれか。

1. 衝撃　　　　2. 防御的退行　　　　3. 承認　　　　4. 適応　　　（予想問題）

解説 （107 頁参照）　フィンクの危機モデルの衝撃の段階であり、骨折による入院で一番大切な就職試験を受けられず、混乱している状況である。　　解答 1

10 キューブラー・ロス,E. による死にゆく人の心理過程で第 2 段階はどれか。

1. 死ぬことへの諦め

2. 延命のための取り引き

3. 死を認めようとしない否認

4. 死ななければならないことへの怒り

（第 106 回午後 12 問）

解説 （110 頁参照）キューブラー・ロスによる死にゆく人の心理過程は 5 段階あり、否認→怒り→取り引き→抑うつ→受容である。　　解答 4

---

11 キューブラー・ロス，E. による死にゆく人の心理過程で第 5 段階はどれか。

1. 怒 り　　　2. 否 認　　　3. 死の受容　　　4. 取り引き

（第 110 回午前 13 問）

解説　（111 頁参照）前問と同じで 5 段階は、否認→怒り→取り引き→抑うつ→受容である。　　**解答 3**

引用・参考文献

1.1

1) ハンス・セリエ（杉靖三郎・田多井吉之介・藤井尚治・竹宮隆　訳）：現代社会とストレス, 法政大学出版局, P16, 1988.

2) 林俊一郎：R. S. ラザルス講演　ストレスとコーピング- ラザルス理論への招待-, 星和書店, PP22-26, 1990.

3) 小塩真司、平野真理、上野雄己：レジリエンスの心理学, 金子書房, P14、2021.

4) 加藤敏；八木剛平, レジリアンス 現代精神医学の新しいパラダイム, 金原出版, P7, 2014.

5) 岡野憲一郎：新外傷性精神障害, 岩崎学術出版, PP219-220 , 2009.

6) American Psychological Association: Resilience. https://www.apa.org/topics/resilience

7) スティーブン・M・サウスウィック、デニス・S・チャーニー（森下博文　監訳）：レジリエンス　人生の危機を乗り越えるための科学と 10 の処方箋、岩崎学術出版、P26, 2015.

8) Bonanno, G. A.. :Loss, trauma, and human resiliece: Have we underestimated the human capacity to thrive after extremely aversive events? American Psychologist, 59:20-28, 2004.

9) Werner, E. E.：High-Risk Children in Young Adulthood: A Longitudinal Study from Birth to 32 Years. American Journal of Orthopsychiatry, 59, 72-81, 1989.

10) Werner, E. E., & Smith, R. S.：Overcoming the Odds: High Risk Children from Birth to Adulthood. Ithaca, NY: Cornell University Press, 1992.

11) 仁平義明：レジリエンス研究の展開, 児童心理, 70(1), PP16-18, 2016.

12) Baldwin, A. L., P. Baldwin, C. P., Kasser, T., Zax, M., Sameroff A .and Seifer, R.：Contextual risk and resiliency during late adolescence. Development and Psychopathology , 5:741-761, 1993.

13) Garmezy, N.：process and reactive schizophrenia:some conceptions and issues. Schizophrenia Bulletin, 2：30-74, 1970.

14) Block, J. H., & Block, J.：The role of ego-control and ego-resiliency in the organization of behavior. In W. A. Collins (Ed.), Development of cognition, affect and social relations: The Minnesota symposia on child psychology , 13:39-101, 1980.

15) 小塩真司「非認知能力」北大路書房, P241, 2022.

16) Wagnild, G. M., & Young, H. M.：Development and psychometric evaluation of the Resilience Scale. Journal of Nursing Measurement, 1:165-178, 1993.

17) Luthar, S. S., Cicchetti, D., & Becker, B.：The construct of resilience: A critical evaluation and guidelines for future work. Child development, 71:543-562, 2000.

18) Masten, A.S., Best, K.M. and Garmezy, N. : Resilience and development: Contributions from the study of children who overcome adversity. Development and Psychopathology, 2:425-444, 1990.

19) 小塩真司：質問紙によるレジリエンスの測定—妥当性の観点から—, 臨床精神医学, 41 :51—56, 2012.

20) 前掲 3) PP8 - 10

21) 小林朋子, 渡辺弥生：シーシャスキル・トレーニングが中学生のレジリエンスに与える影響について, 教育心理学研究, 65:295-304, 2017.

22) Edith Grotberg, E.: A guide to promoting resilience in children: strengthening the human spirit, Early Childhood Development: Practice and Reflections , 8, Bernard van Leer Foundation, 1995 .

23) Goldberg, L. R.:The structure of phenotypic personality traits. American Psychologist, 48(1), 26-34, 1993.

24) 前掲 3) PP33−35.

25) 平野真理：パーソナリティ研究の動向と今後の展望－ビッグ・ファイブ、感受性、ダークトライアドに焦点をあてて－, The Annal Report of Educational Psychology in Japan, 60:69-90, 2021.

26) 上野雄己, 平野真理, 小塩真司：日本人成人におけるレジリエンスと年齢との関連, 心理学研究, 89(5)2018.

27) Wolin, S. J., & Wolin, S. : The Resilient Self: How Survivors of Troubled Families Arise above Adversity. New York: Villard Books, 1993.

28) スティーヴン・J・ウォーリン, シビル ウォーリン, 奥野 光(訳)、小森 康永(訳)：サバイバーと心の回復力—逆境を乗り越えるための七つのリジリアンス, 金剛出版, 2002.

29) チャールズ・A・ラップ, リチャード・J・ゴスチャ（田中英樹　監訳）：ストレングスモデル［第3版］—リカバリー志向の精神保健福祉サービス , 金剛出版, P34, 2014.

30) 前掲 15) PP229-235.

31) 前掲 7) PP45-69.

32) 平野真理：レジリエンスの資質的要因・獲得的要因の分類の試み 二次元レジリエンス要因尺度 (BRS) の作成, パーソナリティ研究, 19(2), 94-106, 2010.

33) 平野真理：資質を滋養する パーソナリティ心理学：臨床心理学, 17(5), 669-672, 2017.

34) American Psychological Association: Building your resilience. We all face trauma, adversity and other stresses. Here's a roadmap for adapting to life-changing situations, and emerging even stronger than before. Last updated: February 1, 2020 Date created: January 1, 2012. https://www.apa.org/topics/resilience/building-your-resilience

35) Tedeschi, R. G. and Calhoun, L. G. (宅香菜子・清水研 監訳)：心的外傷後成長ハンドブック, 医学書院, PP525‐526, 2014.

36) 小塩真司：レジリエンスの構成要素—尺度の因子内容から, 児童心理, 70(1), PP26-27, 2016.

1.2

1) 厚生労働省. 精神保健福祉対策本部. (2004). 精神保健医療福祉の改革ビジョン（概要）. https://www.mhlw.go.jp/topics/2004/09/dl/tp0902-1a.pdf （2022年12月5日検索）

2) 厚生労働省.精神障害にも対応した地域包括ケアシステムの構築に係る検討会. (2021).「精神障害にも対応した地域包括ケアシステムの構築に係る検討会」報告書－誰もが安心して自分らしく暮らすことができる地域共生社会の実現を目指して－
https://www.mhlw.go.jp/content/12201000/000755200.pdf （2022年12月5日検索）

3) 野中猛. (2011). 図説 リカバリー 医療保健福祉のキーワード. (pp. 4-5). 中央法規.

4) 野中猛. (2005). 展望リカバリー概念の意義. 精神医学. 47(9). 952-961.

5) 田中英樹. (2010). 特集「リカバリー」再考：生きがいを支援する. 第1章総論：「リカバリー」概念の歴史と意義 リカバリー概念の歴史. 精神科臨床サービス. 10, 428-433.

6) W. アンソニー, M. コーエン, M. ファルカス, C ガニエ. (2002/2012). 野中猛, 大橋秀行(監訳), 精神科リハビリテーション【第2版】(pp. 19-32). 三輪書店.

7) 前掲6) p103.

8) 厚生労働省. 社会・援護局障害保健福祉部企画課. (2002).「国際生活機能分類-国際障害分類改訂版」（日本語版）の厚生労働省—ホームページ掲載について.
平成14年8月15日. https://www.mhlw.go.jp/houdou/2002/08/h0805-1.html （2022年11月22日検索）

9) チャールズ A. ラップ, リチャード J. ゴスチャ. (2011/2014). 田中英樹(訳). ストレングスモデル リカバリー志向の精神保健福祉サービス 第3版. (pp26-28). 金剛出版.

10) 前掲9) p.35

11) 谷中輝雄. (2004). 生活支援 精神障害者生活支援の理念と方法第7刷. (p178) やどかり出版.

12) 野中猛. (2012). 心の病 回復への道(p.101). 岩波新書.

13) 前掲6) p.104

14) 高橋作太郎(編者代表). (2015). リーダーズ英和辞典第3版第4刷. (p.1961). 研究社.

15) 前掲6) p.32

16) Anthony, W (1993). Recovery from Mental Illness: The Guiding Vision of the Mental Health Service System in the 1990s. Psychosocial Rehabilitation Journal, 16(4), 11-23.

17) 前掲9) p.18

18) Deegan. P. E. (1988). Recovery: The Lived Experience of Rehabilitation. Psychosocial Rehabilitation Journal, 11(4), 11-19. (p.12) (p.15)

19) 大熊輝雄(原著)「現代臨床精神医学」第12版改訂委員会(編集). (2015). 現代臨床精神医学. (pp20-21). 金原出版.

20) 前掲6) pp.105-107

21) 池淵恵美. (2021). こころの回復を支える　精神障害リハビリテーション　第1版第3刷. (pp.47-48). 医学書院.

22) 前掲21) p.47

23) 前掲21) p.51

24) 松澤和正. (2008). 臨床で書く―精神科看護のエスノグラフィー―(p.252). 医学書院.

25) 佐藤美保. (2021). 長期入院している交流困難な統合失調症患者と看護師の関わりとそのプロセス―プロセスレコード・インタビューによる「語り」の生成―. 杏林大学研究報告. 38.1-30.

26) マーク・レーガン. (2002/2009) 前田ケイ(監訳). ビレッジから学ぶ　リカバリーへの道　精神の病から立ち直ることを支援する四刷. (pp.28-30). 金剛出版.

1.3

1) 小澤 温 (監修), 埼玉県相談支援専門員協会 (編集): 相談支援専門員のための ストレングスモデルに基づく障害者ケアマネジメントマニュアル: サービス等利用計画の質を高める, 中央法規出版, P24, 2015.

2) チャールズ・A・ラップ ・リチャード・J・ゴスチャ (田中英樹 監訳): ストレングスモデル[第3版]―リカバリー志向の精神保健福祉サービス , 金剛出版, P130, 2014.

3) ローリィ・N・ゴットリーブ (著), 白石裕子 (翻訳): ストレングスにもとづく看護ケア 第1巻 理論編, 看護の科学社 , P8, 2020.

4) 前掲1) PP26-34.

5) 前掲2) PP67-86.

6) 前掲2) PP47-66.

7) 前掲2) P67.

8) 水野 雅文 , 藤井 千代 (編集): リカバリーのためのワークブック: 回復を目指す精神科サポートガイド, 中央法規出版, P100, 2018.

9) 萱間真美: ストレングスモデル実践活用術, 医学書院, 2021.

1.4

1) 久木田純: エンパワーメントとは何か, 現代のエスプリ, p5, 至文堂, 1998.

2) 野嶋 佐由美: エンパワーメントに関する研究の動向と課題, 看護研究, 29(6), PP453-464, 1996.

3) 巴山玉蓮, 星旦二: エンパワーメントにかんする理論と論点, 総合都市研究, 第81号, PP5-17, 2003.

4) 下山晴彦: よくわかる臨床心理学, ミネルヴァ書房, P30, 2013.

5) 森田ゆり: 子供と暴力, 岩波書店, P67-77, 1999.

6) 高山忠雄監修　安梅勅江・芳香会社会福祉研究所編 : いのちの輝きに寄り添うエンパワメント科学, 北大路書房, P3, 2014.

7) Gibson, C. H.: A Concept Analysis of Empowerment. Journal of Advanced Nursing, 16, PP354-361, 1991.

8) 森田ゆり: エンパワメントと人権, 解放出版社, PP13-22, 1998.

9) 前掲1) PP28 - 29

10) 曽根智史: 特集今を読み解くキーワード集 (D) ヘルスプロモーション「エンパワメント」, 保健婦雑誌, 56 (12), 1038-1039, 2000.

11) 前掲6) P7.

12) 前掲1) P19.

13) 浅沼奈美：地域ケアの現状と課題, 改訂 精神看護学, 中央法規, P286, 2006.

14) ジュディス・L・ハーマン（中井久夫 訳）：心的外傷と回復, みすず書房, PP340-346, 2003.

15) 麻原きよみ：特集 エンパワメントに着目した活動を エンパワメントと保健活動-エンパワメント概念を用いて保健婦活動を読み解く, 保健婦雑誌 56（13）, P1125, 2000.

16) 島内憲夫：ヘルスプロモーション 戦略・活動・研究政策, 垣内出版, pp128-136, 1922.

17) 島内憲夫：ヘルスプロモーション WHO オタワ憲章, 垣内出版, 1990.

18) 安梅勅江：子どもの未来をひらくエンパワメントの科学, P7, 平文社, 2019.

19) 田中千穂子：改訂新版 母と子のこころの相談室-"関係"を育てる心理臨床-, 山王出版, P193, 2009.

20) D. オールネス、W. ケネードラー（亀島信也 神澤 創 監訳）：PACT モデル 精神保健コミュニティケアプログラム, メディカ出版, P24, 2001.

21) 浅沼奈美：行動変容のための援助, 実践 精神科看護テキスト 精神科薬物療法看護, 精神看護出版, PP136-149, 2007.

22) ジョン・フリードマン（定松 栄一・西田 良子・林 俊行訳）：市民・政府・NGO, 新評論, 1995.

2

1) E. H. エリクソン著 仁科弥生 訳：「幼少期と社会」1, みすず書房, 2003.

2) E. H. エリクソン著 仁科弥生 訳：「幼少期と社会」2, みすず書房, 2003.

3) E. H. エリクソン・J. M. エリクソン著 村瀬孝雄・近藤邦夫 訳：ライフサイクル, その完結＜増補版＞, みすず書房, 2004.

4) ドナ C. アグレア・ジャニス M. メズイック著 小松源助・荒川義子訳：危機療法の理論と実際, 川島書店, PP1-7, 1978.

5) 小島操子・佐藤禮子編：危機状況にある患者・家族の危機の分析と看護介入 第2版, 金芳堂, P1, 2017.

6) 山本和郎：コミュニティ心理学, 東京大学出版, PP57-59, 1986.

7) 山本和郎：危機介入とコンサルテーション, ミネルヴァ書房, P39, 2000.

8) Caplan, G.：An approach to community mental health. New York: Grune & Stratton, 1961.

9) Caplan, G. 著 加藤正明 監訳・山本和郎訳：地域精神衛生の理論と実際, 医学書院, PP21-65 1977.

10) G. カプラン著 近藤喬一・増野肇・宮田洋三 共訳：地域ぐるみの精神衛生, 星和書店, PP203-206, 1979.

11) 小島操子：看護における危機理論・危機介入 第4版, 金芳堂, pp11-15, 2018.

12) Caplan, G. 著 新福尚武訳：予防精神医学, 朝倉書店, PP43-45, 1970.

13) 前掲 11) PP7-8.

14) 岡堂哲雄・鈴木志津枝：危機的患者の心理と看護, 中央法規出版, p44, 2008.

15) Lindemann, E.：Symptomathology and management, acute grief. American Journal of Psychiatry, 101, 141-148, 1944.

16) Erich Lindemann 著 "Symptomatology and Management of Acute Grie." (American Journal of Psychiatry, 101, 141-148, 1944) 桑原治雄訳：急性悲嘆の徴候とその管理：社會問題研究, 49(1), PP217-234, 1999.

17) Lindemann, E.：The meaning of crisis in individual and family living. Teachers College Record, 57, 310-315, 1956.

18) 前掲 9) PP212-216, 1977.

19) ドナ C. アギュララ著, 小松源助・荒川義子訳：危機介入の理論と実際, 川島書店, P13, 1997.

20) 前掲 19) PP6‐7.

21) 山勢博彰：危機理論と看護診断プロセス, 看護診断, 13(2), P62, 2008.

22) 前掲 5) P7.

23) 野嶋佐由美 編集：看護学の概念と理論, 日本看護協会出版会, PP128-130, 2021.

24) 前掲 19) PP24‐32.

25) ハンス・セリエ著 杉靖三郎他 訳：「現代社会とストレス」法政大学出版局, 1988.

26) Thomas H. HOLMES and Richard H.：「The Social Readjustment Rating Scale」RAHE Journal of Psychosomatic Research, Vol. 11, pp. 213 to 218, 1967.

27) 河野友信・石川俊男 編：ストレスの辞典, 朝倉書店, P17, 2005.

28) 林峻一郎編・訳：R・Sラザルス講演　ストレスとコーピング　ラザルス理論への招待，星和書店．P22-26, 1994.

29) Lazarus, R., & Folkman, S.: Stress, Appraisal, and Coping. New York: Springer, 1984.

30) リチャード・S・ラザロス, スーザン・フォルクマン著　本明寛　春木豊　織田正美　監訳：ストレスの心理学　認知的評価と対処の研究, 実務教育出版, PP143-182, 2020.

31) 小杉正太郎編：ストレス心理学　個人差のプロセスとコーピング, 川島書店, PP35‐39, 2022.

32) 前掲23) PP136-140, 2021.

33) 前掲30) PP25-52, 2020.

34) 丸山総一郎編：ストレス学ハンドブック, 創元社, PP148-152, 2018.

35) Lazarus, R. S.: "From psychological stress to the emotions: A history of changing outlooks." Annual Review of Psychology, 44: 1-21, 1993.

36) リチャードSラザルス著　本明寛監訳：ストレスと情動の心理学　ナラティブ研究の視点から, 実務教育出版, P41, 2015.

37) 茶園美香：解説　看護における「ニード論」「ストレス-コーピング理論」, 日集中医誌, 13:431-435, 2006.

38) アーロン・アントノフスキー著　山崎喜比古他　訳：健康の謎を解くストレス対処と健康保持のメカニズム, 有信堂, PP19-39, 2019.

39) 山崎喜比古　他：ストレス対処力　SOC－健康を生成し健康に生きる力とその応用, 有信堂, PP4-39, 2019.

40) Antonovsky, A. Unraveling The Mystery of Health-How People Manage Stress and Stay Well, Jossey-Bass, 1987.

41) 前掲38) P210.

42) 新型コロナウイルス感染症（COVID-19）に対応する職員のためのサポートガイド：日本赤十字社 :https://www.kango-saitama.jp/content/wp-content/uploads/2020/04/3bcc164da55ad8d02c79630 dbafe27d2.pdf

43) 国際双極性障害学会：時間生物学・時間療法タスクフォース（International Society for Bipolar Disorders; ISBD）・光療法・生物リズム学会　（the Society for Light Treatment and Biologic Rhythms; SLTBR)共同発表　https://www.secretariat.ne.jp/jsmd/2020-04-07-covid-19.pdf

44) 嶋田洋徳・小野久美子　「現在までのストレス対処の概要」：上里一郎　監修　竹中晃二　編, シリーズこころとからだの処方箋　ストレスマネジメント -「これまで」と「これから」, ゆまに書房, PP49-50, 2005.

45) 影山隆之・小林敏生：こころの健康を支える「ストレス」との向き合い方　BSCPによるコーピング特性評価から見えること, 金剛出版, PP36-37, 2017.

46) 羽岡健史、他：リワークプログラム利用中のストレス関連要因の変化, 臨床精神医学, 41(12), PP1749-1755, 2012.

47) B・W・ウォルシュ　著, 松本　俊彦　訳：自傷行為治療ガイド , 金剛出版, PP149-173, 2007.

48) Zubin, J., & Spring, B.:Vulnerability: A new view of schizophrenia. Journal of Abnormal Psychology, 86(2), 103-126, 1977.

49) 樋口康子・稲岡文昭　監修：看護学双書　第2版　精神看護, 文光堂, PP23-24, 2004.

50) Liberman, R. P., Mueser, K. T., Wallace, C. J., Jacobs, H. E., Eckman, T., & Massel, H. K.: Training Skills in the Psychiatrically Disabled: Learning Coping and Competence. Schizophrenia Bulletin, 12(4), 631-647, 1986.

51) LIBERMAN R P, JACOBS H, BOONE S, FOY D, DONAHOE C P, FALLOON I R H, BLACKWELL G, WALLACE C J 著　中込和幸他　訳：分裂病患者の社会適応のための技能訓練, 精神医学, 30(2); 229-239, 1988.

52) ロバート・ポール・リバーマン　著, 西園　昌久　監修, 池淵　恵美・SST普及協会　訳：精神障害と回復：リバーマンのリハビリテーション・マニュアル, 星和書店, PP34-208, 2011.

53) 前掲44) P22.

54) 前掲52) P148-208.

55) 前田重治：図説　臨床精神分析学, 誠信書房, P18, 2013.

56) Fink, S.L.: Crisis and motivation: A theoretical model. Archives of Physical Medcine & Rehabilitation, 48(11), 592-597, 1967.

57) 前掲11) PP50-64.

58) アルフォンス・デーケン：死とどう向き合うか, NHK 出版, PP37-46, 1996.
59) アルフォンス・デーケン：特別講演　死への準備教育, 日本臨床麻酔学会誌, PP26-32, (4), 1990.
60) 横関 祐子：アルフォンス・デーケンのデス・エデュケーション―日本における受容とその後の展開―, 日本大学大学院総合社会情報研究科紀要 No. 16, 208-219, 2015.
61) アルフォンス・デーケン：よく生き　よく笑い　よき死と出会う, 新潮社, PP159-164, 2008.
62) 前掲 12) PP20-23.
63) 斎藤友紀雄：人生の旅立ち, PP188-205, 日本基督教団出版会, 1985.
64) 前掲 63) PP233-234.
65) E・キュブラー・ロス著　川口正吉　訳：死ぬ瞬間 死にゆく人々との対話, 読売新聞社, PP65-169, 1994.
66) E・キューブラー・ロス 著, 鈴木 晶 訳：死ぬ瞬間-死とその過程について, 中央公論新社改版, PP68－260, 2022.
67) 吉村正一郎「秋待日記」, 朝日新聞社, PP134-135, 1978.
68) 小川鼎三・中井準之助　編：「詩集 病者・花－細川宏遺稿詩集」, 現代社 第 1 版, P200, 1977.
69) 岸本英夫「死を見つめる心」, 講談社, P197, 1973.
70) 佐々木常雄：がんを生きる, 講談社現代新書, PP162-164, 2009.
71) 佐々木常雄：がんと向き合い生きていく, セブン＆アイ出版, P10, 2019.
72) 前掲 70) PP192-211.
73) アーサー・クライマン・著　江口重幸　他　訳：病の語り　慢性の病をめぐる臨床人類学, 誠信書房, P203, 1996.
74) 川名典子：がん看護 books がん患者のメンタルケア, 南江堂, PP9-139, 2014.
75) 竹之内裕文・浅原聡子　編：喪失とともに生きる　対話する死生学, ポラーノ出版, PP8-13, 2016.
76) 柏木哲夫：死にゆく人々のケア―末期患者へのチームアプローチ, 医学書院, PP150-151, 1978.
77) 大西秀樹：遺族外来 大切な人を失っても, 河出書房新社, PP120-125, 2017.
78) 赤穂理絵他：こころに寄り添う緩和ケア　病と向き合う「いのち」の時間, 新曜社, PP3-12, 2008.
79) 北西憲二：回復の人間学―喪失と生成のダイナミズムから－, 社会福祉, (44), PP37-53, 2004.
80) 浅沼奈美：メンタルヘルス岡本財団助成金研究報告書「『書くことと回復』における理論的背景」PP1-5, 2004.
81) 浅沼奈美：当事者活動における日記指導の意義　第 1 報―関係性に支えられた自己理解と知の伝承―, 社会福祉, (45) 31-34, 2004.
82) 井田めぐみ：悲嘆過程の回復過程における「書くこと」の意味, 精神神経学雑誌, 99 (12), 1212, 1997.
83) 日野原重明：延命の医学から生命を与えるケアへ, 医学書院, PP131-134, 1997.
84) 寺本松野：そのときそばにいて　死の看護をめぐる論考集, 日本看護協会出版会, PP95-103, 1997.
85) アーサー・クライマン・江口重幸・皆藤章　著　皆藤昭編　監訳：ケアすることの意味 病む人とともに在ることの心理学と医療人類学, 誠信書房, P83, 2015.
86) 加名真樹子他：ともにあるⅡ　神田橋條治　湯布院・緩和ケアの集い, 木星舎, P30, 2012.
87) E・A・グロルマン編　日野原重明　監訳　エリザベス・キュブラー・ロス序説：愛する人を亡くした時, 春秋社, PP128-235, 1994.
88) 柏木哲夫：死にゆく患者と家族への援助―ホスピスケアの実際, 医学書院, PP166-167, 1986.

こころの問題への対応

第**4**章

1 精神の健康とマネジメント

1.1 心身相関（mind-body relationship）と健康

　私たちはよく、緊張すると胃がキリキリ痛んだり、悲しいときに食欲がでなかったり、身体に痛みがあるときに気持ちがふさいだりすることがあるだろう。このように精神のあり方が身体の状況に影響を与え[1]、一方で身体の状態も精神のあり方に多大な影響を与える現象を**心身相関**という。

　ストレスとは、本来、物体に力が加えられたときに生じる「歪み（ひずみ）」を意味する工学用語だが、これを人間の体にあてはめて、1936年にオーストリアの生理学者**ハンス・セリエ**が「**ストレス学説**」を発表した[2]。セリエは、ラットにウシの卵巣からの抽出物を与えた場合の反応を調べたところ、**胃の粘膜からの出血**や、**副腎皮質の肥大、胸腺の萎縮**などが見られた。さらに、他のどのような物質を注射しても、また物質の注射だけでなく寒冷、薬物刺激、感染、怒りや不安などの外的刺激を与えた場合にも同様の症状が見られた。この、ストレッサー（ストレスを引き起こす刺激）にさらされ、ストレスに適応するため生体に生じる身体的・非特異的反応のことを、「**一般適応症候群**（General Adaptation Syndrome : GAS）」[3]と名づけた。これには**警告反応期、抵抗期、疲憊（ひはい）期**の3段階がある（図4.1）。

(1) 警告反応期

　この時期はストレッサーに曝されて生体がショックを受ける「**ショック相**」と、それに対して生体が防御機構を働かせ始める「**反ショック相**」に分けられる。

1) ショック相

　ストレッサーに対してとまどい対応しかねている状態で、免疫力は弱まり数分か

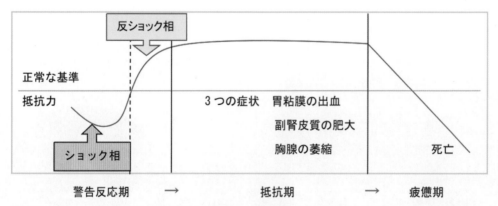

出典）ハンス・セリエ（杉靖三郎・田多井吉之介・藤井尚治・竹宮隆　訳）「現代社会とストレス」p.115 図11 一部改変
　　　法政大学出版局　1988

図4.1　ストレスの反応の過程

ら1日程度持続する。血圧や体温、血糖値の低下、神経系の活動抑制、筋緊張低下、血液の濃縮、白血球減少に続く増加、胃びらんなどが見られる。

2）反ショック相

　ストレスを乗り越えようとするプロセスで、低下していた生体機能が急速に回復して抵抗力を取り戻した状態である。副腎皮質ホルモンが分泌され、ショック期とは全く逆の反応が起こる。

(2) 抵抗期

　ストレッサーと、それに対する抵抗力が拮抗している状態である。疲憊期に入る前にストレッサーがなくなればもとの健康な状態に戻る。しかし見かけほどの余力はなく、ストレッサーが持続したりこの時期に新たなストレスに曝されたりすると、次の疲憊期へ突入する。

(3) 疲憊期

　ストレッサーが持続したり強まったりすると、抵抗力も限界に達する。生体は疲憊してショック相と同様に変化し、最後には死に至る。

　このように心身相関の経路は、急性のストレス反応では体や心が常に一定のバランスを保てるよう一過性に機能的・適応的に働くが、長時間ストレッサーに曝され続けると器質的・機能的変化を伴う身体や精神の慢性的変化へ発展する[4]。

1.2 心身医学 (psychosomatic medicine) と心身症 (psychosomatic disease) へのアプローチ

　心身症について、日本心身医学会（1991）では「心身症とは身体疾患の中で、その発症や経過に心理社会的因子が密接に関与し、器質的ないし機能的障害が認められる病態をいう。ただし、神経症やうつ病など、他の精神障害に伴う身体症状は除外する[5]」と定義している。心身症は、器質的な身体病変を呈する場合（消化性潰瘍など）と、病態生理的な機能的障害を呈する場合（片頭痛、過敏性腸症候群など）とに大別される。一般に、思春期や青年期では機能障害としての心身症の頻度が多い。一方で成人期から初老期、老年期になるにつれて器質的障害としての心身症の頻度が増加する傾向にある。ただし小児期においては、大人の場合とは異なり心身が未分化なため、全身的反応を呈する場合が多いとされている。心身医学的アプローチが必要な場合を表4.1に示した。

表4.1　心身医学的アプローチが必要な場合

1.　ICU, CCU などの場で見られる精神症状、心理反応	8.　がんに関する医療、ケア
2.　慢性疾患の経過中に見られる心身症的反応	9.　慢性疼痛の管理や処置
3.　各科におけるリハビリテーションの心身医学的側面	10.　老年期の医療、ターミナル・ケア
4.　手術前後（麻酔を含む）の心身医学的評価	11.　臓器移植
5.　分娩、分娩前後の心身医学的評価（無痛分娩を含む）	12.　人工臓器、代用臓器使用者
6.　災害、事故、職業病、過労死など	13.　科学技術の進歩によるストレス性障害
7.　各種難病、心身障害者（児）、特定感染症など	14.　心身症の周辺領域

出典）日本心身医学会教育研修委員会編：心身医学の新しい診療指針[5] 表3を参考に作成

1.3　身体疾患がある者の精神の健康

　身体疾患が精神の不健康を引き起こす要因のひとつは、身体疾患がもたらす痛み、治療に伴う痛みや副作用などである。これらは強いストレスであると同時に、不安や恐怖を引き起こす。症状が重度なほど、また、つらい検査や治療であるほど、不安や恐怖は強くなる。そのような症状や治療が長期にわたる場合には、抑うつ状態などの精神的変調を併発することがある。

　第二の要因は、身体疾患によって引き起こされる予後や死への恐怖である。現代の医療においても、治癒が難しく死に至る疾患は少なくない。患者の知る権利が重視されている現在では、がんをはじめ、さまざまな疾患が本人や家族に告知される。しかし、すべての人が告知により罹患した自分を受け入れ、治療に前向きになるとは限らない。やがて訪れる身体的不自由や死という現実を受け入れられず、精神の健康を取り戻せない状態が続く患者も多い。

　第三の要因は、身体疾患による社会的な影響である。学校や仕事を、場合によっては長期に休む必要も出てくる。医療に伴う支出も発生する。また感染症などでは周囲から不当な扱いを受けることがあるかもしれない。このような社会生活への影響も、精神の健康をおびやかす要因となる。

　身体疾患を有する患者のケアを担当する看護師は、まずは日頃から行っているケアを丹念に行うことが重要である。患者の症状をよく観察し、痛みや苦痛を緩和するための方策を取ることは、精神の健康を保つうえでも大いに役立つ。患者が検査や治療を安心して受けるための支援に努める。検査や治療について、患者が理解できるよう、事前に丁寧に説明しておくこと、また、苦痛を伴う検査や治療の際に、呼吸指導やマッサージ・適切な声かけを行うことは、患者の恐怖を取り除くことに有効である。看護師の行う日常の看護行為は、患者の精神的健康にも直結している。看護師はそのことを心に留め、日々の看護を行うことが必要である。

　患者が抱く予後や死への恐怖に対しては、看護ケアのみでは精神の健康を取り戻

すことは難しいかもしれない。その際、家族や親しい友人の存在は、患者の心の健康を回復させる原動力になることが多い。また、身体疾患を担当する看護師とともに精神科看護師が患者にかかわることや、精神医療チームによる支援が必要となる場合もある。患者会などの社会資源を把握しておき、状況に応じて患者に紹介することも有効な手段になり得る。

　看護師は、患者が社会生活への不安を吐露できるよう心がけることも重要である。治療や回復過程について、主治医の考えを十分把握したうえで、患者が今後の見通しを立てられるよう患者に説明することも、患者の社会経済的な不安を取り除くことに有効である。また、看護師自身が社会保険をはじめとする社会保障制度を熟知し、必要に応じて相談窓口や病院のソーシャルワーカーなどを紹介することで、患者が受ける社会的影響を減じ、精神的不安の解決にもつながる。

　次に、身体疾患が精神の健康に大きな影響を及ぼす要因としてせん妄、病気の告知、二次的な脳機能障害を取り上げる。

(1) せん妄

　せん妄は一過性の意識障害で、幻覚や妄想が出現することもある。大声を出す、点滴を抜去するなどの行為のほか、医療者への暴力につながることもある。術後の回復期に生じた場合は「術後せん妄」とよばれる。高齢者では入院に伴う環境の変化などが引き金となって生じやすく、せん妄は高齢入院患者の10%以上にみられるといわれている。

(2) 病気の告知

　がん（悪性腫瘍）は、治癒可能なものも増えてきたが、それでもなお、告知された患者の心理的動揺には想像しがたいものがある。進行性の疾患である難病などの告知も、患者への精神的影響が非常に大きい。残された時間を考えて過活動状態になる患者もいれば、死に対する不安から自死を考える患者もいる。看護師は、患者の恐怖に耳を傾けると同時に、患者の精神状態をよく観察し、不測の事態に備えることも重要である。

(3) 二次的な脳機能障害

　身体疾患による全身状態の悪化の結果として、例えば糖尿病による低血糖発作や肝硬変による高アンモニア血症などにより、二次的に脳機能障害が起こることがある。このような場合は、精神面のケアよりも早急に、身体疾患に対処する必要がある。特に高齢者では、症状が乏しい場合や症状の出現が遅い場合もあるため、患者の病歴や併存疾患には常に注意しておかなければならない。

1.4 精神疾患がある者の身体の健康

　精神疾患をもつ患者では、身体的訴えを精神症状と区別することが難しい場合がある。一方で、意欲低下や認知機能低下などの精神症状により、身体的不調を訴えにくいこともある。患者を観察する際には、このような可能性を考慮しておく必要がある。

　向精神薬を処方されている患者では、服薬のアドヒアランスが重視され、身体的健康の管理が不十分になりがちである。多くの薬物は眠気やふらつきなどの副作用を有するため、特に高齢者では服薬による転倒などの危険性を家族に十分伝えることが必要である。また、統合失調症の治療薬である抗精神病薬には血糖上昇や体重増加が起こるものがある。そもそも慢性期の患者では、意欲・活動性の低下や生活リズムの乱れから生活習慣病のリスクが高く、一層の注意が必要である。

　精神疾患をもつ患者であっても、さまざまな身体疾患や外傷などで入院加療が必要となることがある。しかし、精神医療にも対応できる総合病院は、思いのほか少ない。そのため、身体管理が必要となっても、精神疾患のために受け入れ先が限定されるなど、治療が制限されてしまう場合がある。

1.5 患者と家族の精神の健康

　精神疾患をもつ患者の家族と、身体疾患患者の家族とでは、本人と家族との関係性が違っているかもしれない。私たちは普段、患者は家族にとってかけがえのない存在であり、家族は患者に寄り添うのが普通と考えがちである。しかし、精神疾患をもつ患者の家族は、患者本人に寄り添うことが難しい場合も多い。精神疾患の症状である幻覚や妄想などは、家族を往々にして疲弊させる。精神科受診までに長く辛い日々を送った家族であればなおさらである。患者に暴言を吐かれ、暴力行為を受けた家族もいるかもしれない。患者本人が近隣住民に迷惑をかけ、家族が責め続けられている場合もある。患者が家族に対して、入院させられた恨みをぶつけることもある。そのため、家族も本人と同様に不安や恐怖、いらだちなどを抱え、精神の不健康状態に陥りやすい。

　家族が精神的に不健康な状態であると、患者の治療への協力が得られずキーパーソンとしての役割を担う余裕もなくなる。医療者が家族にさまざまな役割を期待すると、家族のいらだちが医療者に向けられることもある。しかし、患者が地域生活に戻るためにも家族は非常に重要である。看護師は、家族と患者との関係性の維持・改善を支援する必要がある。

　医療機関以外にも家族が相談できる場があることも、家族の精神的負担を軽くす

ることにつながる。家族会や市町村・保健所・精神保健福祉センターへの相談を提
案することも検討する。

　入院は、患者と家族との関係を希薄にする原因となり得る。そのため、入院期間
をできるだけ短くするための退院支援はもちろん、入院期間を通して患者と家族の
関係をよりよく、より強いものにできるよう支援する。

1.6　保健医療福祉に従事する者の精神の健康

　労働者の精神障害に係る労災補償は、請求件数、認定件数とも増加傾向で、なか
でも最も多いのは医療・福祉（医療、社会福祉・介護に関する事業）従事者である。
保健医療福祉に関する仕事は、職種を問わず、人を対象とした対人援助がその大部
分を占める。看護師をはじめ、これらの仕事に従事する者は、精神的健康への影響
を受けやすいハイリスク集団といわれている。特に精神保健領域の患者は、不安や
恐怖の感情をもっていることが多く、援助者に対して否定的な感情や攻撃的な態度
を示すことも少なくない。したがって、精神保健領域における保健医療福祉従事者
は、自分の感情をコントロールするスキルを修得することが大切である。精神保健
領域における援助活動は、コミュニケーションを基礎とするため時間を要し、一方
で成果が目に見える形で現れることは少ないかもしれない。また、勤務時間終了後
も気分の切り替えが難しい。そこで、自分の援助活動へのスーパーバイズを受け、
ケース記録や上司への報告を終えた後、一旦その日の活動に区切りをつけ、気持ち
を整理することは感情コントロールのスキルアップに役立つ。特に職務経験が浅い
者は感情コントロールスキルが十分ではなく、熟練スタッフは彼らへの働きかけを
心掛ける必要がある。また、自分自身の心の健康の保持増進にも十分留意する必要
がある。睡眠不足など不規則な生活が及ぼす影響は大きいため、基本的な生活習慣
である健全な睡眠・栄養・運動を心掛けなければならない。

　自分の感情をコントロールし、相手に安心感や満足感を与える仕事は「感情労働」
とよばれ、肉体労働、知的労働に次ぐ第三の労働ともいわれる。感情労働は、自分
の感情を抑えて職種に見合うよう振る舞うことが求められるため、精神的負担が大
きく、**燃え尽き症候群（バーンアウト）** を引き起こしやすいという指摘もある。労
働者が燃え尽き症候群（バーンアウト）や抑うつ状態を引き起こさないためには、
職場での組織的な取り組みが重要である。対人援助においては、対象者の問題に援
助者が振り回されてしまう「巻き込まれ」や、対象者の問題を真摯に受け止めるこ
とで招く「共感疲労」などが起こりやすい。このような場合には、援助者が一人で
問題を抱え込むのではなく、職場のチームでの対応や、援助者の感情を表出するこ

とができる職場環境が、保健医療福祉従事者の精神的健康を守ることにつながる。

　精神保健領域においては、保健医療福祉に従事する職種は、臨床の場では医師、看護師、作業療法士、心理専門職など多岐に渡る。社会生活の場では保健師、精神保健福祉士などが、精神疾患をもつ患者に対して生活上の問題などへの援助を行っている。また、精神障害者の通所施設などでは、家族会などの家族ボランティアをはじめ、その人自身も精神疾患をもつピア（仲間・同僚）スタッフとして援助にかかわっていることがある。保健医療福祉従事者は、活動している組織や体制の違いによって、抱えるストレスも異なってくる。例えば作業療法士、心理専門職、精神保健福祉士などは、同職種の人数が少ないこともあり、組織的な支え合いが難しい場合もある。また、ピアスタッフや家族は、専門職のように感情をコントロールするスキルや、精神的健康に関する知識が豊富ではないため、患者・通所者の症状による影響も受けやすい。したがって、さまざまな場において精神保健福祉従事者の精神的健康を維持・増進を可能にする体制づくりに取り組んでいくことも、看護師・保健師にとって重要である。

1.7　心身相関の考え方に基づくホリスティックケア

　心身相関によって生理的反応が適切に起こることは、運動などさまざまな活動のパフォーマンス向上や、生命の維持に役立つ。一方、強いストレスにさらされるなど交感神経系が過度に活性化される状況は、身体的な不調につながる。

　ホリスティック（全人的）ケアは、その人の存在を脅かすものをやわらげ、癒し、寄り添うことを通じて、その人が人間らしさやその人らしさを取り戻し、その人とケアを行う者の両者に成長をもたらすものと定義されており、心身相関に着目したケアである。

　ホリスティックケアの基本は、すべての人々がいわゆる健康的な生活を送ることである。「早寝・早起き・朝ごはん」といった規則的な生活習慣や適度な運動は、ホリスティックケアの基本である。睡眠不足はうつ病などの精神疾患の誘因となり得るため、質のよい適度な時間の睡眠が得られるよう援助する。入浴も疲労回復やストレス軽減、睡眠導入への効果がある。ホリスティックケアの考え方は、病気をもつ人だけに向けたものではなく、すべての人々に必要なものである。精神科看護師は、患者をはじめ、家族や地域の人々など、多くの人々が自分にあったホリスティックケアを日常生活に取り入れて実践できるように助言・支援していく。

1.8 患者、家族、保健医療福祉の専門職間の連携促進

　精神障害は、「生活のしづらさ」という言葉で特徴づけられるように、地域生活でのコミュニケーションや、通勤・通学などの社会生活においてさまざまな困難をもたらす。精神障害者を医療面と地域生活・社会生活の両面から支えていくためには、患者や家族を中心に、保健医療福祉の多職種が協働し、さらに社会復帰施設、ボランティアや近隣住民などの協力を得て見守っていく必要がある。

　連携には、「共通する目標の共有化」と「各機関・各メンバー間の相互依存的な協働」の2つが必要である。多種多様な機関や専門職が、患者の目標と必要な情報を共有したうえで、各々の専門性によって役割を分担しつつ、互いに補完し合いながら患者に適切な環境をつくってゆく。患者や家族も目標に向かって、医療の継続や生活上の問題を克服するため専門職とともに協働していく。

　連携のあり方は、患者の置かれている状況によって異なる。例えば、必要な治療につなぐ場合の連携、退院に向けた連携、社会復帰のための連携などがあるが、どの状況においても、患者をよく理解し、主な相談役となる専門職が支援の要となって連携を推進する。

(1) 必要な治療につなぐ連携

　精神疾患の患者は病識が不十分なことが少なくなく、精神科受診を強く拒否することもある。若年者では、不登校や引きこもり状態の背景に精神疾患がある場合がある。このような状況にある患者を、家族だけで精神科受診に結びつけることは難しいことも多い。しかし、受診が遅れて病状が悪化すると、精神科受診が一層難しくなる。このような場合には、保健所や医療機関が家族と協力して、受診を支援する。家族や保健所の相談に応じて、医療機関が受診の受け入れ体制をあらかじめ整え、受診に向けての具体的な助言を家族・保健所に行うことで、患者にとって必要な医療に結び付く。

(2) 退院に向けた連携

　患者の病状が回復しても、精神障害者を抱える家族は、退院を拒む場合や、本人の置かれていた環境が、精神症状の要因となっていることもある。円滑な退院や地域生活への移行、その後の症状再燃の防止に向けて、専門職は家族と連携して対処することが必要である。医療保護入院や措置入院患者については、選任された退院後生活環境相談員を中心に、他の医療機関や行政機関、訪問看護ステーションなど地域の福祉サービス事業者や包括的地域生活支援プログラム（Assertive Community Treatment：ACT）などの機関との連携も図られる。入院前に暮らしていたところに戻るのが困難な場合は、退院後の住居の確保調整が行われることもある。

(3) 社会復帰のための連携

　精神障害者は、適切な医療の継続により、一般就労や福祉的就労が可能となることが多い。専門職は、本人がどのような労働の種類や時間であれば就労が可能であるかなどを、主治医や病棟看護師から情報収集し、退院後の通所施設や就労施設と連携する。

　福祉的な施設だけでなく、ハローワークなどの一般就労支援施設と連携することもある。患者がもとの職場に復帰する場合には、職場の所属長や産業医・産業保健師と連携することが必要な場合もある。精神障害者の就労では、段階を追って職場に馴染むことができるよう、就労先と連絡を取り合って見守る体制をつくることが大切である。

1.9　トラウマインフォームド・ケア（Trauma-Informed-Care：TIC）

(1) トラウマ（心的外傷）

　トラウマ（心的外傷）とは、個人で対処できないほどの圧倒されるような体験によってもたらされる**心の傷**をいう。トラウマとなる体験には、暴力、虐待やネグレクト、性暴力などの犯罪、交通事故、地震や津波などの自然災害、戦争などがある。日常生活においても、重い病気やけが、家族や友人の死、別離、いじめなどがトラウマとなる場合がある。トラウマは、年齢や性別に関係なく、誰にでも生じる。

　トラウマ（心的外傷）は、精神面や身体面、行動にもさまざまな影響を及ぼす。近年の脳科学研究では、トラウマとなる出来事が、脳の器質的、機能的変化を引き起こすこともわかっている。

　トラウマによる特徴的な症状（**PTSD 症状**（Post Traumatic Stress Disorder：PTSD））には、次の4つがある。

①再体験症状：トラウマとなった出来事を急に思い出す（フラッシュバック）、悪夢をみる

②回避症状：その出来事を思い出させるような場面、場所、人などを避ける

③認知・気分の変化：楽しいと感じられない、否定的な考え、興味の喪失、孤立感

④過覚醒症状：寝つけない、小さな音にびくっとする、警戒心が強い、注意・集中力がなくなる、怒りっぽくなる

　上記の4症状が1カ月以上続くと、PTSD（外傷後ストレス障害）とみなされる。トラウマをもつ人の中には、攻撃的、警戒心が強い、感情の波が大きい、問題行動が多いなどの側面をもつ場合があり、支援に苦慮することもある。トラウマには、複雑な背景が潜んでいることが多く、社会全体がトラウマの影響を十分理解して、

配慮あるかかわりをする**トラウマインフォームド・ケア**（TIC）が注目されている。

(2) 逆境的小児期体験（逆境体験（Adverse childhood experiences：ACE））

　トラウマ（心的外傷）は、誰にでも生じるものであるが、その影響は年齢などによって異なる。一般的に、子どもは大人よりトラウマ（心的外傷）の影響を受けやすい。また、トラウマの原因となる出来事を体験している子どもは、認知されている以上に多いと考えられている。重度情緒障害の子ども、自立支援施設や少年院に入所中の子どもたちは、一般の子どもよりも数多くのトラウマを体験しているといわれている。

　逆境的小児期体験（逆境体験）とは、小児期における被虐待経験や機能不全家族での生活などによる困難な体験のことをいう。小児期や思春期の非常に辛い経験（親による侮辱、暴言・暴力、性的虐待、ネグレクトや家族の誰からも大事にされていない、家族同士の仲が悪い、誰も守ってくれないと感じた経験）は、子どもが家庭で受ける ACE と考えられている。

　ACE は成人期以降の心身の健康に影響を及ぼす。小児期に ACE が多いほど、人は社会的、感情的、認知的な問題を抱える可能性が高まり、その結果として喫煙、暴飲暴食など生活習慣の乱れや、薬物依存などの危険行動が増加する。病気や事故、犯罪などの社会不適応による、早世（early death）の可能性も高まるため、公衆衛生上の課題としても注目されている。

(3) トラウマインフォームド・ケア（Trauma-Informed-Care：TIC）

　トラウマによる反応の多くは、安心できる環境や、適切な心理的サポートがあれば、自然に回復する。しかし、癒されることのない逆境的小児期体験（ACE）などは、その人を問題行動につなげてしまう。

　トラウマによって、生きづらさを抱えてしまう人には、かかわる相手側が、「こころの中にトラウマを抱えている人かもしれない」と意識してかかわることが大切である。つまり、社会全体がトラウマとその影響についての知識をもち、適切な対応をすることが大切である。このことを**トラウマインフォームド・ケア**（援助論 第4章 4.4(2)2)参照）という。トラウマインフォームド・ケアは、社会全体がトラウマに関する情報を学び、さまざまな傷つきを抱える当事者のトラウマを軽減し、包摂できる共生社会の枠組みである。

　トラウマインフォーム・ドケアには、「**4つのR**」とよばれる支援の原則がある。

　①理解する（Realize）：トラウマがこころ、からだ、行動にどのように影響するのか理解する

　②気づく（Recognize）：知識をもつことで、行動の背景のトラウマに気づく

③対応する（Respond）：地域の中でトラウマへの配慮を取り入れる

④再受傷させない（Resist re-traumatize）：トラウマに気づき・配慮した対応を丁寧に実施する

②の気づく（Recognize）は、「トラウマのメガネをかけてみる」ともいわれる。日常生活で出会う人、支援対象者は、もしかしたらトラウマによる傷つきを抱えているかもしれないというまなざしをもつことで、トラウマに気づき、相手への理解が深まり、適切に支援できる。

トラウマをもつ人へのかかわりは、支援者に大きな負担がかかることが多い。その人が抱えているトラウマを深く理解しようとすればするほど、支援者自身への心理的影響が大きくなる。一人の支援者で抱えないように、組織や地域全体で対象者を支援していくことが大切である。

支援者は、一人で過剰に頑張り過ぎず、支援者同士で互いに支え合うだけでなく、自分にも関心を向け、セルフケアに努める。

1.10 性の健康に関連する状態

(1) 性の健康とは

「性の健康」に関する WHO の定義では、「性の健康とは、**セクシュアリティ**とその関係において、身体的、感情的、精神的そして社会的に幸福（well-being）な状態[1]」と示されている。くわえて、「単に疾病や機能障害等がないだけでなく、性の健康にはセクシュアリティと性的関係に対する肯定的かつ尊重的な取り組みや、強制、差別、暴力のない、喜びを伴う安全な性的経験をする可能性が必要」と述べている。

つまり、性の健康には、①個人特性としての「セクシュアリティ」と、②「セクシュアリティ」に基づいた性的な活動の2つの側面があり、性的に健康であるとは、「セクシュアリティ」とそれに基づく性的な活動の双方が幸福（well-being）な状態にあることをいう。性の健康とは、すべての人々の「セクシュアリティ」が尊重・保護され、正しく表現・実現されることを目指すものである。

では、「**セクシュアリティ（Sexuality）**」とは、何か。生物学的な性別（sex）とは、どのように異なるのだろうか。「セクシュアリティ（Sexuality）」とは、「**こころの性**」ともいわれ、生物学的な性別（sex）に対して、その人が認識している自分の性であり、**人間の性の在り方全般**を表す。

「セクシュアリティ（Sexuality）」は、①生物学的な性（Sex）、②自分自身が認識している性別を意味する性自認（Gender Identity）、③社会から期待される性的特性である性役割（Gender）、④恋愛感情や性的魅力を感じる対象などに関する性的指

向（Sexual Orientation）の4つの要素から構成されており、人格を形成する本質的な要素のひとつでもある。したがって、個人のセクシュアリティは人権の一部であり、尊重されることが必要である。しかし、セクシュアリティに関しては、偏見、誤解、無理解などが広がりやすく、本人が一人で悩むことも少なくない。

　個人のセクシュアリティを尊重することは重要であるが、個人のセクシュアリティに基づく活動（性的活動）には、通常、パートナーなど他者との関係を伴う。したがって、個人のセクシュアリティを尊重するとともに、他者の権利も尊重しなければならず、個人の性的活動が社会を脅かすようなことはあってはならない。良好な人間関係を構築できる能力は、性的活動のための基盤であり、性の健康には、コミュニケーションなどを身につけるための援助が必要となる場合もある。

　精神看護では、セクシュアリティへの援助を必要とする人に出会うことも多い。したがって、精神科看護師は、性の健康に関する確かな情報をもち、性の健康に対する多様な価値観を理解するための社会的・文化的視野を養わなければならない。特に、日本は、性の権利に関して進んでいるとはいえず、国際的な観点で性の権利を学んでゆくことも必要である。

(2) 発達段階における性の課題

　性の状態は、人の発達段階ごとに、異なった課題に直面する。

　幼児期から徐々に自分の性別を認識し、性役割の概念をもつようになる。学童期には、集団生活の中で、男の子らしさや女の子らしさが強化されていく。

　思春期になると、第二次性徴が発現し、身体的な性別に直面しなければならない。同時に、性的関心の高まりにより、情緒的にも不安定となりやすい。『疾風怒涛の時期』と表現されることもある。そのため、この時期には、性別違和や、他者とは異なるマイノリティーな性的指向に苦しむ者がでてくる。

　青年期・成人期は、自分の愛する人を見つけ、性的な快楽を求めるようになる。子どもをつくる「生殖」への関心・行動、そして自分の家族を形成してゆく時期である。この時期には、機能的な性機能障害とともに、身体的には問題がない場合の性機能不全などが課題となる。また、社会的に逸脱した性の問題であるパラフィリア障害（露出障害など）も問題となる場合がある。

　超高齢社会となったわが国では、老年期における性の健康の課題が増加している。認知症などの脳機能障害は、ときに性的逸脱につながる。パートナーや介護者が嫉妬妄想に苦しむ事例も報告されている。

(3) 女性における性の課題

　リプロダクティブ・ヘルス/ライツは、「性と生殖に関する健康と権利」と訳され

ている。「**リプロダクティブ・ヘルス**」は、性や出産にかかわるすべてにおいて、身体的、精神的、社会的に良好な状態であることをいい、そのリプロダクティブ・ヘルスを享受できる権利を「**リプロダクティブ・ライツ**」という。

　具体的には、子どもを産むか産まないかを選ぶ自由、安全で満足のいく性生活、安全な妊娠や出産、すべての新生児が健全な小児期を享受すること、またそれらに関する情報と手段を得ることができる権利をいう。リプロダクティブ・ヘルス/ライツは、女性だけでなく男性の性と生殖の健康、役割、責任なども包括しているが、女性の性を考えるうえで、重要な概念である。

　女性の性的健康は、女性ホルモンによる影響も関連している。産後や更年期には、パートナーとの関係や性的活動に困難を生じることもある。

(4) 精神疾患をもつ患者の性の健康

　統合失調症をはじめとする多くの精神疾患では、他者との円滑なコミュニケーションをとることが難しい場合がある。また、精神疾患の治療では、患者と治療者の精神的距離が近くなりやすく、転移・逆転移なども生じやすい。さらに、精神科の入院期間は、短縮しているが、現状では他の科より長期的な状況である。そのため、精神科看護師は、院内・院外を問わず、患者の性的な課題に遭遇することが多い。性への支援は、原因が複雑で問題解決の糸口を見つけるのは難しい。したがって、看護師単独で対処しようとせず、医療者チームで考えていくことが大切である。

　また、健康的な性は、良好な健康状態の一部であることを理解しておくことも必要である。性的な問題は複雑であっても、生活習慣を健康的に改善していくことは性的な面にもよい影響を与える。身体的・精神的に健康であることは、性的な問題を前向きに捉えることを可能にし、性機能の回復につながることもある。つまり、生活習慣において、運動の機会を増やすこと、アルコールを減らしタバコをやめること、ストレスに対処し十分な睡眠をとること、楽しみや他者とのコミュニケーションの機会を増やすこと、こういった一般的な健康への取り組みが性の問題を軽減することにもつながる。

2　家族への看護

2.1　家族のストレスと健康状態のアセスメント

　広辞苑によると、家族は「夫婦の配偶関係や親子・兄弟などの血縁関係によって結ばれた親族関係を基礎にして成立する小集団。社会構成の基本単位」と定義されている。家族看護学が発展しているように、医療では患者だけでなくその家族も支

援対象である。一方で看護職者は、入院生活中に患者を支援してくれる人、あるいは家庭における介護者としても捉えている。患者の退院にあたり看護職者が家族にさまざまな要望をすることも少なくないため、家族が戸惑うこともある。また患者の家族は、一人の生活者としての立場や、それぞれ母親や父親、妻、夫、長女、長男などの立場を有している。例えば母親は、家族という集団の一員としての立場からだけではなく、その子にとってのたった一人の母親という立場からも患者のことを考え、行動している。母親としての考え方は、家族集団としての考え方とは異なるかもしれない。看護職者から家族とよばれているその人にとっては、集団よりもむしろ個人としての立場の方が重要なことも多い。看護職者には、患者だけでなく家族を構成する一人ひとりが自分の希望する生活を営むことができるように支援することが求められる。そのために、家族のストレスや健康状態をアセスメントするのである。アセスメントにおいては、家族という集団と個人それぞれの立場で抱えるストレスがあることを承知しておく必要がある。なお、家族にはさまざまな形があり、すべての家族に共通するストレスというものはない。また、同居していて関係性がよさそうに見えても長年の間に関係性が複雑になっていることもあるし、面会頻度が低く疎遠に思えても情緒的に強いつながりをもっていることもある。看護者側の固定観念に捉われず、柔軟に家族をアセスメントすることが大切である。

(1) 家族のストレス

　ここでは疾病や障害をもち療養生活が必要となった当事者の家族それぞれの立場に生じるストレスと、家族集団に生じるストレスについて述べる。看護職者には家族員それぞれおよび家族集団が抱えるストレスを把握し、丁寧に対応することが求められる。なお、下記のストレスに加え、精神科看護の実践現場では、制度により家族に生じるストレスがある。精神医療の現場では家族などのうちいずれかの者の同意を得たうえで開始される医療保護入院という形態で治療が行われることがある。同意者は成年後見人や保佐人のこともあるが、家族である割合が高く、配偶者や親、子、きょうだいなどさまざまな立場の家族が医療保護入院の同意者になる可能性がある。その場合、大切な家族の意に反して入院させてしまったという負い目や、ときには入院している当事者から責められることで、同意者として必要以上に責任を感じる可能性があることを忘れてはならない。

1) 親のストレス

　疾病や障害をもつ子を育てている親はさまざまなストレスを有している。筆者は"障害をもたないように産んであげられなかった"や、"自分の育て方が悪かった"という親の自責の声を耳にしてきた。過去には精神障害の原因が母親にあるとする

母子仮説が唱えられていた時期もあり、科学的に否定された現在でも根強い偏見は残る。また、精神疾患には遺伝による影響を指摘されているものもあるが、遺伝以外にもさまざまな要因が絡み合って発症に至ることがほとんどである。しかし、遺伝についての指摘や、社会に根強く残る偏見は親が自責の念を抱く一因となっている。筆者は、2021年の新型コロナウイルス感染症流行時、高校生活最終年の部活の大会が中止となり涙を流すわが子を見た母親が"今年18歳に産んでごめんね"と声を掛けた様子を目にしたことがある。感染症の流行という、出産時は予測もできないことにまで責任を感じるのが親である。自分の子が疾病や障害をもち、生涯にわたって生活のしづらさを抱えたことについて、自分を責め続けていることが考えられる。

　親が疾病や障害をもつ子どもを可能な限り支援したいと考えていたとしても、年齢的限界、体力的限界、経済的限界の3つの限界がある。そして、それらの限界もまた親のストレスになる。まず年齢的限界とは、親は疾病や障害をもつ子どもよりも高齢であり、子を支援し続けるには時間的限界を有するということである。親は子よりも先に死亡する可能性が高い。親は自分の死後、子どもが安定して生活することができるのかという不安を抱えている。次の体力的限界とは、子よりも年長である親の体力が次第に低下し、子を支援できなくなることである。子どもが乳児期や幼児期の段階にある場合、親は年齢的にも若く、体力も十分であり、子どもを支援することが可能である。しかし、子どもの成長とともに親は年を重ね、体力も低下する。子どもの身体的成長に伴い、物理的な介護負担は大きくなる。親は体力低下に伴い疾病を有する確率も高くなる。結果、親の独力では疾病や障害をもつ子どもを支援しきれなくなる。3つめの経済的限界とは、子の支援のための費用や親自身を含めた家族の生活費を賄いきれない可能性があることである。日本の雇用制度では、60歳以上の年齢で定年退職を迎えることが多い。定年退職後は再雇用制度などもあるが、現役世代ほどの年収は見込めない。支給される年金も限られている。親が定年退職した後の収入では、疾病や障害をもつ子どもを十分に支援することは難しいことがある。親は自分の収入減少により子供を支援できないというストレスを抱えることになる。公的な経済支援もあるが、活用に至っていない例もある。ここまで述べた3つの限界については、**8050問題**や**親亡き後問題**として社会問題化している。8050問題とは、80歳代にあり体力も経済力も低下している親が先行きの不安定な状態で疾病や障害をもつ50歳代の子を支援していることをさしている。親亡き後問題とは、主要な支援者である親が死去した後、支援を受けていた子どもに十分な支援が行き届かなくなることと、その状況について親が憂慮することである。

8050問題は親亡き後問題に発展する。子どもが50歳代までにソーシャルサポートにつながっている場合であっても親はさまざまな負担を感じているが、子がひきこもり状態にあるなどして、支援を全く受けていない場合、親の心身の負担はさらに大きい。

上述した以外にも、例えば親は疾病や障害をもつ子の世話をすることにより、他のきょうだいに時間を割くことが難しく、平等に接することができないというストレスを抱く。さらに、子どもの支援に注力することで、親が自分の望む人生を十分に歩めない、自己実現できないというストレスを抱えることもある。疾病や障害をもつ子どもを支える過程で、父親と母親の意見が異なることもある。その場合、夫婦間の関係性にまで影響を及ぼす。

2）きょうだいのストレス

きょうだいの抱えるストレスは、幼少期から成人する前の養育を受けている段階と、成人後に大別できる。まず、養育を受けている段階について述べる。養育者である親などは疾病や障害をもつ子にかかりきりにならざるを得ないことが多い。例えば疾病や障害をもつ子が入院すると、母親が付き添い、他のきょうだいが祖父母に預けられるなどの状況が想定される。疾病や障害をもつ子はさまざまな援助を必要とするため親が付き添うことはやむを得ないが、残された他のきょうだいは十分に養育されているという感覚に乏しかったり、養育者に注目して欲しいときに注目してもらえなかったりする。そうすると、疾病や障害をもっていないきょうだいは強い孤独感や疎外感を感じ、不満を抱えたまま成長することになりかねず、十分に心理的成長を得られないこともある。

次に、疾病や障害をもつ人がいるきょうだいが成長した後について述べる。親がきょうだい間で支え合ってくれれば、という希望を抱いている場合も多い。しかし、疾病や障害をもたないきょうだいとしては、自分が成長した後、疾病や障害をもつ比較的年齢の近いきょうだいを生涯にわたって支援し続けなければならないというストレスになる。きょうだい間の支援には、物理的支援や経済的支援がある。疾病や障害をもたないきょうだいが結婚し、自分の子どもを養育したり、さらに時間が経ち自分の孫をサポートしなければならなくなったりしたとき、それまで行ってきたきょうだいへの支援を十分にできなくなるというというジレンマを有することも考えられる。疾病や障害をもつきょうだいの支援を他者に委ねた場合には、きょうだいを見捨てたという自責の念をもつ可能性もある。

また、精神障害に対する根強い偏見のため、障害をもつきょうだいの存在が就職や結婚にも影響しないかと懸念する可能性もある。親は障害をもつきょうだいの存

在を、障害をもたないきょうだいの交際相手や結婚相手にどのように話すかについて悩んでいることが報告されている[1]。きょうだいは、自分の社会生活に影響を及ぼすかもしれないという懸念と、自分の大切な兄・姉・弟・妹にそのような負い目を感じてしまったことへの自責の念にストレスを感じることが考えられる。

3）配偶者のストレス

　疾病や障害をもつ人の配偶者もさまざまなストレスを抱えている。結婚する前から相手が疾病や障害をもつことを承知している場合は、夫婦での新生活を組み立てる段階から対応することが可能である。しかし、結婚後に疾病や障害をもった場合は配偶者を支援しながら新たに生活を構築しなければならず、もう一人の配偶者にかかる負担は大きい。それまで夫婦2人で担っていた家族内の役割や家族としての社会的な役割を、疾病や障害をもっていない配偶者だけが負わなければならなくなる可能性がある。例をあげると、生活費や教育費を捻出するために働きながら、PTA活動を担い、家事をこなし、配偶者の療養中の支援などをすることになる。

4）子どものストレス

　親が疾病や障害をもつ場合、養育される子どももストレスを抱えることになる。子どものストレスは、子どもが養育を受けている時期である乳児期から青年期までと、子どもが成人して以降に分けて解説する。なお、親が疾病や障害をもったとしても、その親は子どもに十分な養育を提供したいと考えていることを忘れてはならない。まず、養育を受けている時期について述べる。子どもが受ける養育は身体的養育と心理的養育に分けて説明できる。身体的に成長するためには、必要十分かつバランスのよい栄養や適度な運動、良質な睡眠が重要である。親が疾病や障害をもつと、経済的に困窮する場合がある。また、親とともに公園などで体を動かすことができなくなったり、親の療養生活のために生活リズムが乱れたりすることもある。子どもには心理的な発達も必要である。子どもの年齢が低ければ低いほど、心理的発達に親が及ぼす影響は大きい。例えば、エリクソン[2]による乳幼児期の発達課題である基本的信頼の獲得は、養育者なくしては難しい。しかし親の疾病や障害状況によっては、子どもが心理的に発達するための親からの十分なかかわりを得られないことも考えられる。心理的に十分発達できなかった子どもは円滑な対人関係を構築することが難しい傾向を有し、そのことで生きづらさを抱える。なお、十分に養育できない家庭で育った子どもをアダルトチルドレンとよぶ。アダルトチルドレンについては後述する。

　次に、疾病や障害をもった親の子どもが成人後に抱えるストレスである。子どもは成長すると家族のなかでマンパワーとして考えられるようになり、親の療養生活

についても物理的、経済的な支援を求められることがある。親の年齢に関係なく子どもが支援しなければならない状況もある。子どもは自分の可能な範囲で支援することになるが、自分自身も社会人として適応する最中であったり、新しい家庭を築いて自分の子どもを養育しなければならない状況にあったりすると、親を十分に支援できないこともある。その場合、子どもは親の支援と自分の生活の間にジレンマを抱える。子どもが家庭をもち親に十分支援できない場合、親孝行できていないという自責の念を抱くこともある。また、親の疾病や障害が成人前から継続している場合、子どもは十分に養育されなかったという不満から、親と大人同士としてどのようにかかわってよいかわからないという戸惑いが生じるかもしれない。子どもが成人するまでの親子関係は、子どもが成人した後にも大きく影響する。関係が良好でない場合や、互いに複雑な感情を抱えている場合などは、子どもの成人後に親と疎遠になる場合もある。近年、親の介護などを担った子どもの成長への影響はヤングケアラーとして注目されている。

5）家族集団のストレス

　家族集団のストレスとしては、疾病や障害をもった家族成員への心配など、家族間の情緒的つながりに影響を及ぼすこと、家族内の心理的支えであった家族成員が疾病や障害をもつことで、それまでしていた相談ができなくなるなど、他の家族がストレスコーピング方法の変更を余儀なくされること、家族各人がそれまで担っていた役割に変化が生じ、その変化が家族関係に影響を及ぼすことなどがある。

　まず、家族間の情緒的つながりに影響を及ぼすことである。家族は互いに気遣い合いながら生活している。ともに生活しているが故に情緒的なつながりも深く、家族の疾病や障害による心理的影響も大きい。例えば、母親が突然事故にあったとき、子どもが心理的に不安定になり、学業や仕事が手につかなくなるなどの影響が出る。また、折に触れて疾病や障害をもつ家族のことを思い出して心を痛めることもある。筆者は入院中の患者（親）が基礎疾患を有する家族（子）の見舞を受けた際、療養中の自分のことよりも子どものことを心配し続ける姿を目にしている。その患者は基礎疾患を有する家族の病状の変化に伴い、自分の病状も変化していた。

　次に心理的支えであった家族成員が疾病や障害をもつことで、他の家族がストレスコーピング方法の変更を余儀なくされることである。ストレス発散方法を尋ねられたとき、誰かに聴いてもらうという方法をあげる人は少なくない。また、聴いてもらう相手は家族であることも多い。つまり、家族の存在そのものが互いのストレスコーピングの手段となっているのである。他者のストレスに関連したエピソードを聴き、共感し、必要に応じて助言や手助けをするためには、聞き手が心身ともに

ある程度健康でなければ難しい。疾病や障害をもっていたとしても話を聴くことは可能であるが、それは心理的余裕がある場合である。疾病や障害をもった直後や、回復が思うようにいかないときなどは相手の話を聴くための心理的余裕に欠けることも少なくない。家族間でストレスを吐き出し合ってカタルシス（浄化）を図っていた場合、家族の誰かの疾病や障害によって話を聞いて貰えなくなり、ストレスコーピングできなくなってしまう。その結果、新しいストレスコーピング方法を探さざるを得なくなるが、すぐに見つかるものでもなく、新たなストレスコーピング方法を見つけるまでストレスが蓄積することになる。

　最後に家族間の役割に変化が生じることである。家族関係は、家族各人が自立しつつも必要なところについては頼り、頼られることで成立している。家族の誰かが疾病や障害をもったとき、他の家族はそれまでの頼っていた状況から頼られる状況に変化することがある。変化の量はそれまでの関係性や、疾病や障害をもった家族の状況などによる。疾病や障害をもった家族の療養状況によっては、家族のなかで誰かが介護する場合もある。介護する家族が就労していた場合、退職することもあり得る。その場合、生活のための収入が途絶えることで経済的に困窮するかもしれないし、自分の自由になる収入が途絶えることでショッピングなどそれまで使用していたストレスコーピング方法を用いることができなくなるかもしれない。また、社会に貢献しているという自信を失ったり、自分の描く将来像を実現できなくなったりすることもある。

(2) 家族の健康状態のアセスメント

　家族として健康であるということは、家族という集団がセルフケアできているとも言い換えることができる。家族集団のセルフケアとは、ある家族成員もしくは集団全体に生じた健康問題に向かい、必要時に適切な支援を受けながら、自分たちの力で乗り越え、さらに力をつけて生活を継続していくことである。

　「健康な家族」の共通点について、鈴木[7]は①父母連合（父親と母親の親密さ）が比較的強く、親子関係と同じくらい大切にされている、②両親と子どもの間で誠実な話し合いができる機会や関係がつくられている、③家族が共通の目的や関心をもち、ともに活動する機会を多く有している、④一方、それぞれの家族成員が自分の目的や生きがいをもち、互いにそれを尊重している、⑤家族が社会との適度な交流をもっている、の5点をあげている。これらをまとめると、健康な家族に必要な要素は、家族成員同士の関係性が良好で、互いに尊重し合いつつ、家族集団としても協同できることであると言える。したがって、家族としての健康を測定するためには、家族成員同士の関係、家族各人の状態、家族集団としての協働する力をアセス

メントする必要がある。そのうち、家族各人のアセスメントについては、前項を参照していただきたい。家族関係と、家族集団として協働する力（家族の対処力）のアセスメント方法について、次項に示す。

2.2 家族関係、家族の対処力とソーシャルサポートのアセスメント

(1) 家族関係のアセスメント

　家族関係は家族の問題解決能力の基盤になる。そのため、看護職者は家族成員間の関係性をアセスメントしなければならない。家族関係をアセスメントする際、よく使用されるのが**ジェノグラム**（家系図）である。ジェノグラムは家族の関係を図示でき、速やかに家族の構成人数や血縁関係を把握することができる。図4.2にジェノグラムの例を示す。ただし、ジェノグラムは主に家族の血縁関係を表すものであるため、家族成員同士の人間関係は表現できない。家族成員同士の人間関係は複雑であり、親子やきょうだいといった、いわゆる濃い血縁関係であっても絶縁状態の家族がみられる一方、血縁関係は薄くても関係の深い場合も存在する。家族成員同士の人間関係を図示するツールとしては、**エコマップ**がある。エコマップも血縁関係を示すが、あわせて人間関係も示す。さらに、家族成員以外の人物やペットなども記載することが可能である。エコマップの例を図4.3に示す。エコマップを用いることで、対象者を支援している人物は誰なのか、対象者は家族集団の中でどのような役割を果たしているのかが明確になる。また、対象者の発病が家族に及ぼす影響を把握しやすくなり、家族の対処力のアセスメントや対象者およびその家族に対する支援の方向性の検討が行いやすくなる。ジェノグラムとエコマップは記載時点の家族関係を描写することができるが、さらに必要な視点として時間軸がある。家族関係は時間とともに変化する。子どもが独立するなどして家族成員が減ることもあれば、結婚や出産などで家族成員が増えることもある。家族成員の中に新たに疾病や障害をもった者が出る場合もある。家族をアセスメントする場合、その家族が今後どのように変化するかをある程度想定することが求められる。将来的にマンパワーが不足すると予測される場合には、早期に補完することができるように長期的な視点で支援体制を構築しておく必要がある。

　機能不全家族とは、家族というシステムそのものが機能不全に陥っている家族である[5]。機能不全家族で育ち、子どもらしく生きられなかった人を**アダルトチルドレン**という[8]。アダルトチルドレンは常に生きづらさを感じ、対人関係障害を抱える傾向を認める。また、虐待など小児期における機能不全家族との生活上のつらい体験を**逆境的小児期体験**という。機能不全家族の構成員や、アダルトチルドレンが

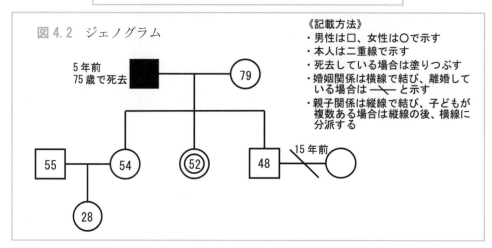

図4.2 および図4.3 家族構成
・当事者A氏（女性、52歳、未婚）
・父（5年前、75歳で死去）
・母（79歳、存命）
・姉（54歳、既婚、本人との関係良好）
・姉の配偶者（55歳、本人から嫌われている）
・姉の子（女性、28歳、本人を慕っている）
・弟（48歳、離婚歴あり、本人との関係不良で疎遠）
・猫（当事者の愛猫）

図4.2　ジェノグラム

《記載方法》
・男性は□、女性は○で示す
・本人は二重線で示す
・死去している場合は塗りつぶす
・婚姻関係は横線で結び、離婚している場合は――と示す
・親子関係は縦線で結び、子どもが複数ある場合は縦線の後、横線に分派する

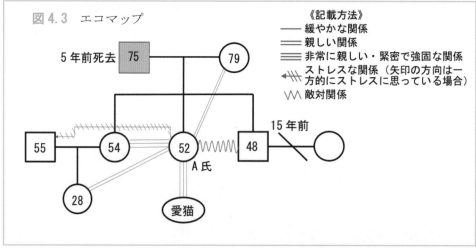

図4.3　エコマップ

《記載方法》
―― 緩やかな関係
＝＝ 親しい関係
≡≡ 非常に親しい・緊密で強固な関係
◀//// ストレスな関係（矢印の方向は一方的にストレスに思っている場合）
/\/\/\ 敵対関係

成長した後に築く家族には共依存傾向を認めることもある。**共依存**とは対人的な依存であり、本来ならばコントロールできるはずのない他者を必死になってコントロールしようとする状態である[5]。共依存状態にあると、自分がいないとこの人はダメになると思い込み、相手が自力でできることさえも代理で行うなどの行為がみられるようになり、結果的に互いの自立を妨げ合う。家族では家族成員それぞれが自

立して集団内の役割を果たすことが求められるが、共依存ではそれができなくなる。機能不全家族のように家族そのものが問題を抱えている状態を**家族病理**という。家族病理は依存症者を有する家族などにみられる。看護職者は家族をアセスメントする場合、家族病理を有するケースがあることを認識しておく必要がある。例をあげると、**統合失調症患者に影響を与える家族の態度として感情表出（Expressed Emotion：EE）が指摘されている。批判的に接したり、逆にかばい過ぎたりするなど EE が高い家族との生活では再発のリスクが高まり、褒めるなど EE が低い家族との生活では回復に向かうとされている**[8]。ただし、看護職者からみて明らかに問題を抱え、機能不全状態にある家族であっても不安定ながら社会生活を維持しているケースも多い。そのような場合、支援者が不用意に介入すると、不安定ながらも維持していたバランスを崩して社会生活が困難になってしまうこともある。不安定であっても支え合い、家族関係が維持できている場合には、いつまで維持可能かを予測しながら、支援するタイミングやポイントを見極めることが求められる。ただし、見極めは難しいため、経験豊富な看護職を含む複数の専門職が十分に検討する必要がある。

(2) 家族の対処力のアセスメント

　問題解決にあたり家族には、問題を把握する力、自分たちで対処可能か否かを判断する力、自分たちで対処困難な場合に援助を求める力の 3 点が必要になる。看護職者は家族の対処力としてこの 3 点を把握する必要がある。2022 年の国民生活基礎調査よると、わが国の平均世帯人員（1 世帯当たりの平均人数）は減少傾向にある（表 4.2）。一家族当たりの家族員の減少は、家族集団のマンパワーの不足や経済力の低下などを意味し、家族の問題解決能力の低下にもつながる。看護職者は社会的に家族の対処力が低下し続けている可能性を承知し、必要に応じて家族外からの支援を導入する必要性を考慮しておかなければならない。さらに、一見すると問題解決能力を有しているようにも思える家族であっても、健康に関する知識不十分なことが多い。家族成員それぞれの健康に対する認識もさまざまであり、健康問題への対応方針を決定する際、意見の相違から対立することも少なくない。また、健康問題が生じる前からの家族関係によっては、そもそも協働できないケースもある。一方で、家族の危機に対応したことをきっかけに、それまで希薄であった家族成員同士が情緒的な関係を深め、家族関係が良好になることもある。看護職者には家族関係を丁寧にアセスメントし、家族成員それぞれが健康問題の解決に向かって協働し、集団として成長しやすいように支援することが求められる。

表4.2　世帯構造別、世帯類型別世帯数及び平均世帯人員の年次推移

推計数（単位：千世帯）

年	総数	単独世帯	夫婦のみの世帯	夫婦と未婚の子のみの世帯	ひとり親と未婚の子のみの世帯	三世代世帯	その他の世帯	高齢者世帯	母子世帯	父子世帯	その他の世帯	平均世帯人員（人）
1986（昭和61）年	37 544	6 826	5 401	15 525	1 908	5 757	2 127	2 362	600	115	34 468	3.22
'89（平成元）	39 417	7 866	6 322	15 478	1 985	5 599	2 166	3 057	554	100	35 707	3.10
'92（ 4）	41 210	8 974	7 071	15 247	1 998	5 390	2 529	3 688	480	86	36 957	2.99
'95（ 7）	40 770	9 213	7 488	14 398	2 112	5 082	2 478	4 390	483	84	35 812	2.91
'98（ 10）	44 496	10 627	8 781	14 951	2 364	5 125	2 648	5 614	502	78	38 302	2.81
2001（ 13）	45 664	11 017	9 403	14 872	2 618	4 844	2 909	6 654	587	80	38 343	2.75
'04（ 16）	46 323	10 817	10 161	15 125	2 774	4 512	2 934	7 874	627	90	37 732	2.72
'07（ 19）	48 023	11 983	10 636	15 015	3 006	4 045	3 337	9 009	717	100	37 197	2.63
'10（ 22）	48 638	12 386	10 994	14 922	3 180	3 835	3 320	10 207	708	77	37 646	2.59
'13（ 25）	50 112	13 285	11 644	14 899	3 621	3 329	3 334	11 614	821	91	37 586	2.51
'16（ 28）	49 945	13 434	11 850	14 744	3 640	2 947	3 330	13 271	712	91	35 871	2.47
'19（令和元）	51 785	14 907	12 639	14 718	3 616	2 627	3 278	14 878	644	76	36 187	2.39
'20（ 2）	・・・	・・・	・・・	・・・	・・・	・・・	・・・	・・・	・・・	・・・	・・・	・・・
'21（ 3）	51 914	15 292	12 714	14 272	3 693	2 563	3 379	15 062	623	63	36 165	2.37
'22（ 4）	54 310	17 852	13 330	14 022	3 666	2 086	3 353	16 931	565	75	36 738	2.25

構成割合（単位：%）

年	総数	単独世帯	夫婦のみの世帯	夫婦と未婚の子のみの世帯	ひとり親と未婚の子のみの世帯	三世代世帯	その他の世帯	高齢者世帯	母子世帯	父子世帯	その他の世帯	平均世帯人員
1986（昭和61）年	100.0	18.2	14.4	41.4	5.1	15.3	5.7	6.3	1.6	0.3	91.8	・
'89（平成元）	100.0	20.0	16.0	39.3	5.0	14.2	5.5	7.8	1.4	0.3	90.6	・
'92（ 4）	100.0	21.8	17.2	37.0	4.8	13.1	6.1	8.9	1.2	0.2	89.7	・
'95（ 7）	100.0	22.6	18.4	35.3	5.2	12.5	6.1	10.8	1.2	0.2	87.8	・
'98（ 10）	100.0	23.9	19.7	33.6	5.3	11.5	6.0	12.6	1.1	0.2	86.1	・
2001（ 13）	100.0	24.1	20.6	32.6	5.7	10.6	6.4	14.6	1.3	0.2	84.0	・
'04（ 16）	100.0	23.4	21.9	32.7	6.0	9.7	6.3	17.0	1.4	0.2	81.5	・
'07（ 19）	100.0	25.0	22.1	31.3	6.3	8.4	6.9	18.8	1.5	0.2	79.5	・
'10（ 22）	100.0	25.5	22.6	30.7	6.5	7.9	6.8	21.0	1.5	0.2	77.4	・
'13（ 25）	100.0	26.5	23.2	29.7	7.2	6.6	6.7	23.2	1.6	0.2	75.0	・
'16（ 28）	100.0	26.9	23.7	29.5	7.3	5.9	6.7	26.6	1.4	0.2	71.8	・
'19（令和元）	100.0	28.8	24.4	28.4	7.0	5.1	6.3	28.7	1.2	0.1	69.9	・
'20（ 2）	・・・	・・・	・・・	・・・	・・・	・・・	・・・	・・・	・・・	・・・	・・・	・
'21（ 3）	100.0	29.5	24.5	27.5	7.1	4.9	6.5	29.0	1.2	0.1	69.7	・
'22（ 4）	100.0	32.9	24.5	25.8	6.8	3.8	6.2	31.2	1.0	0.1	67.6	・

注：1）1995（平成7）年の数値は、兵庫県を除いたものである。
　　2）2016（平成28）年の数値は、熊本県を除いたものである。
　　3）2020（令和2）年は、調査を実施していない。

出典）厚生労働省「2022年 国民生活基礎調査」

(3) 家族の対処力を補うソーシャルサポートのアセスメント

　看護職者は患者の家族について、健康問題が生じた対象者を支援する力があるか、また、当事者を支援しながら家族成員それぞれの生活を維持できるかを見定めることが求められる。家族のみでは健康問題への対応が難しい場合や、健康問題には対応しきれていても家族成員それぞれの余力が乏しい場合には、**ソーシャルサポート**の導入を検討する。ソーシャルサポートには、親戚や友人関係、近所付き合いなどの私的（インフォーマル）なものと、行政などの公的（フォーマル）なものとがある。公的なソーシャルサポートの一覧を表4.3に示す。表4.3に示した以外にも活用できるソーシャルサポートはあると思われるため、状況に応じて行政の相談窓口などを活用してもらいたい。例えば、筆者の支援してきた障害児をもつ母親は、大型ショッピングモールで子どもを30分程度託児ブースに預かってもらい、一人で買い物をすることで気分転換することを大切にしていると述べていた。身近なところにもサポートシステムは存在しているかもしれない。

　ただし、日本人の多くが家族内の問題を外に知られたくない傾向や、家族以外の他者を自宅内に入れたがらない傾向を有している。看護職者はソーシャルサポートの導入にあたり、家族員の意向を十分に把握したうえで丁寧な説明を加える必要がある。看護職者のみでソーシャルサポートを導入することが難しい場合は、ソーシャルワーカーなどの専門家や、家族成員もしくは家族に近しい人の中でソーシャルサポートの意義を理解している人と協働することも有用である。

2.3 家族システムのアセスメント

(1) 家族システムとは何か

　1950年代、個人療法と対比して「家族を集めて行う心理療法」という形態を意味して開始された家族療法は、1970年代以降「家族とは人々が相互作用して変化・形成するシステムである」という考え方を強調し、**「システムズ・アプローチ」**あるいは**「家族システムズ療法」**ともよばれるようになった。家族療法の基盤には、家族とは単なる人々の寄せ集めではなく、人々が有機的に関連し合い、全体としてまとまりながら一連の機能を果たしているシステムと捉える家族システム理論がある。家族システム理論では、家族をひとつのまとまりをもつ生命体、もしくは生態系と捉える。

(2) 家族システムを把握する

　家族のシステムを把握するために患者や家族から知り得た情報は、構造的な面と機能的な面に分けて把握すると整理しやすくなる。

表4.3　家族の支援に活用できる精神保健医療福祉に関連した
ソーシャルサポート一覧

---

1. 医療機関（当事者の治療およびリハビリテーション、家族からの相談に対応）

◈ 精神科病院・精神科病棟
　当事者が休息目的に任意入院することが可能である。入院中家族は在宅における支援体制を整えることができる。医療保護入院の場合は退院後生活環境相談員が選任され、円滑な地域生活への移行を支援する。

◈ 精神科デイケア・ナイトケア
　精神科で利用できる日帰りのリハビリテーションで、当事者の対人関係の向上にもかかわるため、家族の相談にものる。

2. 保健機関（家族からの相談に対応し、必要時入院調整したり、社会資源の導入を仲介）

◈ 保健所
　都道府県や政令指定都市などが設置している。精神障害者の早期治療の促進ならびに精神障害者の社会復帰および自立と社会経済活動への参加の促進を図る役割を有し、相談、訪問指導、社会復帰および自立と社会参加への支援などを行う。

◈ 精神保健福祉センター
　精神保健福祉に関するさまざまな機能を有するが、その中に相談窓口があり、精神保健福祉相談員が対応する。

◈ 保健センター
　市町村が設置している。精神疾患に関連した相談を受けたり、必要時家庭訪問などを行っている。

3. 福祉機関

◈ 社会福祉協議会
　社会福祉制度についての各種相談や日常生活自立支援事業、生活福祉資金貸付制度などがある。家族からの相談に対応する他、経済的な困窮に対して無利子や低利子で生活のための資金を借りることができる。

◈ 地域活動支援センター
　相談支援や居場所としての役割をもつ。家族の相談にも対応する。

4. その他の機関や制度

◈ 家族会
　同じ疾患や障害をもつ当事者の家族の集まり。家族に共通する悩みを共有したり、先輩家族から経験に基づく助言をもらうことで困りごとを乗り越える方法を修得することができる。

◈ セルフヘルプグループ
　当事者の自助団体で、アルコール依存症の断酒会やAAなどがある。団体によっては当事者の家族が運営に携わっていたり、家族向けの企画が行われることもある。家族同士の交流ができる。

◈ 障害年金
　精神疾患を患い、生活のしづらさが固定し障害と認定されるなど一定の条件を満たしたときに支給される。金額は障害の等級によって異なる。2級以上は障害基礎年金が支給されるが、発症時、厚生年金に加入していると障害厚生年金も支給される。

◈ 労災保険
　仕事中のけがや病気による収入保障。精神疾患の発病も対象となることがある。疾病や障害により家族の収入が減少したり、なくなったとき、一時的な支援となる。

◈ 傷病手当
　病気やけがにより仕事ができず収入が途絶え、かつ労災保険の対象とならない場合、一定の条件を満たすときに支給される。疾病や障害により家族の収入が減少したり、なくなったとき、一時的な支援となる。

◈ 精神障害者保健福祉手帳
　取得すると税制控除や公共料金などの優遇措置が受けられる。公園や施設の入場料免除は取得した本人に加え、家族などの付き添い者1名にも適応されることがある。

出典）二本柳らの著書から抜粋し改変および追記

　構造的な面としては、家族構成、家族成員の年齢や職業、健康状態、経済状態、生活習慣、住宅環境や地域環境、ケア技術を習得する力などがあげられる。機能的な面としては、家族成員の価値観、担っている役割、それぞれのコミュニケーション能力や意思決定能力などがポイントとなる。特に機能的な面の情報は、患者やその家族とのかかわりが深まっていくことで情報の幅も広がっていく。

　構造的な面と機能的な面に分けて把握した情報は、例えば健康状態や受診行動、服薬行動などには家族構成や家族成員の年齢のみならず、お互いの価値観が影響することもあるなど、決して切り離せるものではなく、それぞれが影響し合う。このような視点で項目別に把握していくうちに、どの項目が重なり合っているのかが見えてくる。このプロセスを通して、本人や家族の困りごとを整理していく。

1）構造的・機能的側面について

　表4.4、表4.5には、構造的・機能的な側面として、どのような項目に着目したらよいかを記載している。これまで学んできたアセスメントについての知識や経験を振り返りながら、両側面の特徴や、家族システムを把握するうえで生じ得る項目間の関連性についても考えてみる。

表 4.4　家族の構造的側面

ア）家族構成	患者を中心に両親やきょうだい、子どもなど
イ）家族成員の年齢	
ウ）職業	会社勤めか、自営業か、退職後か、現在と過去の就労状況
エ）健康状態	体力・体調、治療中の疾患の有無
オ）経済状態	主な収入源（年金や生活保護受給など含む）
カ）生活習慣	生活リズム、余暇や趣味、食生活、飲酒、喫煙
キ）ケア技術を習得する力	コミュニケーションの特徴、健康問題の関心度
ク）住宅環境	室内環境、間取り、広さ、設備、集合住宅、戸建て
ケ）地域環境	住んでいる地域の特徴、山間部、都市部 交通の便、地域の価値観、社会福祉サービスの発達状況

表 4.5　家族の機能的側面

ア）家族内の情緒的関係	愛着、反発、関心、無関心
イ）コミュニケーション	会話の量、明瞭性、共感性、スキンシップ、ユーモア
ウ）役割構造	役割分担の現状、家族内の協力や柔軟性、キーパーソン
エ）意思決定能力、スタイル	家族内のルールの存在・柔軟性、キーパーソン
オ）家族の価値観	生活信条、信仰
カ）社会性	社会への関心度、情報収集能力、外部社会との対話能力

2) 事例を通して、構造的・機能的側面について考える

　家族の構造的・機能的な側面とはどのようなことか**事例Ⅰ**を読んで書き出してみよう。絶対的な正解はないが、考えた理由を大切にして読み進めてみるとよい。

事例Ⅰ 〈両親と暮らす30歳のXさんの場合〉

　公営住宅の1階に両親と本人の3人で暮らしている。統合失調症で注察妄想があり、引きこもりがちで定期的な通院が困難なことから訪問看護の依頼があり、週2回訪問をすることになった。

・本人は30歳代後半の男性で無職。障害年金を受給している。

・両親は70歳代。父親は週2回ビル清掃のアルバイトへ出ている。母親はパーキンソン病を患っており、日中は週3回デイサービスを利用している。

・世帯の収入源は父親のアルバイト代と両親および本人の年金。

【ある日の訪問の様子】

　週2回の訪問は、母親がデイサービスへ行っている日時に調整している。

本人「今月もギリギリで。父親はお金くれないんですよ。食事だってご飯は父親が炊きますが、おかずとか自分でなんとかしろって言われて、こんなんじゃ足りないですよ。」「父親は、家のことや母さんのことが大変なのはわかるけど…。先のことを考えたら働かなければと思うのですが…」

　訪問終了直前に父親が帰宅。手にはビールが数本入った袋を下げている。机の上には惣菜が置きっぱなしになっており、周辺には缶のごみがそのまま残されている。父親は買い物から帰宅すると毎日缶ビールを数本飲んでいる。

　父親が帰ってくると本人の様子が変わり、おどおどしながら父親を避けるようにして部屋に戻ろうとする。

父「看護師さんに挨拶ぐらいしろ。まともに目を見て挨拶もできないやつが社会で働けるわけないだろう。」と息子に声を掛ける。

父「薬を飲んだり、看護師さんには家まで来てもらったりして迷惑かけて。あんなの甘えているだけなんですよ。金を渡すとすぐ使っちゃうし、働く気はないし。この先のことをどう考えているんだか。毎日、夜中まで起きてゲームばかりしている。小さい頃は優秀でかわいい息子だったのに。困ったもんだね。」

看護師「お父さんも大変ですね。」

父「この間、病院を受診したら肝臓の数値が高いって言われたんですよ。まあ、確かに体はだるいし、なんだか腰の調子もいまいちでね。」

【母親のケアマネジャーより聞き取りした情報】

　食事は父親と母親は一緒にとるが、本人は自分で買ってきたお菓子や惣菜などを自室で食べ、ごみなどは片付けないため本人の部屋は汚れている。洗濯や炊事などは父親が行なっているが、十分にできていない。ヘルパーによる家事援助を入れたいが、父親が働いているため、難しい状況。金銭管理は父親がすべて行っている。

表 4.6　構造的・機能的側面

構造的側面	
家族構成	両親、本人
家族成員の年齢	本人：30 歳代後半　両親：70 歳代
職業	本人：無職　母親：無職 父親：週 2 回ビル清掃の仕事に従事
健康状態	本人：統合失調症との診断、注察妄想あり 母親：パーキンソン病 父親：肝機能の数値が悪い
経済状態	世帯の収入源は父親の就労所得と両親および本人の年金。 一家の金銭管理は父親が担っている。
生活習慣	母親は週 3 回デイサービスを利用している。 父親は日中は週 2 回仕事をしており、帰宅すると毎日数本の缶ビールを飲んでいる。家事の多くは父親が担っている。 本人は昼夜逆転しており、夜間ゲームなどして過ごしている。両親は一緒に食事をしているが、本人は購入できる範囲の惣菜で済ませている。
ケア技術を習得する力	父親は息子の様子を伝えたり、先々の不安を伝えるなど、看護師とのコミュニケーションは取れる。
住宅環境	公営団地の 1 階に住んでいる。 惣菜の食べ残しなど、机の上に置きっぱなし。 室内は雑然としている。
地域環境	自宅周辺には同様の公営団地がたくさん建っている。
機能的側面	
情緒的関係	本人はお金のことを中心に父親へ不満はあるが、はっきり言えない。 父親は本人の生活態度に対して文句を言っており、向ける言葉はどこか感情的。幼少期の関係は良好だった様子もある。
コミュニケーション	本人は父親を避ける傾向にある。自宅での生活が中心のため、家族以外の他者とのかかわりが限定的。 父親はケアマネジャーや訪問看護師に相談はできるが、息子に対しては否定的な言動が多く、対話ができていない。
役割構造	父親は買い物や食事の用意、洗濯など家事と金銭管理を一人で行っているが、十分にはできていない。 母親は日中デイサービスへ通っている。 本人は好きな食べ物を買いに出掛けるが、居室の掃除は行えていない。 母親はパーキンソン病で家事をすることができない。
意思決定能力とスタイル	父親が金銭管理をすべて行なっており、毎月一定額を息子に渡している。本人は、病気の母親と、父親への負担を考えて仕事をしなければという思いはあるが、行動を起こせない。
家族の価値観	父親は「働くべき」という考えや、子供に金銭管理は任せられないという価値観がある。また、精神疾患は甘えであるという思いももっている。
社会性	母親はデイサービスを利用している。 父親は定年退職後もビル清掃の仕事を続けている（収入を得ながら、社会とのつながりがある）。 本人は週 2 回の訪問看護の他は、惣菜を買いに出かける程度。

　その他に、本人と母親、そして父親と母親との関係性はどうなのだろう。また、なぜ父親は本人に対して強い口調になってしまうのかなど「情報の気になる裏側」がいくつか見つかったのではないだろうか。これらが、今後本人や家族との関係を構築していく中で、どのように情報を得ていくかのヒントになる。また、本人や家族とのかかわりが続いていく中で、最初に得られた情報の意味合いが変化していくことも多い。関係性が変化することで情報の見え方も変わり、得られた情報の内容も変化していくのである。

　例えば、上記の事例に別の背景（「本人は幼い頃、いじめを受けた経験がある」、「本人も数年間の就労経験がある」、「父親は職人気質でトップダウン」、「母親は父親に従うタイプ」など）があったとしたら、これまでに得た情報の見え方も変わってくるのではないだろうか。

　あるひとつの情報を得た際に、その情報に基づいて現状を断定するのではなく、その背景にあるものや、その情報のもっている本当の意味について、いつでも心を開いておく姿勢が大切である。

(3)　家族成員が精神疾患を抱えることによって家族が受ける影響

　家族の誰かが精神疾患を抱えることになったとき、周りの家族一人ひとりもさまざまな影響を受ける。疾患を受け入れることがすぐにはできない状況において、精神疾患を患った患者とその他の家族が長期的に付き合う中で生じる変化はさまざまである。しかしそれでも、色々な情報や経験からある程度の想像・予測をもってかかわっていくことは可能なのではないだろうか。表4.7に、そのような状況において、家族が現状を受け止めていく過程で起こり得る変化を示した。

　家族は、患者への支援によって精神・身体への影響を受けやすい。社会性の変化が生じていくなかで、喪失する役割があると同時に、患者の精神状態に左右されながら日常的に支援をする立場にもある。そのような家族のQOLに目を向け、休息や趣味の時間をとる、健康面へ目を向けられる余裕をつくる、家族間でのコミュニケーションをとるなどのことが可能となるように配慮する必要がある。

2.4　家族への教育的介入と支援

　患者を含むその家族にどのような支援ができるだろうか。前項で見出した項目をヒントにしながら、わたしたちができる支援、看護を探っていく。

(1)　「介入」や「支援」を考える

　そもそも、家族を支えるとはどのようなことなのか。生活の中心は患者や家族である。看護師の主観だけで介入するのではなく、あくまでも患者や家族に寄り添い、

表4.7 家族が現状を受け止めていく過程で起こり得る変化

(1) 家族成員の心身の健康状態の変化

✧どうしていいのかわからず一生懸命に考えるが、堂々巡りになる。

✧自責感、無力感、疲弊感、孤立感、悲嘆などを抱く。

✧患者だけではなく、家族が慢性的な疲労、不眠や頭痛、胃の不快感など、身体の不調を来す。

✧家族の心理的二次障害（適応障害、うつ、愛着障害など）が生じやすい。

(2) 家族の日常生活上の変化

✧患者の精神状態が家族の生活習慣に影響を及ぼすことがある。

✧患者の病状により家族の行動が制限される。行きたいところに行けなかったり、やりたいことができなくなったりする。

✧患者のできないことを家族の誰かが代わりに行わなければならなくなる。

(3) 家族内の関係性の変化（意思決定によるパワーバランスの変化）

✧患者の意思決定が困難になると、家族が必要に迫られて意思決定を代弁するようになっていくことがある。

✧感情とその表現方法の不一致が起こりやすい。

✧家族の批判的な態度（critical comment：CC）や情緒的な巻き込まれ過ぎ（emotional over involvement：EOI）が、患者の病状悪化に影響することがある。

✧患者の能力を低く見積もり、過干渉になってしまう。

✧疾患を抱える患者との対話を諦め、かかわらないように距離を置いてしまう。

(4) 家族の社会性に関する変化

✧家族やその周囲の人のスティグマ（偏見）により周囲に相談しづらく、抱え込んでしまう。

✧近隣住民との付き合いなど既存の関係性が、精神症状による大声などをきっかけに崩れる。

✧本人の病状によっては、就労や社会参加などの役割を継続できなくなる。

日々の暮らしで生じる困りごとへの対処をときには一緒に検討し、ときには一緒に試みることが介入や支援なのではないだろうか。

(2) 支援の先にある、ゴールや方向性とは何か

目指すべき方向性やゴールは、患者や家族によって異なっており、それを一緒に見出していくことが重要である。患者や家族が地域で安心して暮らしていくうえで、精神疾患によりどのような困りごとを抱えているのかを捉える。

(3) 介入の実際

ここでは、在宅での支援を中心に看護師がどのように本人や家族とかかわるか、具体的な介入方法について述べていく。

1）介入方法について具体的に考える

（i）心情を吐露できる関係性の構築

　患者や家族との関係性が出来上がっていくというのは、目には見えず捉えどころがないかもしれない。また、思っていた以上に時間を要することも往々にしてある。そんな折、突然本人や家族が感情を露わにする場面もあるだろう。そのことが「関係性ができている」という指標になるわけではないが、感情を表出できる関係性がもたらされたとも考えられる。

（ii）一緒に問題に目を向け時間をかける

　問題や困りごとに目を向けていくうえで重要になるのは「待つ」という姿勢である。私たちは患者や家族とペースをともにする伴走者であるという意識を忘れないようにする。何が問題で何に困っているのかさえわからなくなることもあれば、何となくわかってはいてもすぐには言葉にできないということもある。誰しもがその曖昧な中を歩いていることを念頭に置き、患者や家族自身が気づき、納得し、言葉にすることを待つという接し方が、大切である。

（iii）本当のニーズが、当初想定したものとは異なる可能性があることを忘れない

　患者や家族がニーズとして提示してきたものの他に、潜在的なニーズがある可能性を念頭においておく必要がある。患者や家族と真摯に向かい合いつつ、現状を客観視することを意識する。

（iv）患者と家族の意思を尊重する

　患者と家族が「困っている」と感じている事象は異なっていることが多い。患者や家族それぞれがどのようなことで困っているのか、なぜ困っているのかを把握する。

（v）一緒に考えることで、患者や家族も気づかなかった見方を発見する

　患者や家族が自宅で安心して暮らしていくうえで、どのような困りごとがあるのかを把握し、その対処方法を患者や家族と一緒に検討する。

（vi）提案することを第一とし、主体性を引き出す

　看護師の考えを伝えることが必要なときもあるが、強要するのではなく、相手の主体性を引き出すきっかけをつくるという姿勢が大切である。そのためにはどのようなタイミングで、どのような言葉を用いて伝えるかについても考えなければならない。

（vii）介入からの経過を一緒に振り返る

　家族だけで考えを巡らす場合、「このままでよいのだろうか」という気持ちが強くなることがある。家族ができるようになったことや努力したこと、患者との関係性が変化したところなどを看護師が一緒に振り返ることにより、不安や焦りを抱え込まず前向きに考えるよう支援することができる。

2) 困り事への対処法を考える（表4.8）

在宅で精神疾患の当事者を支えている家族は、変化した家族機能を維持しながら日々の支援に追われており、地域資源を活用することにはなかなか思いつかないことが多い。医療者は家族の社会からの孤立を防ぐことも意識してかかわる必要がある。医療機関や在宅支援によるかかわりからデイケアや作業所へと広がりをみせる。そのような社会とのかかわりにより、「何か役割をもつ」ことや「作業をして賃金を得ること」だけでなく自分自身の安心感も得られ、これらの大切さに本人や家族が気づけるように医療者は介入していく。

表 4.8　本人や家族、看護師が遭遇しやすい困り事とその対処法

(1) **内服を処方通りに飲めない、通院を定期的にできない。**
　❖ 服薬状況を把握できるお薬カレンダーなどのアイテムを活用する
　❖ 頓服薬の管理を家族など支援者に協力してもらう
　❖ 精神状態や服薬状況を把握して主治医と連携し、通院頻度を検討してもらう
　❖ 通院が困難な場合、往診も視野に入れる

(2) **突然の発作（パニック、解離、てんかんなど）への対処方法がわからない。**
　❖ 対処方法にかかわる情報を提供をする（頓服薬の使用、WRAP、クライシスプランなどの活用、深呼吸をする、安心する体制をとる）
　❖ いつ、どのようなタイミングで発作が起きるのか記録する
　❖ 発作時の対処方法を支援者や本人、家族とともに検討する
　❖ 発作を起こすトリガーについても話し合う

(3) **精神状態が悪化したとき・しそうなときにどのように対処したらよいかわからない。**
　❖ 本人の病状が悪化している背景を考えて情報収集する（ライフイベントの発生、過剰適応による疲弊など）
　❖ 状態悪化のきっかけを共有する
　❖ 家族が支援者に心配なことを伝えられる機会をつくっておく
　❖ 受診先と連携を図り、早期に対応できるようにする

(4) **在宅での生活に伴い、活用できる地域資源がわからない。**
　❖ 地域で精神疾患の方を支える仕組みがあることを伝える
　❖ 受けることのできる福祉サービスがあることを説明する
　（精神保健福祉法により守られるべき存在であることを伝える）
　❖ 保健センターなどへの相談窓口との連携を提案する

(5) **作業所やデイケアなど通所サービスへ安定して通うことができない。**
　❖ 通うことができない理由を一緒に考える
　❖ 家以外の居場所をもつことのメリットを伝える
　❖ 通所継続できる方法を検討する（正しい生活リズムの定着、気持ちを上げる、音楽を聴く、帰りにお菓子を買うなど）
　❖ デイケア、作業所などへの安定した通所ができるよう連携を図る
　❖ 休息、休養の大切さを伝える
　❖ 家族に対し、通所できない日があっても焦ったり批判したりせず、寛容に状況を受け止めるよう促す

(4)　教育的介入をどう捉えるか

　看護師だからこそ知っていること、予測できることはもちろんあり、それらを基に介入していくことはある。しかし、それが唯一の正解ではないということ、正解であってもこちらのタイミングを強要するものではないということを、常日頃から意識していることが必要である。患者とその家族に寄り添い、彼らのペースや状況にあわせながら提案し、一緒に考え、主体性を引き出すきっかけにとなる介入を心がけていく。

2.5　患者－家族関係

　長期的な経過をたどるなかで、患者の病状変化や家族のライフイベントなどに伴い、患者とその家族にさまざまな関係性が生じる。家族の健康とは榊ら[1]によると「信頼に基づく絆」「協力しあいながらの調整活動」「環境への適応性」「時間空間の共有」「役割達成性」の5つの要素によって成り立っている。

(1)　健康な患者－家族関係

　患者と家族との関係が健康な場合として次の5つが考えられる。

- それぞれが自立してそれぞれの人生を自分らしく過ごせること。
- ゆるくつながり、協力関係を維持していること。
- 模索しつつ、揺れ動きながらそれぞれが存在を受容できること。
- 心地のよいコミュニケーションがとれること。
- 困ったことを家族以外の誰かへ情報共有し、相談できること。

(2)　不健康な患者－家族関係

1)　患者の不調により家族の凝集性が失われた状態[9]

　患者の不調によってもたらされた家族の体験によって、家族に凝集性（情緒的な結びつき）が弱くなっている。

2)　家族だけで人間関係が完結している状態

　患者の現状や家族でのトラブルを外部には漏らさずにタブーとし、誰にも相談しないもしくはできない状態に至っている。その原因として、実際に存在するか、あるいは患者や家族がその存在を恐れるスティグマ（偏見）により、第三者や医療機関への建設的な相談をしづらくさせている可能性があり、家族は問題を抱え込んだまま孤立無援感を抱くことになる。

3)　患者や家族が感情をぶつけ合い、適切なコミュニケーションがとれなくなっている状態

　自らのことを理解してもらえないなどの否定的な思いが募り、感情のぶつけあい

が生じることがある。このような場合はお互いの一方的な主張に発展することが多く、伝えたいことが一層伝えられなくなるという悪循環を来す。

4）患者が家庭内で役割を果たす機会を選べない状態

　精神状態がなかなか改善せず、患者自身が役割を見出す機会や自分自身の本当の気持ちに向き合う機会がないまま経過しており、他者から提案された役割を引き受けるしかなくなっている。

(3) 患者と家族との関係から見えてくる全体性の回復について

　健康と思われる家族関係の中にも、長期的な経過をたどる中で不健康な一面を垣間見ることがある。全体性の回復は、"不健康な患者－家族関係"から"健康な患者－家族関係"へと揺れ動きながら移行していく中にある。

3　人間と集団

3.1　さまざまな集団（group）

(1) 集団とは

　集団（グループ：group）とは、人や動物が群れをなして集まった状態をいう[1]。人は生まれてから死ぬまでに、家族や学校、職場などさまざまな集団とかかわりながら生きていく。人が相互にかかわりをもち、社会関係を形成している集団を社会集団（social group）という[1]。社会集団が構成されるためには、複数の各構成員が共通した関心・目標の下で、役割を分担しつつ連帯感をもつことが求められる。集団内で何が起きるかという個人と集団との関係、集団や組織に所属する個人の在り方なども見ていくことは集団での援助には必要となる[2)3)4]。

(2) 集団の機能

　特に精神医療に関連した集団を主な機能別にみると[5]、教育的な機能では子育て教室や介護教室、家族心理教育、生活技能訓練（Social Skills Training：SST）など、相互支援的な機能では患者会や家族会、アルコホーリクス・アノニマス（Alcoholics Anonymous：AA）、断酒会などのセルフヘルプグループ（Self Help Group：SHG）など、成長促進的な機能では、エンカウンターグループや援助専門職の研究グループ、治療的な機能では、家族療法、集団精神療法、グリーフカウンセリングなどがある。これらの中で、例えば家族会は相互支援的な機能に加えて教育的な側面も有するなど、機能が重複する場合もある。

3.2 集団の特性

(1) 集団凝集性

　集団に参加することでメンバー同士が影響を受け、メンバーが変化していく援助の過程を集団援助活動・集団援助技術（グループワーク）という。このグループワークにおいて、ひとつにまとまろうと作用する力や、集団内に留まるよう作用する力が集団凝集性である[3]。集団の活動が魅力的で構成員の欲求が満たされるほど集団凝集性が高まり目標を共有しやすく、構成員間に活発な相互作用が起きやすい。しかし、凝集性が高いと成果が高い反面、集団一致への圧力も強くなりがちで、その反動としての拒否感から集団が分裂したり[6]、離散者が出たり、さらには集団の存在自体が危機的になる場合があることも理解しておく必要がある。

(2) 集団の発達過程

　集団の発達過程は、タックマン（Tuckman, B. W. 米：心理学者）[7]によると形成期、動乱期、活動期、遂行期、分離期の 5 期に分けられる（タックマンモデル）。**形成期**は最初の段階で、お互いに知り合ったばかりでどのようにかかわっていいかわからず、果たすべき役割も理解できない時期である。**動乱期**では、各構成員がどのように一緒に活動するか検討するが、混乱していて意見の対立なども生まれ、危機となることもある。**活動期**では、集団内での自分たちのやり方を見つけて役割分化が進み、集団全体のルールとまとまりが発達し、生産性が上がり始める。**遂行期**は、集団の結束力が高まると同時に、それに対する抵抗も現れて集団全体が大きく揺れる時期で、動乱期まで戻ることもある。**分離期**では、集団との別れの作業をしてこの喪失を乗り越える体験をする。

(3) ビオンの集団観

　ビオン（Bion, W. R. 英：精神科医）は[8]集団を層として捉え、課題達成のためメンバーが理性的に協力して働く可視化できる層（作動グループ）と、混沌としてときには課題達成を妨げる目に見えない層（基底的想定グループ）に分かれ、これらの相互作用によって進むと述べた。この目に見えない層が集団に大きな働きをしており、これらは不安の反応として生じ、**依存**、**闘争と逃避**、**対の形成**（ペアリング）の 3 つのタイプに分けられる。**依存**では、誰かがリーダーシップをとって自分を守り導いてくれると期待する。ところが期待をかけた人がリーダーの役割を引き受けないときには不安と怒りが増大してその人を攻撃し、集団から離れたりさぼったりするなどの動きがでてくる。これが**闘争と逃避**である。この時期にはリーダーを擁護する人たちと批判する人たちに**分裂**（スプリッティング）が起こり、集団が二分することがある。また、**スケープゴート**（いけにえの羊）をつくり、崩壊しそうな

集団の不安や攻撃性の問題から目をそらして集団を存続させようとする出来事が起きることもある（例：いじめ問題など）。このような状況が続いて集団が機能不全に陥り集団内の不安が高まると、**ペアリング**といってある特定の二人がグループ内で下位集団を形成する。これらの目に見えない層の感情次元での集団特性を捉えることも重要となる。

(4) リーダーの役割

　1939 年に**レヴィン**（Lewin, K. 米：心理学者）はグループリーダーシップ研究[9]の中で、リーダーのタイプと生産性との関係を示した。まず**放任型のリーダー**は、決断や判断を他の構成員に任せ、一体感や協調性が生まれずに最も生産性が低い結果となった。次に**独裁型のリーダー**は、活動のすべてにおいて細部にわたり指示・命令し、他の構成員の意見はほとんど聞かない。失敗が許されない場合や意思決定に時間がない場合、リーダーの知識や経験が豊富な場合、積極性が低い構成員を率いる場合などには高い効果を発揮して短期的には成功するものの、構成員は自ら考えなくなり自立心が育ちにくい。これに対して**民主型のリーダー**は、最も効果的なスタイルとされリーダーはメンバーに指示・命令をするが、同時に部下やメンバーの意見も聴くため、メンバーはグループの意思決定プロセスに参加していることを感じることができ、構成員に「自分はチームの重要な一員」と感じさせることができ、責任感や自立心を芽生えさせる。

　構成員が抱くリーダーへの依存にリーダーが応えない場合には、それが怒りなどの攻撃性に変わることがある（ビオンの集団観「闘争と逃避」）。その場合、リーダーは不安になって焦り、自分が何か対応すべきと思ってしまいがちだが、「グループで起きたことは、グループで解決する」ことが原則である。リーダーには構成員の攻撃を共感的に受け止め、考えたことを言語で表現し、問題に直面する力が必要であり、そのためのトレーニングが求められる[10]。

(5) 集団のサイズ

　集団のサイズ（大きさ、人数）は、4〜6 人の小グループ、7〜10 人の中グループ、それ以上の大グループなどがある[11]が、少ない奇数の人数が相互作用などの点からも活動しやすいとされている。集団の中で生じる可能性がある人間関係の数は、［人間関係数＝$2^n - n - 1$　$n \geqq 2$（nは集団のメンバー数）］といわれている。例えば、4 人家族では「$2^4 - 4 - 1 = 11$」の人間関係が、8 人の看護師チームでは「$2^8 - 8 - 1 = 247$」の人間関係が生じる可能性があり、さらにはそれぞれの関係が相互作用しながら集団の中で一層複雑な人間関係を形作っていく[2][12]。このような集団内のさまざまな相互作用を**集団力動**（グループダイナミックス）という。

(6) 集団力動（グループダイナミックス）の形

　図4.4はリービット（Leavitt, H. J. 米：社会心理学者）[13][14]による5人集団の
ネットワークのパターンである。円型から鎖型、Y型、かじ型と移るほどリーダー
的な人物が定まっていく。単純な問題であれば、1人の情報がすばやく行きわたる
かじ型の作業効率が高いが、リーダー以外の者は不満を抱きやすい。一方、問題が
複雑になるほどメンバーの協力が必要で、円型の方が成員の不満が少ないが、作業
効率はよくない。全回路型（フリーフォーム）は、どのネットワークのいずれより
も、所要時間が少なく、失敗が少ないことが確認されている[13-16]

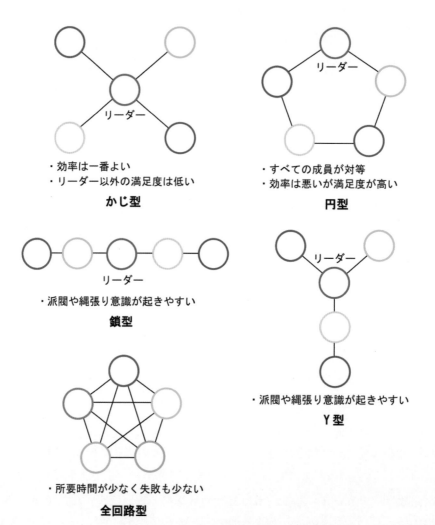

・効率は一番よい
・リーダー以外の満足度は低い

かじ型

・すべての成員が対等
・効率は悪いが満足度が高い

円型

・派閥や縄張り意識が起きやすい

鎖型

・派閥や縄張り意識が起きやすい

Y型

・所要時間が少なく失敗も少ない

全回路型

図4.4　集団内の相互作用の形　リービィットによる5人集団のネットワーク[13-16]

(7) 集団内のコミュニケーションの構造

　サイコドラマ（心理劇）の提唱者である**モレノ**（Moreno, J.L. 米：精神科医）は、人間関係を測定する技法である**ソシオメトリー**を開発した[18]。そして、集団メンバーが引き付けあったり、反発したり、無関心であったりする集団内の人間関係をわかりやすく実線や点線の矢印で図に表したのが**ソシオグラム**である[2)19-22]（図4.5）。グループ内の相互関係を検討する際には、前述した集団力動の形態（図4.4）とともに、このソシオグラムを用いた記録が活用できる[19-22]。これはグループ内のコミュニケーションのネットワークの構造を表している。

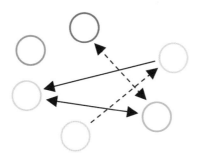

矢印の向き：働きかけの方向
線の種類：実線が関係有（受容）、点線が拒否（反発）

図4.5　ソシオグラム記録の例[2)19-22]

3.3 集団のもつ治療的因子

　1989年に**ヤロム**（Irvin D. Yalom 英：精神科医）[23]は、個人ではなく集団を対象とした集団療法には**11の治療因子**があることを示した（表4.9）。**希望をもたらすこと**とは、メンバーの回復過程を将来の自分の回復モデルにできること、**普遍性**とは自分一人が悩んでいるのではないと思えることである。**情報の伝達**により必要な情報やアドバイスがもらえ、**愛他主義**により他の患者を助けて自分が役に立つことを再発見できる。また、**社会適応技術の発達**として社会に適応する技術を習い学ぶことができ、**模倣行動**として他のメンバーと同様の方法を試みることができる。**カタルシス**とは強い感情を表現してメンバーから受容されることで感

表4.9　ヤロムによる集団療法の11の治療因子

1. 希望をもたらすこと
2. 普遍性
3. 情報の伝達
4. 愛他主義
5. 社会適応技術の発達
6. 模倣行動
7. カタルシス
8. 初期の家族関係の修正的繰り返し
9. 実存的因子
10. 凝集性
11. 対人学習

情の浄化と安堵感を感じられること、**初期の家族関係の修正的繰り返し**とは人生の初期の家族内で生じた受け入れがたい感情が、他の許容的なグループで受け入れら

れる体験を通して感情体験が修正され、今までとは違う考え方で行動できるようになること（**修正感情体験**）である。

　実存的因子とは、死や孤立、空虚さなどは本来人間に与えられたものであることを知り、自分たちの限界に勇気をもって直面することを学ぶことであり、**凝集性**とは、グループの一体感を得て他の人を受け入れサポートするなど、コミュニケーションが活発化し、グループの中で意味ある関係を形成することである。**対人学習**としては、グループ内の健全なコミュニケーションを通して自分の反応が適切ではないと気づき新しい対人関係を学ぶことができる（援助論　第 2 章　3.3 参照）。

3.4　自助グループ（SHG）での回復

　自助グループ（セルフヘルプグループ） は、同じ経験をした当事者同士が自助と相互支援、学習、活動を行うことを目的とした、仲間とつながるグループである[24]。ハーマン（Judith Lewis Herman 米：精神科医）[25] は、心的外傷の回復において、この同じ体験をした当事者同士のグループでの交流が、つらい体験に高度の理解と支持を与え、自分だけではないというヤロムの「普遍性体験」となり、疎外感・孤立感・恥辱感・スティグマを洗い流して戦友愛や団体精神を生むと述べる。

　心的外傷からの回復には、**有力化（エンパワメント）** と**絆の再生**が必要であり、そのためには感情について語るグループにおいて仲間とつながることで外傷体験を自分から分離させ、外在化させることが必要である。そしてグループの中で自分が他の人の役に立つという経験こそが、無力感に陥っている自分自身にも力があると感じさせ、エンパワメントをもたらす。

　また、自助グループは、互酬関係の道を開くだけでなく集団的有力化の可能性も与え、「自分もみんなと一緒ならば何かできる」と孤立感・無力感からの解放を与え、同じ経験をした者同士、対等の者、仲間として近づきあう。そしてグループの他者へ手を差し伸べることで（ヤロム「愛他主義」）「それぞれが悩み助けを必要としているが、与えられる何かはもっている。」と自分自身について思うことができる[25]。さらに、グループの親密性が増大すると鏡映関係が働き始め（ヤロム「模倣行動」）、参加者各自が他のメンバーに手を差し伸べるにつれて、他の人々が差し出す贈り物を受け取る能力も増大する。

　グループ内で人と人がつながることで寛容・共感・愛の交換が行われ、自尊心や自己肯定感が増し回復を得ることができる。ただし、外傷体験を語る時期は重要で、早期の無理な聞き出しは悪化を招き厳禁とされている。

回復例：

　自然災害にあった被災者が無力感、喪失感に打ちひしがれ、避難所の前の焚火に自然に集まり、ぽつりぽつりと気持ちを語りだした。体験したことを話したり情報を交換したりして、同じ経験をした仲間として気持ちを分かち合った（ヤロム「情報の伝達」「普遍性」「カタルシス」）。

　数日後には、その中から炊き出しボランティアの手伝いを始める人がでてきた（ヤロム「愛他主義」）。当初は援助を受けるだけだった人も、手伝う人の活動を見て自分にもできることがあるかもしれないと思い、同じように炊き出しボランティアの手伝いを始め（ヤロム「模倣行動」）「自分にもできることがある」と少しずつ無力感からの回復へ希望が見え始めた。

3.5　エンカウンターグループによる自己成長

　エンカウンターグループとは、メンバー同士が対等な立場で本音を言い合い、互いの理解を深めながら自分自身の成長や対人関係の改善を目指していくものである。エンカウンターグループには 2 つの大きな潮流があり、ひとつは 1940 年代にアメリカ東部で**レヴィン**（Kurt Zadek Lewin 独→米：心理学者）が、地域の諸問題を解決するための集団討議を行い、それが後に、グループでの学習経験から人間関係を改善して他者への感受性を高める「人間関係訓練グループ（human relation training group）」として発展したもの、もうひとつは 1960 年代に、来談者中心療法（Client-Centered Therapy）の創始者の**カール・ロジャーズ**（Carl Ransom Rogers 米：心理学者）の理論と実践に基づき、「グループ体験による自己成長」を目指す**ベーシック・エンカウンター・グループ**[26] として開始された流れである。ロジャーズは幼少期、子供らしい心の動きを受け入れてもらえない「抑圧家族」で育ち、自分の喜怒哀楽を自由に表現することに困難を感じていたが、エンカウンターグループにかかわっていくことでこの課題を克服したという[27]。

　エンカウンターグループは、日本においては 1950 年代から開始され、発展していった[28][29]。1 グループは 15 人程度で、1 から 2 名のファシリテーターを立て、多くは 1 週間以内の合宿形式で行われる。あらかじめ決められたテーマや進め方はなく、すべて参加したメンバーが討議して進めていく（ときにはプログラムにさまざまなエクササイズを取り入れた構成的エンカウンターグループを行うこともある）。そのなかで自分自身の最近の人間関係を考え、**今ここで起こっていること**（here-and-now）について自己や他者を理解して**「出会い」体験**をする[30]。

　また心理学者の国分[29] は、エンカウンターするとは「ホンネとホンネの触れ合い」

であり、ホンネを知り（自己覚知）、ホンネを表現し（感情表現）、ホンネを主張する（自己主張）、他者のホンネを受け入れる（他者受容＝傾聴訓練）、他者の行動の一貫性を信じる（信頼感）、他者とのかかわりをもつ（役割遂行）ことであると述べる。参加者たちは、以前よりオープンで自発的になり、自由に自分を表現し、より共感的になり、自分を抑えることができるようになり、正直になったと自身の変化を語るが、「変化」とは特定の人物から強要されるものではない。

3.6 看護ケアにおけるグループの活用

　看護師は、さまざまな集団の特性を踏まえ、集団を活用した援助を行う。精神保健看護分野ではデイケアや患者・家族への心理教育、患者会や家族会などの小集団活動の活用、治療としての集団精神療法などへの参加などがある。小集団活動での援助は、スタッフによる打ち合わせを含む事前準備や、活動を開始して以降メンバーがどんな思いで参加しているかを理解する「**波長合わせ**」を行い、自由でリラックスした場をつくる。一方でメンバーの沈黙や非言語的な表現も大切にしつつ、グループダイナミックス（集団力学）を活用して参加者同士の関係づくりを促しながら、プログラム活動を終結させる[31]。

　さまざまな種類のグループ活動において、看護者は**リーダー**（指導者）や**ファシリテーター**（促進者）などの役割が期待される。ロジャーズはファシリテーターの非促進的行動として[32]、グループを無理やり進めたり操作したりして自分の暗黙の目的に向けようとすると、グループワークは効果的でなくなり、メンバーを追随者としてしまうか、あるいはファシリテーターの信頼が減少すると述べている。

　リーダーは、グループ活動の間もグループメンバー個人の様子やメンバー同士の関係などを**観察**しながら、自分の感じたことを短い言葉でグループにフィードバックする[11]。活動終了後のスタッフの**アフターミーティング**は特に重要であり、当日の「**レビュー**」でグループワークの振り返りを行い、活動全体の流れ、グループプロセス、スタッフとメンバーとのかかわり、メンバー同士の相互作用、個々のメンバーの様子などについてソシオグラムを用いて話し合う。各スタッフが自分の行動と感情を言語化して率直に話し合い、「今ここで」の気持ちに直面化する勇気も求められる[33]が、スタッフの自己理解や相互理解を深めることで、スタッフ同志の絆も深まりそれがグループメンバーへの安心や安全感を高め、グループモデルになっていく[3]。ただし、集団による意思決定が判断の偏りを大きくし、誤った決定をすることがあることも理解しておくことが重要である。集団の意思決定では、事前に各メンバーが有していた判断以上に極端な方向での決定がなされることがある（集団

極化現象）。

　1972 年に**アーヴィング・ジャニス**（Irving Janis 米：社会心理学者）は [34)35)]、真
珠湾攻撃やベトナム戦争などの誤った政策決定につながる集団の心理的傾向をモデ
ル化し、これを**集団浅慮**（**集団思考**（groupthink））とよんだ。特に集団による決定
が、よりリスクが大きい方向になる場合、**リスキー・シフト**といわれる [36)]。結束が
強く自分たちは優秀であると思っている集団ほど、この**集団思考**に陥りやすい。集
団思考を防ぐには、リーダーが異論や疑問を自由に話せる雰囲気をつくり、多数派
に反する意見をもつメンバーや外部メンバーも含めるなど、最終決定をする前に、
出された異論や疑問を再チェックすることが必要とされる。

3.7 多職種によるケアチームの活動

　福祉の分野におけるグループワークは、1800 年代に始まったセツルメント（スラ
ム街などの貧困地域へ移住して行う支援）での、生活困窮者への教育支援がその源
流となる。1935 年の全国社会事業会議（National Conference of Social Work）で
は「グループワークとは、任意団体を通じて個人の発達と社会適応とを強調する教
育的な過程であり、かつ、この団体を社会的に好ましい諸目標を拡充する手段とし
て用いるもの」と定義された。また 1949 年にはアメリカ・グループワーカー協会が
「グループワークとは、グループワーカーがグループの相互作用とプログラム活動
によって、個人の成長と社会的に望ましい目的の達成とを援助できるような方法で
あり、さまざまな型のグループの機能を可能にするための方法」と定義し [37)]、グ
ループワークはケースワークとともに社会福祉援助技術体系の中で直接援助技術とし
て発展した。

　質の高い援助には、各職種が集まってグループワークを行い、お互いの理論的な
背景を理解して相談者のために連携し、保健・医療・福祉をカバーするためにチー
ムで活動を行うことが必要となる。このさまざまな分野の専門職と当事者・家族が
作るケアチームを効果的に活動させるには、ひとつの目標実現に向けて、複数の人々
が知恵と力を合わせる活動としての**チームワーク**を高めることが欠かせない。目標
を明確にすることやチームの意図をすべての人々が確認できる方法で公表すること、
責任分担を明確にしつつ状況に応じて役割を適切に変換するなどの効率的なチーム
活動を計画することが求められる [38)39)40)]。これらを行っていく基盤として、**チーム
カンファレンス**が必須なものとなる。まず、お互いに顔の見える関係を築き、相互
に理解するためチームで話し合う場を設ける。また、比較的おとなしいメンバーで
あっても自分の感情や期待を表現できるよう配慮する [38)]。

4 地域における精神保健と精神看護

4.1 地域での看護

(1) 精神保健ケアの場は地域へ

精神科医療では、長らく主要な治療目標が症状の消失や軽減、機能の回復に置かれていた。1990年代以降、世界的な潮流として従来の目標に加えて、障害がありながらも主体的な人生を送ることや自己実現を果たすこと、すなわちパーソナルリカバリーが主要な治療目標となってきた[1][2]。それとともにエビデンスに基づいた地域ケアが発展し、主要な支援の場は病院から地域へと移っていくこととなった。

わが国でも1950年代の精神衛生法の施行以降、長らく入院中心の精神医療が行われてきたが、21世紀に入り「入院医療中心から地域生活中心へ」という理念を掲げ、精神保健福祉施策の見直しが行われてきた[3]。しかしながら未だに人口当たりの精神科療養病床数は他のOECD加盟国と比較して多く、また一般精神科病床の平均在院日数も長いことが示されており[4]、地域におけるメンタルヘルス支援の充実は、現在まで引き続いている課題である。近年は精神疾患を有する患者の数も増加傾向にあり、精神疾患を有しながら地域・社会生活を送ることも一般的となってきている。これを受けて2017年度より「精神障害にも対応した地域包括ケアシステム」の構築を目指すことが新たな理念として明確にされた[5]。これは、精神障害の有無や程度にかかわらず、誰もが安心して自分らしく暮らすことができるよう、医療、障害福祉・介護、住まい、社会参加（就労など）、地域の助け合い、普及啓発（教育など）が包括的に確保されたケアシステムであるとされ、地域共生社会の実現に向けて不可欠なものであると位置づけられている。

また、このために計画的な地域の基盤整備、市町村や障害福祉・介護事業者と精神科医療機関、その他の医療機関、地域援助事業者、当事者・ピアサポーター、家族、居住支援関係者などとの重層的な連携による支援体制の構築がうたわれている。なお、精神的な不調は貧困や孤立、家庭内の問題、雇用の問題などの生活上の困難によって発現・悪化することも多いが、精神的な不調がこうした生活上の困難を引き起こし、さらに精神的な不調を悪化させるという悪循環にも陥る場合がある。このことは精神保健ケア全般にいえることではあるが、特に地域での支援においてはこうした生活上の問題への対応はより重要となり、したがって医療的な支援だけではなく、社会福祉やその他生活支援を行う機関との連携は常に考慮する必要がある。

(2) ケアマネジメント

　こうした多職種・多機関による多岐にわたる支援を本人のニーズに基づいて効果的・効率的に提供するためには、**ケアマネジメント**（ケースマネジメントともいう）が重要となる。ケアマネジメントとは、「福祉・医療・保健・就労・教育など、人々の生活ニーズと、地域にあるさまざまな社会資源の間に立って、複数のサービスを適切に結びつけて、調整を図り、包括的かつ継続的なサービス提供を可能にする援助方法」[6] である。

　現在、わが国では精神障害にも対応した地域包括ケアシステムの構築の一環として、多職種・多機関が有機的に連携し、効率的かつ効果的な支援を行うためのシステムである「**包括的支援マネジメント**」が提唱されている。これは、さまざまな社会資源の間に立って複数のサービスを適切に結びつけて調整を図り、包括的かつ継続的なサービス提供を可能にする援助方法とされ、多職種によるアセスメントとプランニング、介入（マネジメント担当者自身による直接サービスの提供）を包括した集中的なケースマネジメントであるとされる[7]。

　この包括的支援マネジメントは2020（令和2）年度より「精神科退院時共同指導料」「療養生活環境整備指導加算」として措置入院により入院した患者の退院時およびその後の外来通院時を対象として診療報酬により評価されるようになり、2020（令和2）年度からは「療養生活継続支援加算」として精神科外来および重点的な支援を要する患者に対して包括的支援マネジメントを行った際にも診療報酬で評価されることとなった。なお、包括的支援マネジメントは主に医療サービスを対象としたマネジメントを想定しているが、障害福祉サービスにおいては医療に先んじて計画相談支援という形でケアマネジメントが行われてきた。また、行政サービスにおいては行政の保健師や精神保健福祉相談員などによるケアマネジメントが期待されており[7]、ケアマネジメントを担う支援者間の連携も求められる。

　パーソナルリカバリーを促進するためのケアマネジメントのモデルとしてアメリカの Rapp らによって**ストレングスモデル**[8]が提唱されている。ストレングスモデルは問題志向のアプローチへの批判を背景とし、地域での多職種連携による個別支援を前提としたケアマネジメントによって人々のリカバリー、改善、生活の質を変えることを目的とするものである。希望や願望、本人のストレングスに焦点をあて、エンパワメントを促進するという支援姿勢、また支援をクライエントと支援者の共同作業として捉える視点はケアマネジメントに留まらず、看護を含む地域精神保健の実践において不可欠なものでもある。

　地域での支援においては、本人の日常生活の場において支援が提供されることも

多い。その場合、しばしば医学的な観点からは必ずしも「望ましくない」「健康的でない」生活習慣や生活環境を目のあたりにすることもある。問題志向のアプローチの場合、このような場面では指導的、管理的な対応に傾いてしまいかねない。本人の生活の場における最終的な決定権者や責任者は基本的に本人自身であり、そのなかでは本人の価値観や好みが最大限尊重されるべきである。それらを踏まえながら、パーソナルリカバリーに向けた支援を行ううえでは本人や周囲の環境に備わるストレングスをいかに活用し、ゴールに近づくことができるかを考え、本人の伴走者として支えていくという姿勢が重要となる。

(3) 地域における支援の要としての看護職

　地域精神保健のあらゆる場において、看護職は重要な役割を果たす。病院・診療所における病棟・外来看護はもちろんのこと、精神科訪問看護の提供などのアウトリーチ支援、また就労移行支援・就労継続支援といった福祉事業所で利用者の支援にあたることもあれば、保健師として行政やその他支援機関において支援を提供する場合もある。前述の通り、こうした地域ケアの発展の背景には**パーソナルリカバリー**という概念の発展・浸透がある。

　パーソナルリカバリーは精神医学の歴史の中では比較的新しい概念であるが、看護学の中では自己実現や症状がありながらも自分らしい生活を送ることへの支援という視点は以前より重視されてきた。1930年代のオーストリアの精神科看護師であるシュヴィングの実践の記録である「精神病者の魂への道」[9]の中には、薬物療法が導入される以前の精神科病棟での看護支援として、既に本人の健康的な部分や可能性への注目、本人の体験をありのまま受け止めること、互恵的な関係性の構築といった、パーソナルリカバリーやそれを促進するストレングスモデルと共通した要素を見出すことができる[10]。さらに、精神科看護師であり看護理論家であるトラベルビーは1970年代に「人間対人間の看護」の中で、病気や困難な体験の中に意味を見出すよう個人や家族、あるいは地域社会を援助すること、そして本人が本人自身のニードの最終権威者であることに言及している[11]。先達が示すように、看護は元来パーソナルリカバリー志向であり、現在の地域精神保健の実践と親和性が高い職種であるといえよう。

　また、地域包括ケアの実現においては多機関・多職種連携が必須であることは先に述べたとおりである。診療報酬上では前述の包括支援マネジメントを行う職種として専門の研修を受けた看護師または精神保健福祉士が規定されており、直接ケアによるパーソナルリカバリー支援だけでなく、ケアマネジメントを通じた支援も看護師の役割であるといえる。これについても、**トラベルビー**は既に著作の中で「看

護婦が（看護上のニードとは異なる）衛生的ケア（healthcare）に関連したニードを認めた場合、彼女の責任は、必要な援助の提供を仕事にしている保健医療従事者にその病人を委託することである。だが、実施された委託を追跡調査することや、他の衛生分野の人たちと緊密に仕事をすることも、相変わらず看護婦の責任なのである」[11]と述べ、看護のケアマネジメントとしての役割に言及している。

　今後、「にも包括[*1]」の発展、浸透に伴い、ますます地域におけるメンタルヘルスケアの重要性が増すことが考えられる。精神疾患をもつ人の地域生活支援を行ううえで、看護職はリカバリー志向の支援の要として重要な役割を果たすことが期待される。なお、地域における精神保健ケアの対象は地域に暮らすあらゆる人々である。したがって、ここには一次予防から三次予防までが含まれ、周産期から老年期、終末期までありとあらゆるライフステージの人々が対象となる（表4.10）。また、対象となる精神的な問題も多様である。多様なニーズを抱えた人々にメンタルヘルスケアを提供するために、今後、より多様な専門性を備えた看護職が地域での精神看護ケアに参画することが望まれる。

表4.10　ライフサイクルとメンタルヘルス支援の対象像

ライフサイクル	領域	主な支援対象等
幼年期から青年期	●主に母子保健・子育て支援 ❖教育・学校保健、医療・療育、障害児支援等機関等との連携	医療的ケア児支援 発達障害 不登校 ヤングケアラー支援 児童虐待 若者の自殺対策　など
周産期 　妊娠から産褥産後	●主に母子保健 ❖産科・婦人科、子育て支援機関等との連携	妊産婦のメンタルヘルス支援 妊産婦の自殺対策 産後うつ等産褥期の支援　など
壮年期から中年期	●主に成人保健・福祉 ❖産業保健、生活福祉、居住支援、障害福祉関係事業所等との連携	ひきこもり 貧困・貧困に伴う健康問題 性別違和 気分障害 さまざまな依存症 がん等の身体疾患 自殺対策、遺族支援　など
高年期・老年期	●主に高齢者支援 ❖高齢・介護保険事業者等との連携	老々介護、老障介護 独居高齢者、孤独死 認知症、セルフネグレクト　など

出典）厚生労働省　https://www.mhlw-houkatsucare-ikou.jp/guide/r03-cccsguideline-all.pdf

*1 にも包括：「精神障害者にも対応した地域包括システム」の略称

4.2 学校における精神保健と精神看護

(1) 学校における支援と看護職のかかわり

　学校は学齢期の子どもにとっては主たる生活の場のひとつであり、主要な対人関係や社会的活動がここで展開されることも多い。学校における精神保健においては、学齢期の子どもの成長発達の視点を踏まえながら支援を行うことが重要となる。なお、現行のわが国の制度においては学校保健安全法上看護職の配置は規定されていない。海外ではスクールナースという職種で配置している国もあるが、日本の小・中・高等学校では児童生徒の健康管理を担うのは主に養護教諭である。なお、保健師資格を有し、必要な単位を習得している場合には申請により養護教諭二種免許が得られることから、看護職が養護教諭として学校保健に携わっている場合もある。

(2) 学校における精神保健上の主な課題

　学校における精神保健上の主な課題として、いじめ、不登校、精神疾患、自殺、発達障害、児童虐待、性的マイノリティへの対応などがあげられる。

1) いじめ

　いじめは、「当該児童生徒が、一定の人間関係のあるものから心理的・物理的な攻撃を受けたことにより、心理的な苦痛を感じているもの。なお、起こった場所は学校の内外を問わない」と文部科学省の【児童生徒の問題行動等生徒指導上の諸問題に関する調査】上では定義されている。いじめの態様の内訳を見ると、年齢が上がるにつれてパソコンや携帯電話などでの誹謗中傷の割合が高くなり、学校外でもいじめが展開される傾向にある。いじめの認知件数は年々増加傾向にあるが、これは教育現場におけるいじめへの意識の高まりにより、これまで認知されてこなかったいじめが見出されてきた可能性も指摘されている[1]。

2) 不登校

　不登校は、文部科学省の「児童生徒の問題行動・不登校等生徒指導上の諸課題に関する調査」において「何らかの心理的、情緒的、身体的、あるいは社会的要因・背景により、児童生徒が登校しないあるいはしたくともできない状況にある者」と定義されている。不登校児への対応として肝要なのは、不登校を必ずしも悪いこととして捉えるのではなく、その児童生徒にとって今何が必要かを考えることである。不登校の背景には統合失調症の前駆症状やうつ病、社交不安障害などの精神疾患、自閉症スペクトラム障害、注意欠如・多動性障害などの発達障害、また虐待などが存在していることもある。したがって、単に「学校に登校しない・できない」ことだけを問題にするのではなく、必要に応じてスクールカウンセラーやスクールソーシャルワーカー、医療機関、行政機関と連携しながら本人が安心して過ごせる環境

を整え、また必要な支援を受けられることが重要となる。

　不登校により学びにアクセスできない子どもたちをゼロにすることを目指した「誰一人取り残されない学びの保障に向けた不登校対策『COCOLO プラン』」が 2023（令和 5）年 3 月に策定され、ここでは不登校の児童生徒すべての学びの場を確保し、学びたいと思ったときに学べる環境を整えること、本人の SOS を見逃さず、「チーム学校」で支援すること、学校の風土の「見える化」を通して、学校を「みんなが安心して学べる」場所にすることが謳われている。

3) 精神疾患

　思春期は統合失調症や気分障害、不安障害、摂食障害などの精神疾患の好発年齢でもあり、精神疾患に罹患した成人のうち半数は 10 代半ばまでに発症しているとの報告もある[2]。また、精神疾患の罹患率からすれば、児童生徒の精神疾患の発症は決してまれな事象ではない。精神疾患の発症による長期の欠席や退学により学習の機会を失うことや、不調が放置されることで重症化してしまうことは、その後の本人の人生にも大きく影響することが考えられるため、早期発見と早期対処により、精神疾患がありながらも学校生活を続けていけるよう支援することが求められる。

4) 自殺

　学齢期の子どもの死亡原因の上位は自殺である。特に、長期休業明けの新年度や新学期が始まるタイミングに増加する傾向があることが指摘されている。こうした状況に対し、学校における早期発見に向けた取り組みとして、悩みや困難を抱える場合の SOS の出し方に関する教育を含む自殺予防教育の実施が期待されている。なお、2016（平成 28）年の自殺対策基本法の一部改正により、心の健康の保持に係る教育及び啓発の推進等として、学校における心の健康の保持に係る教育または啓発を行うよう努めることとされているが、児童、生徒などを対象とした自殺予防教育を実施する際には、実施前に関係者間で合意形成するなどの適切な前提条件を整えることが求められている。

5) 発達障害

　発達障害者支援法では、発達障害を「自閉症、アスペルガー症候群その他の広汎性発達障害、学習障害、注意欠陥多動性障害その他これに類する脳機能の障害であってその症状が通常低年齢において発現するものとして政令で定めるもの」と定義している。しかしながら、後天的な学習などによって発達障害の傾向が目立たない児童生徒もおり、その場合は本人に求められる社会的要請が本人の許容範囲を超えて初めて気づかれる場合もあるため、中高生になってから診断される場合も少なくない。

6）児童虐待

　2004（平成16）年の児童虐待防止に向けた学校における適切な対応について（通知）では、学校の教職員はその職務上児童虐待を発見しやすい立場にあることから、学校生活のみならず日常生活面について十分な観察、注意を払いながら教育活動を行い、児童虐待の早期発見・対応に努める必要があり、また虐待を受けた子どもを発見した場合には速やかに児童相談所または児童福祉事務所へ通告することが求められている。

　また、2019（令和元）年発出の「児童虐待防止対策の抜本的強化について」においては、学校・教育委員会における児童虐待防止・対応に関する研修等の充実の他、学校においてはスクールカウンセラーの活用による教育相談体制の充実や、SNSや24時間子供SOSダイヤルを活用した虐待等に関する児童生徒などからの相談体制の教育委員会における構築の支援が謳われている。なお、厚生労働省の2021（令和3）年度児童虐待相談対応件数によれば、児童相談所では20万件を超え、過去最多となっている。これもいじめ同様に、児童虐待に対する意識の高まりや相談窓口の普及による通告の増加の影響が指摘されている。

7）性的マイノリティへの対応

　2022（令和4）年に公表された「生徒指導提要」改訂版では、新たに性的マイノリティに関する理解と学校における対応が盛り込まれた。ここでは、多様な性的指向・性自認をもつ児童生徒への個別的な対応とともに、偏見や差別を生じることのないような対応が求められている。

（3）チームとしての学校

　現在の学校では、学習指導だけでなく、このような多様な背景や困難を抱えた子どもたちへの対応も求められている。わが国では従来教員が幅広い業務を担っていたが、それは教員の過重労働も招いてきた。こうした背景から、校長のリーダーシップの下に学校のマネジメントを強化し、組織として教育活動に取り組む体制を作り上げ、必要な指導体制を整備することが必要とされ、学校や教員が心理や福祉等の専門家や専門機関と連携・分担する「チームとしての学校（チーム学校）」の体制整備が謳われるようになった。「チーム学校」では、①専門性に基づくチーム体制の構築、②学校のマネジメント機能の強化、③教職員一人ひとりが力を発揮できる環境の整備の3つの視点が重視されている[3]。

　「チーム学校」には、指導教諭、養護教諭、栄養教諭・学校栄養職員などの教員の他、心理や福祉に関する専門スタッフとしてのスクールカウンセラー、スクールソーシャルワーカーや、特別支援教育に関する専門スタッフも含まれている。そのな

かで養護教諭は、心身の健康に問題をもつ児童生徒に対する指導を行う他、学校保健活動の中心となる保健室を運営し、専門家や専門機関との連携のコーディネーター的役割を担っている。また、スクールカウンセラーやスクールソーシャルワーカーとの協働と、そのための仕組みやルールづくりを行うことが期待されている。

(4) 学校における精神保健と精神看護

　前述したとおり、学校は教育を受ける場であるとともに社会生活の場でもあり、対人関係や社会性の発展を通した発達の機会も提供している。したがって、この時期の支援においてはこうした機会の確保や精神保健上の問題が発達に及ぼす影響を考慮した介入が肝要である。単に問題が解決されたり、症状が消退すればよいというだけではなく、包括的にその児童生徒の生活を考慮し、また長期的な視点をもってかかわることが重要である。

　一方で、精神保健上の問題はしばしば偏見や差別といったスティグマの対象となりやすい。精神疾患に対するスティグマは、精神疾患をもつ人との社会的距離を広げ、拒否的な態度や行動につながる。加えて、精神的不調を抱える本人がスティグマの付与を恐れることで受療を控えたり、生活上の重要な機会や行動を差し控えたりするという弊害も生じる[4)5)]。2022（令和4）年度の学習指導要領の改訂より、高等学校の保健体育で「**精神疾患の予防と回復**」が入ることとなった。精神疾患の好発年齢である時期に当該疾患について学習する機会を得ることは重要であるが、誤った教育は新たなスティグマの源ともなり得る。したがって、新たなスティグマを生み出すことなく、また既に生じているスティグマの低減を図ることのできる教育が行えるように働きかけることも重要となる。

　教職員のメンタルヘルス対策も急務である。これに対しても、「チームとしての学校」の中で、メンタルヘルス対策の推進が謳われているが、それぞれの職員が専門性を発揮しやすい土壌をつくり、効率的かつ効果的な教育活動が行える土壌整備もまた、教職員のメンタルヘルスの維持向上に寄与し得るものであると考えられる。

4.3 職場における精神保健と精神看護

(1) 職場における精神保健とは

　近年、労働者の健康の保持増進、すなわち、産業保健に関する課題は、働き方改革、労働者の国籍や年齢を含めた多様化、withコロナafterコロナの時代の働き方の変化とそれに伴うテレワークの拡大と定着への対応など、ますます多様化し複雑になっている。とりわけ、労働者の精神健康である職場におけるメンタルヘルスに関する課題と対策は、産業保健の中でもきわめて重要なテーマとなっている。

　職場における精神保健は、労働者の精神健康、すなわち、働く人のこころの健康・メンタルヘルスを保持増進させる活動である。こころの健康は、厚生労働省が2000（平成12）年から開始した国民健康づくり運動である「健康日本21」において、「いきいきと自分らしく生きるために重要な条件であり、「生活の質」に大きく影響するものである」とされている[1]。この「健康日本21」では、健康の増進の総合的な推進を図るための5つの基本的な方針が決められ、全53の項目とそれぞれの目標値が定められている。働く人のこころの健康に該当する項目として「3. 社会生活を営むために必要な機能の維持・向上に関する目標」の「(1) こころの健康」の中に、「③メンタルヘルスに関する措置を受けられる職場の割合の増加」が掲げられている[2]。目標値は、2020（令和2）年までに100%とされていたが、コロナ禍の影響もあり、2021（令和3）年12月時点で「目標値に達していないが、改善傾向にある」と報告されている[3]。先に述べたように、コロナ禍を経て働き方が多様化した今、対策にも多様化が求められる。このように、わが国において、職場における精神保健は、国民の健康づくりに欠かせないものと位置づけられている。

　一方、世界的な動向として、世界保健機関（World Health Organization：WHO）は、2022（令和4）年9月に科学的根拠に基づく「Guidelines on mental health at work（職場のメンタルヘルス対策ガイドライン）」[4]を公表し、職場におけるメンタルヘルスに対するリスクに対処するための対応を提示している。これまでも、職場における精神保健の重要性は取り上げられてきたが、このガイドラインにおいてWHOとして初めて、ストレスの多い職場環境を予防し、苦痛を感じる従業員に対応するための管理職研修が推奨された[5]。同時に、WHOと国際労働機関（International Labour Organization：ILO）は、働く人のメンタルヘルスを守る対策をよびかける政策概況「Mental Health at Work」を発表し、職場のメンタルヘルス・リスクを予防する戦略についてまとめている[6]。このように、科学的根拠に基づいた具体的な対策が発表されるなど、職場におけるメンタルヘルスの重要性は世界的にもますます高まりをみせている。

(2) 職場における精神看護

1) 産業看護と職場における精神看護

　産業看護の対象は、すべての労働者および事業者である。産業看護は、日本産業衛生学会－産業看護部会－において「事業者が労働者と協力して、産業保健の目的を自主的に達成できるように、事業者、労働者の双方に対して、看護の理念に基づいて、組織的に行う、個人・集団・組織への健康支援活動である（表4.11）。」と定義されている[7]。

表 4.11　産業保健の目的と看護の理念

産業保健の目的
 1. 職業に起因する健康障害を予防すること
 2. 健康と労働の調和を図ること
 3. 健康および労働能力の保持増進を図ること
 4. 安全と健康に関して好ましい風土を醸成し、生産性を高めることになるような作業組織、労働文化を発展させること

看護の理念
　健康問題に対する対象者の反応を的確に診断し、その要因を明らかにして、問題解決への支援を行う。その支援に際しては、相手を全人的に捉え、その自助力に働きかけ、気持ちや生きがいを尊重することが求められる。

出典）日本産業衛生学会-産業看護部会-

　近年、職場のメンタルヘルスケア対策の推進に伴い、労働者の心の健康の保持増進のために、職場において産業看護職が担う精神看護の役割は重要となっている。

2)　労働者の心の健康に関する現状と職場における産業看護職が担う精神看護

　2021（令和 3）年度の労働安全衛生実態調査[8]によると、現在の仕事や職業生活に関することで、強い不安やストレスとなっていると感じる事柄がある労働者の割合は 53.3％となっており、労働者の半数以上が強い不安やストレスを感じていることが報告されている。また、メンタルヘルス対策に取り組んでいる事業所の割合は 59.2％となっており、2011（平成 23）年の 43.6％から着実に増加してはいるが、まだまだ普及途上である。そのような職場において、精神看護の役割にはどのようなものがあるのか。「厚生労働省〈労働者の心の健康の保持増進のための指針〉」には「衛生管理者以外の保健師等は、産業医等及び衛生管理者等と協力しながら、セルフケア及びラインによるケアを支援し、教育研修の企画・実施、職場環境等の評価と改善、労働者及び管理監督者からの相談対応、保健指導等にあたる。」[9]と明記されている。

　産業看護職は、産業保健活動における援助専門職として最もその人数が多く、職場の保健事業の場面で担っている役割は大きい。そのなかで、労働者と多面的かつ継続的な関わりをもつという特徴から、産業看護職が担う職場における精神看護の意義は深い。次項において、その具体的な役割について述べる。

(3)　職場における精神保健・精神看護の推進

1)　職場における精神保健の仕組み作りと運用

　職場における精神保健は重要であるが、職場において精神保健がうまく機能するためには、その仕組みを作りと継続的かつ計画的に運用することが大切である。こ

こでは、「労働者の心の健康の増進のための指針」で示されている「**4つのメンタルヘルスケアの推進**」に則り、職場における精神保健の仕組み作りと、精神看護の担う役割について述べる。「4つのケア」には、（ⅰ）セルフケア、（ⅱ）ラインによるケア、（ⅲ）事業場内産業保健スタッフ等によるケア、（ⅳ）事業場外資源によるケア、がある[9]。

（ⅰ）セルフケア

セルフケアは、労働者自らが自身をケアできるように教育研修や情報提供を行うなどの支援をすることが重要となる。セルフケア研修には、メンタルヘルスの正しい知識、ストレスコーピング、手軽に取り入れられるリラクセーション法の紹介などがある[10]。また、2015（平成27）年から始まったストレスチェック制度の結果を活用して、労働者が自身のストレスへの気づきや対処ができるように支援することは、職場における精神看護の重要な役割である。

（ⅱ）ラインによるケア

ラインによるケアは、管理監督者（社長・部長・課長）による労働者に対するケアである。産業看護職は、日頃から管理監督者と良好な関係を築き、職場環境・労働環境の実態の把握に努めることが重要である。そうすることにより、職場において労働者が不調となった際も、円滑な連携を取ることができ、対応も的確なものとなる。

また、職場環境を日頃から把握しておくことは、職場環境の適切な評価と改善策の計画・実行とその評価につながる。職場環境には、物理的な作業環境もあれば、組織風土などの環境も含まれる。職場環境改善も、ラインによるケアの重要なポイントである。また、管理監督者によるケアではあるが、その管理監督者が自分自身をケアすることができるように支援することも重要である。

（ⅲ）事業場内産業保健スタッフ等によるケア

事業場内産業保健スタッフなどは、セルフケアおよびラインによるケアが効果的に実施されるよう、労働者および管理監督者に対する直接的な支援や、職場の心の健康づくりの計画立案と実施において、重要な役割を担う。このケアにおいて、保健師等産業看護職の役割として「労働者及び管理監督者からの相談対応などを行う」と記されているが、近年では、ワーク・エンゲイジメントやレジリエンスなどのポジティブメンタルヘルスを取り入れた心の健康づくりの取り組みが、産業看護職によって展開されている報告もあり、その役割の幅広さが示されている。また、労働者の休職から職場復帰の支援もこのケアにおいて重要であり、産業医や産業保健職、衛生管理者や人事労務管理スタッフなどが連携して、労働者が安心して十分な休養

を取れるよう労働者の気持ちに寄り添ったきめこまやかな対応が求められる。

（ⅳ）事業場外資源によるケア

　事業場外資源によるケアには、例えば**社員支援プログラム**（Employee Assistance Program：**EAP**）[11]の活用がある。職場が抱える問題や求めるサービスに応じて専門的な外部の機関を活用することで、労働者は、悩みなどを社内の人に知られることなく相談することが可能となる。このケアでは、そのような外部との連携や、社外で活用できる資源を労働者に提供することが**産業看護職**の大きな役割といえる。ただし、外部に依存することにより、職場においてのメンタルヘルスケアの推進の主体性を失わないように注意が必要である。産業看護職は、外部との円滑な連携を行い労働者に必要な職場外の資源を紹介できるよう、ネットワークの構築を行う必要がある。同時に、自職場で実施可能なメンタルヘルスケアの推進についても検討を続けることが重要である[12]。

（4）今後の課題

　職場における精神保健と精神看護を概観し、取り組みについて概説した。本稿では触れなかったが、ストレスチェック制度が努力義務とされている50名未満の労働者を雇用する小規模事業場では、利用可能な資源の不足や配置換えができないなどの構造的な限界によりメンタルヘルス対策が進んでおらず、その取り組みが喫緊の課題となっている。まさに、産業保健・看護職の活躍が期待される局面である。

　職場における精神保健・精神看護には、今日の労働者、労働環境、働き方の多様化に応じて、多面的に対応できるような、柔軟できめこまやかな実践が求められる。なにより、働く人の心身の健康を保持し、健やかで安心した就業生活を送れるように労働環境を整えることは重要であり、そのための職場の精神保健・精神看護が果たす役割と活躍には、大きな期待と希望が込められている。

5　世界的な課題として精神保健と看護

5.1　世界保健機関（WHO）による取り組み

　世界保健機関（World Health Organization：WHO）は、「すべての人々が可能な最高の健康水準に到達すること」を目的として1948年4月7日に設立された、国連の専門機関である。全世界の人々の健康を守るため、広範な活動を行い、2022（令和4）年現在の加盟国は194カ国[1]で、わが国は1951（昭和26）年5月に加盟した。

　2001年世界保健デーのテーマは「排除をやめよう－ケアに取り組もう」であり、精神疾患や脳障害をもつ人々を私たちの地域社会から排除する正当な理由など存在

しない、というメッセージが含まれている。WHO は「**精神保健－あまりにも長く無視されてきた─こそ個々人、社会、国々の全般的な安寧にとって決定的に重要なものであり、また新しい光の中で普遍的に顧慮されなければならない**」[2] との声明を発表した。そして「The WORLD HEALTH REPORT 2001 Mental Health : New Understanding, New Hope」[2]の中で、活動のための 10 項目の勧告を示した。それは ①プライマリーケアにおいて治療を提供すること、②向精神薬を入手可能にすること、③地域社会でケアすること、④一般の人々を教育すること、⑤地域社会、家族、当事者がかかわること、⑥国としての政策、プログラムならびに法律を確立すること、⑦人的資源を開発すること、⑧他のセクターと連携すること、⑨地域社会の精神保健を監視すること、⑩より多くの研究を支援すること、である。

　2008（平成 20）年には、**精神疾患、神経疾患**および物質使用障害（**MNS 障害**；mental, neurological, and substance use disorders）について、特に低所得または中所得の国々を対象にした、政府や国際機関その他の関係者との協働と関与を高めるアクションプランが出された[3]。

　2012（平成 24）年 5 月の第 65 回 WHO 総会では以下の点が強調された；　世界中で何百万人もの人々が精神疾患に罹患しており、2004（平成 16）年には障害を抱えて生活をすることに伴う早期死亡の 13％は精神障害による；　人道上の緊急事態にさらされることは、メンタルヘルスの問題と心理的トラウマの潜在的な危険因子となり、社会構造および重度の精神障害を有する人々の受けているフォーマルケアとインフォーマルケアの中断が懸念される；　世界中で精神障害者の治療格差は大きく、重度の精神障害を有するにもかかわらず治療を受けていない人の割合は、低所得国と中所得国においては 76％から 85％で、高所得国でも 35％から 50％と高い水準である；　いくつかの精神障害は予防でき、メンタルヘルスは保健医療部門と保健医療以外の部門において促進される必要がある；　精神障害を有する人々はしばしばスティグマの対象となり、保健医療当局が関連グループと協力して、精神障害に対する態度を変える必要がある；　特に**児童と青年期のメンタルヘルス促進**や、**精神障害の予防**を目的とした介入は有効で、費用対効果も高いという科学的根拠が増加している；　HIV/AIDS、母子保健、暴力と損傷を含む非感染性疾患とさまざまな他の健康問題との関連に留意することが重要である。また精神障害は貧困、物質乱用とアルコールの有害な使用、女性や子供の場合はドメスティック・バイオレンスや虐待に曝露されやすいという医学的・社会的要因としばしば共存し、対策が必要であることなどが決議された[4]。

　2013（平成 25）年 5 月の第 66 回 WHO 総会では、前回の決議に基づき「**包括的メ**

ンタルヘルスアクションプラン 2013〜2020（以下、アクションプラン）」[5][6] が採択された。その中で、メンタルヘルスは「個人が自身の能力を発揮し、生活における通常のストレスに対処し、生産的かつ有意義に働き、地域に貢献することができるような満たされた状態（well-being）」と定義された。アクションプランのビジョンは、メンタルヘルスが尊重・促進・保護され、精神障害が予防され、精神疾患に罹患した人々が人権を最大限に行使してリカバリーを促進するために、質が高く文化に適合した保健医療ケアと、社会ケアを適時に受けることのできる世界を達成することである。それはスティグマ形成と差別を受けることなく、可能な限り最高水準の健康を享受して、社会や職場に十分に参加するためである。

　このアクションプランは、"**No health without mental health（精神の健康なしに健康はない）**"を原則に、**精神的に満たされた状態（mental well-being）**を促進し、精神障害を予防し、ケアを提供し、リカバリーを促し、人権を促進し、そして精神障害を有する人々の死亡率、罹患率、障害を低減することを目標としている。その目的は（1）メンタルヘルスのためのより効果的なリーダーシップとガバナンスの強化、（2）地域ベースの包括的で、統合され、反応性のあるメンタルヘルスサービスと社会ケアサービスの提供、（3）メンタルヘルスにおけるプロモーションと予防のための戦略の実施、（4）メンタルヘルスのための情報システム、科学的根拠と研究の強化、となっている。そして（3）の中には、世界の自殺死亡率を 10% 少なくする（2020（令和 2）年までに）などの達成目標を示した（表 4.12）。

表 4.12　「メンタルヘルスアクションプラン 2013〜2020」の目的と世界的な目標 [5]

目的 1：メンタルヘルスのためのより効果的なリーダーシップとガバナンスの強化	
世界的な目標 1.1	世界の 80% の国々が、国際・地域の人権規約に即してメンタルヘルスの政策/計画を策定または更新する
世界的な目標 1.2	世界の 50% の国々が、国際・地域の人権規約に即してメンタルヘルスのための法律を制定または更新する
目的 2：地域ベースの包括的で、統合され、反応性のあるメンタルヘルスサービスと社会ケアサービスの提供	
世界的な目標 2	重度の精神障害に対するサービスの適応範囲を 20% 増加する
目的 3：メンタルヘルスにおけるプロモーションと予防のための戦略の実施	
世界的な目標 3.1	世界の 80% の国々が、少なくとも 2 つの機能している国の多部門によるメンタルヘルスの促進と予防プログラムをもつ
世界的な目標 3.2	国々の自殺死亡率を 10% 減少させる
目的 4：メンタルヘルスのための情報システム、科学的根拠と研究の強化	
世界的な目標 4	世界の 80% の国々が、国の保健医療・社会情報システムにより、中核となるメンタルヘルス指標を少なくとも 1 セット以上、2 年ごとに収集・報告する

　2021（令和3）年9月22日には、WHOのアクションプランは「**メンタルヘルスア
クションプラン2013〜2030**」[5)6)]と更新され、2030（令和12）年まで延長した計画
が発表された。新たな指標や実施方法が盛り込まれたが、当初の4つの主要な目的
は変更されていない。上記以外に、資源の乏しい環境におけるメンタルヘルスサー
ビスの拡大に焦点をあてた「メンタルヘルスの格差に関する行動プログラム」(Men-
tal Health Gap Action Programme : mhGAP)[7)]や多部門の公衆衛生アプローチによる
包括的な自殺予防戦略の開発、強化を奨励した「自殺を予防する−世界の優先課題」
(Preventing Suicide : A global imperative)[8)]がある。

5.2　自殺に関する世界の動向と対策「自殺を予防する−世界の優先課題」

　「メンタルヘルスアクションプラン2013〜2030」にもあるように、自殺を予防す
ることは世界の優先課題となっている。2012（平成24）年のWHOの調査では、年齢
標準化自殺死亡率は、人口10万人当たり高所得国12.7人、低中所得国11.2人で、
高所得国に多少高い傾向がみられた。しかし低中所得国の人口が世界人口に占める
割合は、高所得国のそれよりもはるかに高く、世界の自殺の75.5%はこうした国々
で起きている[9)]と結論づけられている。年齢標準化自殺死亡率は、2012（平成24）
年は韓国が21.2人と世界で1位であり、日本は18.5人で7位、2019（令和元）年
には韓国が21.2人で1位、日本は12.2人で12位であった（年齢標準化自殺死亡率
は、人口10万人当たり）。2019（令和元）年の世界の自殺率を**表4.13**に示した。

表4.13　世界の自殺死亡者数と自殺死亡率（2019年）

年齢標準化自殺死亡率：人口10万人対

国名	自殺死亡数(全年齢)	年齢標準化自殺死亡数	国名	自殺死亡数(全年齢)	年齢標準化自殺死亡数	国名	自殺死亡数(全年齢)	年齢標準化自殺死亡数	国名	自殺死亡数(全年齢)	年齢標準化自殺死亡数
大韓民国	14636	21.2	オーストラリア	3150	11.3	モーリシャス	120	8.7	メキシコ	6772	5.3
リトニア	721	20.2	アイスランド	40	11.2	ルクセンブルク	69	8.6	スペイン	3609	5.3
カザフスタン	3259	18.1	クロアチア	676	11.0	ドイツ	10284	8.3	イスラエル	453	5.1
ベラルーシ	2004	16.5	オーストリア	1307	10.4	キルギス	474	8.3	ニカラグア	285	4.7
ラトビア	384	16.1	カナダ	4417	10.3	チリ	1700	8.0	イタリア	4042	4.3
アメリカ合衆国	53099	14.5	ニュージーランド	528	10.3	セルビア	996	7.9	コロンビア	1965	3.7
スロベニア	411	14.0	キューバ	1638	10.2	ベリーズ	28	7.7	パナマ	121	2.9
スペイン	411	14.0	ノルウェー	633	9.9	デンマーク	617	7.6	クウェート	122	2.7
ベルギー	2111	13.9	スイス	1249	9.8	コスタリカ	407	7.6	アルメニア	98	2.7
フィンランド	846	13.4	フランス	8961	9.6	ルーマニア	1886	7.3	フィリピン	2325	2.5
スウェーデン	1479	12.4	シンガポール	650	9.6	ポルトガル	1172	7.2	ジャマイカ	70	2.3
日本	19466	12.2	チェコ	1302	9.5	イギリス	5325	6.9	ベネズエラ	585	2.1
モルドバ	593	12.2	スロバキア	660	9.3	セントルシア	14	6.9	グレナダ	1	0.6
エストニア	197	12.0	オランダ	2025	9.3	ブラジル	14540	6.4	バルバトス	2	0.3
ハンガリー	1612	11.8	アイルランド	470	8.9	マルタ	27	5.3			

出典）WHO「Suicide in the worldwide in 2019 Global Health Estimates」の資料より
WHO加盟国で包括的な人口登録が少なくとも5年間のデータがある国を抜粋して作成

　WHO による 2014（平成 26）年の「自殺を予防する－世界の優先課題」報告書[8]では、マーガレット・チャン WHO 事務局長が「自殺による死亡は年間 80 万人を超え、それぞれの死には多くの自殺企図が存在する。親しい人の自殺は、長い時間が経っても家族や友人、地域に打撃を与え、そのインパクトは計り知れない」と述べた。また報告書の序文では、WHO 精神保健・物質乱用部長と暴力／傷害防止・障害部長も「自殺は予防できるにもかかわらず、世界のどこかで 40 秒に 1 人が自殺で亡くなり、それ以上の人々が自殺を企図し、自殺は世界のどの地域にも人生のいつの時期にも起きている。特に**若者の間では、自殺は世界の死因の第 2 位**に位置し、世界の人口の最も脆弱性の高い層に影響を与え、既に社会の辺縁に追いやられて差別を受けている集団に多く発生している」と述べている。自殺が公衆衛生上の深刻な問題であることは先進国に限らず、多くの自殺が発生している低中所得国においても同様である。早期発見、治療と支援を必要とする人々への資源やサービスは乏しいことが多く、自殺は世界的な公衆衛生の問題として取り組まなければならない課題となっている。

　本報告書の主要なメッセージは、以下の 5 項目となっている。

(1)　自殺は多大な犠牲を強いる[8]

　毎年、80 万人以上の人々が自殺により死亡し、15 歳から 29 歳の死因の第 2 位である。成人 1 人の自殺による死亡には 20 人以上の自殺企図があると指摘されるように、自殺は世界的な現象である。自殺の 75％は低中所得の国々で起きている。自殺は生涯を通しての重要な死因で、自殺企図や自殺で死亡する個人へのインパクトに加え、強力な波及効果は家族、友人、地域、そして国々と広範囲に及ぶ。

(2)　自殺は予防可能である[8]

　国としての対応が効果的であるためには、包括的な多部門による自殺予防戦略が必要であり、国の戦略は政府や民間レベルでの保健医療と保健医療以外の部門の連携を含むものとする。それは地域を関与させ、さらにメディアによる責任ある自殺報道をも促す必要がある。特にこれらはメンタルヘルスとアルコールに関する政策や、取り組みへの監視を改善させる。早期予防はいかなる戦略のなかでも核をなす要素である。

(3)　自殺手段へのアクセスを制限することは効果がある[8]

　自殺や自殺企図を予防するための効果的な戦略は、農薬、銃器、特定の医薬品を含む最も一般的な手段へのアクセスを制限することであり、これは特に衝動的な自殺の場合に重要な役割を果たす。地域介入を伴う効果的な政策の実施が、手段への制限による自殺の減少に役に立ってきた。

（4）ヘルスケアサービスは、自殺予防を核となる構成要素として組み込む必要がある [8]

　精神障害やアルコールの有害な使用は、多くの自殺の一因となっている。早期発見と効果的なマネジメントは、人々が必要なケアを受けることを確実にする。援助を求める人々へのケアの質を向上させると、早期介入が効果的なものになり、精神障害やアルコール使用障害、その他の危険因子の結果として生じる自殺を減少させる鍵となる。メンタルヘルスやアルコールの政策はケアを優先事項とし、サービスを統合し、十分な資金を投入すべきである。

（5）地域は自殺予防において重要な役割を果たす [8]

　地域は脆弱性の高い個人への社会的支援を提供し、フォローアップケアに取り組める。地域はまたスティグマと闘い、自殺で遺された人々を支援することができる。すべての国々で、特に資源が限られた国では地域における自殺予防のための支援プログラムが重要である。地域における効果的な社会的支援や個人のレジリエンスは、社会的つながりや困難への対処スキルを構築でき、脆弱性の高い人々を自殺から守ることができる。特に、地域は危機的状況で支援を提供し、自殺企図をした人と定期的に連絡を取り、自殺で遺された人々を支援することができる。

5.3 諸外国における精神保健の普及啓発

　1996（平成8）年世界精神医学会（World Psychiatric Association：WPA）[11] では「統合失調症のスティグマと差別と闘う世界的プログラム（Open the Door）」を発足させ、「病気に関する知識の普及」「当事者に対する社会の側の態度改善」「差別や偏見を除去するための活動を活発にする」などの目標を掲げ、国際的な活動を展開した [12]。WHO も精神疾患への早期介入の重要性に触れ、啓発活動の役割が重視されてきた [7]。これらを踏まえ各国がさまざまな場での啓発活動を展開している [13]。以下にいくつか紹介する。

　①コミュニティ全体を対象とした啓発活動としては、ノルウェーの TIPS（Early Treatment and intervention in Psychosis, 1997～2000 年）[14] があげられる。これは、Rogaland 地区における**未治療期間**（Duration of Untreated Psychosis：DUP）の短縮化が目的で、援助要請の際に利用可能な資源、早期治療がもたらす良好な予後、病気の初期症状、スティグマへの誤解を正す情報などをポスター、リーフレットなどで配布し、マスメディアにも広告して市民講座や学校関係者、保健医療関係者への集中的な情報提供を図った。介入地区では DUP 中央値が非介入地区よりも有意に短くなった。メインスローガンは、"Seek help as early as possible and you have the best chance to recover（できるだけ早く助けを求めるのが、回復には最

高によい)”である。

　②若者コミュニティを主な介入対象とした啓発活動としては、オーストラリア[15]
の Compass project（2001～2003 年）がある。これはメルボルン地区の 12～25 歳の
若年者を介入対象として、ポスター、リーフレット、マスメディア、映画館の広告、
啓発用ビデオを通し、若者がキャッチしやすいフレーズを使用して啓発活動を行っ
たところ、キャンペーンへの関心が高まって精神疾患の頻度や自殺のリスクに関す
る知識が向上し、自分の抑うつ状態への認識や援助要請への抵抗感などが比較地域
と比べて有意に改善された。

　③学校を基盤とした啓発活動では、オーストラリアの beyond blue School Re-
search Initiative（2003～2005 年)[16][17][18]があり、中学生のメンタルヘルスリテ
ラシーを高めるカリキュラムを 25 校に 3 年間実施し、各校区で地域住民や保護者を
対象とした啓発研修を実施した。これはうつ病の認識に大きな影響を与え、スティ
グマと主要な社会的障壁を減らした。

　④若者の支援者（家族・友人）を介入対象とした啓発活動としては、オーストラ
リア、アジア、ヨーロッパ各国で行われた Mental Health First Aid Training[19]
があげられる。これは、保護者や学校の教職員など、若者が精神的不調を抱えた際
に支援者となる人々に対する初期支援や初期介入に関するトレーニング講座であり、
2 時間程度のセッションを 6 回、全 12 時間行われた。内容は代表的な精神疾患の正
しい理解を促す教育で、精神疾患を発見する能力が向上した。また適切な治療法の
知識獲得や偏見の改善、援助要請への抵抗感の減少にもつながった。

5.4 国際看護師協会（International Council of Nurses : ICN）による精神保健分野の活動 [20]

　国際看護師協会（ICN）は、世界各国の看護協会（National Nurse s'Association :
NNA s）で構成され、国際的な保健医療専門団体として 1899 年に設立された最大の
組織である。ICN には 130 カ国以上が加盟し（2022 年 6 月現在）、世界保健機構（WHO）
などの国際機関と同じスイスのジュネーブに本部をもつ。ICN は、看護職で組織さ
れ、世界のすべての人々に対して、質の高い看護ケアの提供を実践し、学問として
の看護の発展や、最適な保健医療政策実現を目指して活動している。

　ICN は、人々の健康にかかわるさまざまな領域を活動の基準として、専門看護実
践を「e-ヘルス」「リーダーシップ開発」「倫理と人権」「感染性疾患」「非感染性疾
患」「プライマリヘルスケア」「予防接種/ワクチン」「精神保健」の 8 領域に分けて
いる。ICN は、WHO と協働し、「精神保健分野における看護の資源開発のための事項」

を策定し、各国看護協会に周知している。なぜ精神保健分野において看護の資源開発をする必要があるかでは、①個人のウェルビーイングのみならず、地域社会、各国ごとにおいて精神保健は喫緊の課題であること、②精神保健の問題は世界で共通していること、③精神疾患を患った多くの人々に治療が行き届いていないこと、④看護職は、精神疾患患者の治療やケアにおいて重要な提供者であること、をあげている。

　また看護職の精神保健分野で資源開発の優先順位を以下のように述べている。①精神面のかかわりを、身体面、社会面と統合し、プライマリヘルスケアとして位置づけ、治療やケア体制を構築する。②精神保健は、看護職基礎教育の一部として組み込まれ、卒業後も継続した教育がなされるべきである。③精神保健政策の立案・計画に看護職は積極的に関与すべきである。④看護職の労働力やケアの質、自国の規模や特徴などを踏まえた精神保健政策を開発するうえでの意思決定のための情報を収集し、看護職が果たす役割を周知すべきとしている。

6　精神の健康に関する普及啓発

6.1　偏見、差別、スティグマ

(1)　精神疾患・精神障害を取り巻く偏見と普及啓発の必要性

　厚生労働省が実施している患者調査によると、日本における精神疾患の総患者数は、2005（平成17）年に300万人であったのが、2017（平成29）年には400万人を超え、近年急激な増加傾向にある。生涯を通じて5人に1人が何らかの精神疾患に罹るとも言われているなか、日本における精神疾患を抱えた人への認識はどうであろうか。

　社会的事件の発生時にマスメディアによって加害者の精神科治療歴が報道されると、人々はそれがまるで事件に直結しているかのように受け取り、報道によるごく一部の精神障害者の情報から精神障害者の全体像を描くことにつながる。「精神障害者は何をするかわからないから怖い」という偏見を抱いてしまう危険性すらある。しかし、マスメディアの報道の在り方だけが偏見を助長しているわけではない。1900年に精神病者監護法が制定されて以降、1987（昭和62）年に精神保健法が制定されるまでの精神科医療の歴史からも明らかなように、精神疾患を抱えた人は、家に監置されるか精神科病院に非自発的に入院させられ、社会から隔離されていた時代が長かった事実がある。このことが、精神障害者は危険で隔離されるべき存在であるとか、退院できないのは精神疾患は完全には治癒しないからなどという誤解を生ん

できた側面がある。

　制度上においても精神科は特別扱いをされてきた。1950（昭和 25）年に制定された精神衛生法において、各都道府県に精神病院の設置が義務づけられたが、民間の精神病院を設置しやすくするため、医療法では「精神科特例」として、精神病床は一般病床と比べて医師は 3 分の 1、看護スタッフは 3 分の 2 の人員配置でよいとした。以来、日本の精神科医療は民間病院を中心に行われ、いまだ他の一般病床に比べ低医療費に抑えられている。制度上においてさらに偏見や差別を強めているものに、さまざまな「欠格条項」がある。障害を理由とした欠格条項の中でも最も多いのが精神障害である。精神障害者の資格免許にかかる欠格条項について、1999 年には国が所管する 13 省庁の 63 制度を見直すとした。しかし、全廃された条項は少なく、多くは文言の修正による制限の緩和という、絶対的欠格から相対的欠格への切り替えに留まった。

　このようにマスメディアの報道の在り方、精神科医療を取り巻く社会的偏見や差別、精神疾患に対する無理解を背景として、精神疾患や精神障害者への正しい理解が長期間にわたって阻まれてきたことがわかる。施策として精神障害者の地域移行・地域生活を支援するための体制整備が推し進められている現在、精神疾患や精神障害者に関する正しい理解を深めるための普及啓発活動の推進は非常に重要となっている。

(2) 普及啓発への経緯

　2002（平成 14）年 12 月に公表された社会保障審議会障害者部会精神障害分会報告書「今後の精神保健医療福祉施策について」において、入院医療主体から地域保健・医療・福祉を中心とした在り方に転換するという基本的考え方のもと、具体的な施策が 6 点提示されている。その中で、精神障害および心の健康問題に関する健康教育等として、心の健康対策の充実をあげている。

　さらにその後、2003（平成 15）年 5 月に厚生労働省は、「精神保健福祉の改革に向けた今後の対策の方向」（精神保健福祉対策本部中間報告）において、重点施策として①普及啓発、②精神医療改革、③地域生活の支援、④「受け入れ条件が整えば退院可能」な 7 万 2 千人の対策、の 4 点を示した。ここであげられた普及啓発は、『精神疾患は誰でも罹る可能性のある病気であると同時に、適切な治療により症状が安定、軽快する病気であるにもかかわらず、「精神障害者」ということを理由に偏見をもたれた結果、社会的な差別を受けることが少なくない。そのため、精神障害者に対する無理解、誤った認識を解消すべく積極的な普及啓発活動を行うため、あらゆる機会を通じて精神疾患および精神障害者に対する理解の促進を図るとともに、

当事者参加活動の機会を増やす』とした内容である。具体的にこれらの課題に対応するため、2003（平成15）年度より「心の健康問題の正しい理解のための普及啓発検討会」「精神病床等に関する検討会」「精神障害者の地域生活支援の在り方に関する検討会」が設置され、検討が進められた。

(3) こころのバリアフリー宣言

2004（平成16）年3月、「心の健康問題の正しい理解のための普及啓発検討会」は報告書の中で「**こころのバリアフリー宣言**」を発表した。これは、全国民を対象として、精神疾患や精神障害者に対しての正しい理解を促すための基本的な情報を8つの柱として示されたものである（**表4.14**）。「あなた」という個人への問いかける形と「一般」向けのメッセージとに分かれている。

具体的な実施にあたっては、主体を①当事者・当事者家族、②保健医療福祉関係者・地域活動関係者、③雇用や教育関係者、④行政・メディア関係者の4つに分け、この4つの主体それぞれが情報発信や具体的な行動を起こすことになる。

(4) 普及啓発の意義

精神障害者自身が抱く、精神科や精神疾患に対する誤解や偏見、否定的イメージは**セルフスティグマ**とよばれ、受診行動を躊躇させ、また他へ助けを求める行動を遅らせるなど、早期治療・回復を阻む要因のひとつと言われている。精神障害者家族においても、精神疾患や精神障害に対する誤解や偏見を抱いていることが少なくない。そのため、精神科受診をさせなかったりあえて居住地から遠い精神科病院を受診したり、入院していることが知られないように近隣との付き合いを遠ざけたりすることがいまだに起こっている。

身体疾患と同様に、精神疾患でも早期発見や早期治療の重要性が指摘されている。こころのバリアフリー宣言の普及啓発は、精神疾患の正しい理解に加え、精神科医療機関への相談や受診の必要性の取り組みも求められている。普及啓発が進み、精神障害者自身あるいはその家族がためらわずに安心して精神科を受診し、早期から治療が受けられる環境の整備が大きく期待される。

表 4.14　こころのバリアフリー宣言

「こころのバリアフリー宣言」

～精神疾患を正しく理解し、新しい一歩を踏み出すための指針～

【あなたは絶対に自身がありますか、心の健康に？】

第1：精神疾患を自分の問題として考えていますか（関心）
・精神疾患は、糖尿病や高血圧と同じで誰でもかかる可能性があります。
・2人に1人は過去1カ月間にストレスを感じていて、生涯を通じて5人に1人は精神疾患にかかるといわれています。

第2：無理しないで、心も身体も（予防）
・ストレスにうまく対処し、ストレスをできるだけ減らす生活を心がけましょう。
・自分のストレスの要因を見極め、自分なりのストレス対処方法を身につけましょう。
・サポートが得られるような人間関係づくりにつとめましょう。

第3：気づいていますか、心の不調（気づき）
・早い段階での気づきが重要です。
・早期発見、早期治療が回復への近道です。
・不眠や不安が主な最初のサイン。おかしいと思ったら気軽に相談を。

第4：知っていますか、精神疾患への正しい対応（自己・周囲の認識）
・病気を正しく理解し、焦らず時間をかけて克服していきましょう。
・休養が大事、自分のリズムをとりもどそう。急がばまわれも大切です。
・家族や周囲の過干渉、非難は回復を遅らせることも知ってください。

【社会の支援が大事、共生の社会を目指して】

第5：自分で心のバリアを作らない（肯定）
・先入観に基づくかたくなな態度をとらないで。
・精神疾患や精神障害者に対する誤解や偏見は、古くからの慣習や風評、不正確な事件報道や情報等により、正しい知識が伝わっていないことから生じる単なる先入観です。
・誤解や偏見に基づく拒否的態度は、その人を深く傷つけ病状をも悪化させることさえあります。

第6：認め合おう、自分らしく生きている姿を（受容）
・誰もが自分の暮らしている地域（街）で幸せに生きることが自然な姿。
・誰もが他者から受け入れられることにより、自らの力をより発揮できます。

第7：出会いは理解の第一歩（出会い）
・理解を深める体験の機会を持つことがお互いの理解の第一歩となるはずです。
・人との多くの出会いの機会を持つことがお互いの理解の第一歩となるはずです。
・身近な交流の中で自らを語り合えることが大切です。

第8：互いに支え合う社会づくり（参画）
・人格と個性を尊重して互いに支え合う共生社会を共に作り上げよう。
・精神障害者も社会の一員として誇りを持って積極的に参画することが大切です。

出典）厚生労働省「心の健康問題の正しい理解のための普及啓発検討会報告書」

(5) 普及啓発に関する取り組みの状況

　こころのバリアフリー宣言以降、行政や当事者団体などがさまざまな方法で普及啓発活動を行っている。行政では、厚生労働省がこころの健康や病気、支援やサービスに関するウェブサイト「知ることからはじめよう　みんなのメンタルヘルス総合サイト」を作成し、疾患や生活へのサポートに関する情報提供やこころと健康サポートガイドのパンフレット作製・掲載など、メンタルヘルスに関する普及啓発を継続している。また、地域における精神保健福祉活動の推進機能を担う精神保健福祉センターでは、対象を精神障害者やその家族に限定せず、一般住民をも対象にした精神疾患や精神障害に関する市民講座の開催や情報提供などが行われている。

　当事者による活動も広がりをみせており、さまざまな場で自らの体験を語り、その体験をもとに同じく精神疾患で苦しんでいる人のサポートをするピアサポートなどが盛んになってきた。演劇で精神障害の理解を広める「キラりん一座」、統合失調症の当事者で運営するネットラジオ「こころらじお」などが、さまざまな領域の専門家が解説した精神保健医療福祉白書（旧精神保健福祉白書）で紹介されている。

　メディアでは、「統合失調症」や「うつ病」などを取り上げて、疾患についてわかりやすく、かつ当事者の日常生活の様子や思い、辛さなどが紹介され、一般市民が精神疾患の現状に触れる機会も増えている。普及啓発において果たすマスメディアの役割は大きく、これからも精神疾患を抱えながら生活している人々の実際が、多くの場で紹介されることを期待したい。

6.2 精神保健医療福祉の改革ビジョン

(1) 精神保健医療福祉の改革ビジョン

　先の「心の健康問題の正しい理解のための普及啓発検討会」「精神病床等に関する検討会」「精神障害者の地域生活支援の在り方に関する検討会」それぞれからの報告書が2004（平成16）年8月までにまとめられ、精神保健医療福祉の改革ビジョンの基となった。2004（平成16）年9月、厚生労働省は精神保健福祉対策本部報告「精神保健医療福祉の改革ビジョン（以下、改革ビジョン）」において、「入院中心から地域生活中心へ」という基本的な方策を推し進めていくため、精神疾患に対する国民の意識の変革や、立ち遅れた精神保健医療福祉体系の再編と基盤強化を10年計画で進めるとして、達成目標を公表した。「受け入れ条件が整えば退院可能な者（約7万人）」についてもあわせて10年後の解消を図ることとした。改革の重点施策は大きく①国民の理解の深化、②精神医療の改革、③地域生活支援の強化の3点である（図4.6）。

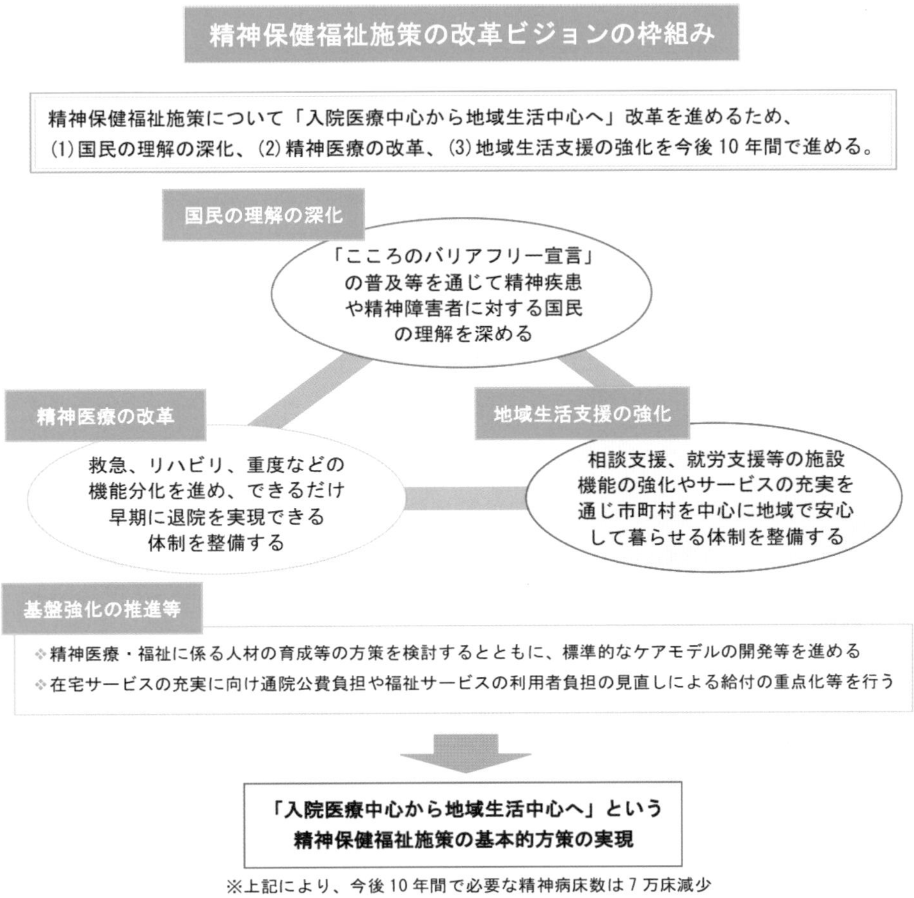

精神保健福祉施策の改革ビジョンの枠組み

精神保健福祉施策について「入院医療中心から地域生活中心へ」改革を進めるため、
(1)国民の理解の深化、(2)精神医療の改革、(3)地域生活支援の強化を今後10年間で進める。

国民の理解の深化

「こころのバリアフリー宣言」
の普及等を通じて精神疾患
や精神障害者に対する国民
の理解を深める

精神医療の改革

救急、リハビリ、重度などの
機能分化を進め、できるだけ
早期に退院を実現できる
体制を整備する

地域生活支援の強化

相談支援、就労支援等の施設
機能の強化やサービスの充実を
通じ市町村を中心に地域で安心
して暮らせる体制を整備する

基盤強化の推進等

❖ 精神医療・福祉に係る人材の育成等の方策を検討するとともに、標準的なケアモデルの開発等を進める
❖ 在宅サービスの充実に向け通院公費負担や福祉サービスの利用者負担の見直しによる給付の重点化等を行う

**「入院医療中心から地域生活中心へ」という
精神保健福祉施策の基本的方策の実現**

※上記により、今後10年間で必要な精神病床数は7万床減少

出典）厚生労働省「社会保障審議会障害者部会（第17回）の資料より

図4.6　精神保健医療福祉の改革ビジョンの枠組み

(2) 精神障害にも対応した地域包括ケアシステム（援助論 第5章参照）

　2017（平成29）年2月、「これからの精神保健医療福祉のあり方に関する検討会」の報告書において、これまでの「入院医療中心から地域生活中心へ」の理念をより強力に推し進めるため、精神障害者の一層の地域移行を進めるための地域づくりを推進する観点から、「**精神障害にも対応した地域包括ケアシステム**」の構築を目指すことが新たな理念として打ち出された。これは、精神疾患はすべての人にとって身近な病気であり、精神障害の有無や程度にかかわらず、誰もが安心して自分らしく暮らすことができるよう、保健・予防、医療、障害福祉・介護、住まい、社会参加（就労）、地域の助け合い、教育（普及啓発）など、さまざまな相談窓口が包括的に確保され、その地域の特性に応じた基盤を整備していくことを目指したものとなっている。地域における包括的なケア実現のため、精神疾患や精神障害者への理解とともに、地域住民の協力が得られるようますます普及啓発が求められている。

6.3　自殺対策

(1)　日本における自殺問題

　自殺に至る背景には、身体・精神疾病など健康問題、夫婦関係の不和など家庭問題、失業・多重債務や生活苦など経済問題、いじめや学業不振など学校問題など、ひとつだけではなくさまざまな要因が広く関連していることが知られており、自殺予防対策の重要さと難しさがあげられる。

　日本では1998（平成10）年に年間の自殺者数が急増し3万人を超え、2011（平成23）年までその数は減少しなかった（図4.7）。これが非常に大きな社会の課題として、誰も自殺に追い込まれることのない社会の実現を目指して2006（平成18）年に「自殺対策基本法」を制定した。これにより国、地方自治体、民間組織、企業そして国民の役割を明確化し、さまざまな自殺予防の取り組みがなされることとなった。警察庁発表データでは、2022（令和4）年の自殺者数は21,881人であった。自殺の原因・動機別では、「健康問題」が一番多く、統計を取り始めてからこれは変わっていない（図4.8）。

　2022（令和4）年の自殺対策白書では、年齢階級別の10歳〜39歳の死因の第1位が自殺となっており、若い世代の自殺は深刻な問題といえる（表4.15）。

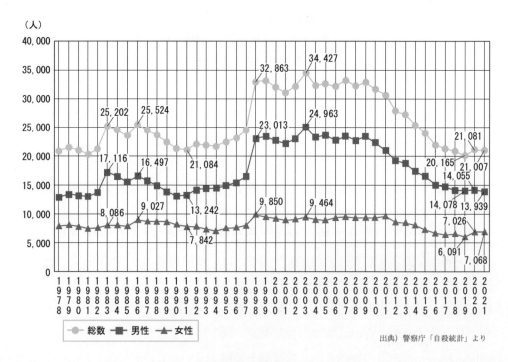

出典）警察庁「自殺統計」より

図4.7　自殺者数の推移（自殺統計）

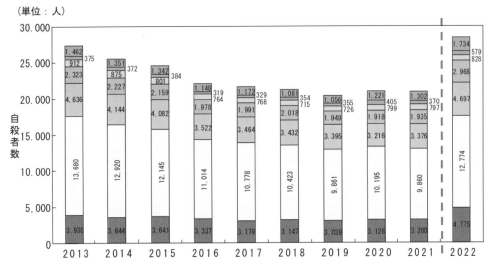

（単位：人）

■その他　■学校問題　■男女（交際）問題　■勤務問題　■経済・生活問題　□健康問題　■家庭問題

※自殺の原因・動機に関して、2021年までは、遺書などの生前の言動を裏付ける資料がある場合に限り、自殺者一人につき3つまで計上可能としていたが、2022年からは、家族などの証言から考え得る場合も含め、自殺者一人につき4つまで計上可能とした。このため、単純に比較することはできない。

出典）警察庁自殺統計原票データより厚生労働省作成

図4.8　自殺の原因・動機別自殺者数年次推移（2022年中における自殺の状況）

表4.15　2020年の死因順位別にみた年齢階級

年齢階級	第1位				第2位				第3位			
	死因	死亡数	死亡率	割合(%)	死因	死亡数	死亡率	割合(%)	死因	死亡数	死亡率	割合(%)
10～14歳	自　　殺	122	2.3	28.6	悪性新生物	82	1.5	19.2	不慮の事故	53	1.0	12.4
15～19歳	自　　殺	641	11.4	50.8	不慮の事故	230	4.1	18.2	悪性新生物	110	2.0	8.7
20～24歳	自　　殺	1,243	21.0	57.0	不慮の事故	286	4.8	13.1	悪性新生物	152	2.6	7.0
25～29歳	自　　殺	1,172	19.7	52.1	悪性新生物	235	3.9	10.5	不慮の事故	217	3.6	9.7
30～34歳	自　　殺	1,192	18.7	41.1	悪性新生物	495	7.8	17.1	不慮の事故	250	3.9	8.6
35～39歳	自　　殺	1,323	18.3	30.1	悪性新生物	1,012	14.0	23.0	心　疾　患	368	5.1	8.4
40～44歳	悪性新生物	2,140	25.9	27.9	自　　殺	1,578	19.1	20.6	心　疾　患	859	10.4	11.2
45～49歳	悪性新生物	4,552	47.0	32.3	自　　殺	1,844	19.1	13.1	心　疾　患	1,729	17.9	12.3
50～54歳	悪性新生物	7,263	84.8	36.7	心　疾　患	2,578	30.1	13.0	自　　殺	1,746	20.4	8.8
55～59歳	悪性新生物	11,457	146.7	41.6	心　疾　患	3,594	46.0	13.1	脳血管疾患	2,007	25.7	7.3
60～64歳	悪性新生物	18,254	248.3	45.1	心　疾　患	4,985	67.8	12.3	脳血管疾患	2,783	37.9	6.9

出典）2022年版自殺対策白書

（2）自殺対策の取り組み

1）自殺予防週間と自殺対策強化月間

　毎年9月10日（世界自殺予防デー）から9月16日までを「自殺予防週間」、毎年3月を「自殺対策強化月間」として定め、国、地方公共団体、関係団体、民間団体等が連携し、国民に広く自殺対策に関する正しい知識の普及、ポスターやインターネット広告、SNS広告、街頭でのポケットティッシュ配布などを活用し相談窓口の

情報の普及、周知を実施したり、ゲートキーパーの普及啓発を行っている。

2）ゲートキーパー

　ゲートキーパーとは、自殺の危険を示すサインに気づき、声をかけ、話を聞いて、必要な支援につなげ見守る人のことを言い、別名「命の門番」ともよばれる。ゲートキーパーに特別な資格は必要なく、誰でもなることができる点でさまざまな人たちがゲートキーパーの役割を担うことが期待されている。自殺対策基本法に基づき策定された「自殺総合対策大綱」の中でも、「ゲートキーパー」の役割を担う人材等を養成することを目標に掲げており、効果的な自殺対策のひとつとして取り組まれている。またその中で、地域のかかりつけの医師、保健師、看護師、ケアマネージャーなどの精神保健福祉従事者、行政等の各種相談窓口職員、関係機関職員、民生委員・児童委員や保健推進委員などに、悩みを抱える人を適切に支援するためのゲートキーパー養成研修を行うことが規定されている。

3）対応の基本は TALK の原則

　もし、「死にたい」と打ち明けられたり自殺の予兆を感じた際は、「TALK の原則」で対応することが提唱されている。TALK とは、Tell、Ask、Listen、Keep safe の頭文字をとった4項目からなる（表 4.16）。死にたいと打ち明けられたとき、動揺し焦る気持ちになるが、そこで話を断ち切ったり話を逸らしたりすると、相手は「自分のことを否定された」感覚を抱く。誠実な態度で相手の話を傾聴し、大事なこととして「死にたい」という気持ちについて、率直に尋ねることである。そこに触れてよいのかと戸惑うかもしれないが、死にたいくらいつらい気持ちを打ち明けてくれた相手に、それをまるでないかのように対応することは避けなければならない。

表 4.16　TALK の原則

Tell	言葉に出して心配していることを伝える
Ask	「死にたい」という気持ちについて、率直に尋ねる
Listen	絶望的な気持ちを傾聴する
Keep safe	安全を確保する。危険と判断したら、まず一人にしないで寄り添い、他からも適切な援助を求めるようにする

出典）文部科学省「教師が知っておきたい子どもの自殺予防」

4）学校教育における自殺対策

　児童生徒への自殺対策では、「自殺総合対策大綱」の中にある具体的な「SOS の出し方に関する教育」の推進や、スクールカウンセラー、スクールソーシャルワーカーの配置の充実に努めることで、自殺リスクなどの早期発見・早期対応を実現できる体制の構築を目指している。

7　社会復帰・社会参加への支援

7.1　リハビリテーションの概念

　リハビリテーション（rehabilitation）は、ラテン語の、re（再び）＋habilis（適した）を語源とする。これは中世ヨーロッパにおいて、教会から破門された人が再び教会に戻ることを許され、人としての名誉が回復されたことを示すものであり、リハビリテーションとは人間らしく生きる権利の回復、すなわち**「全人間的復権」**を意味する。

　WHO（世界保健機関）は、リハビリテーションについて「能力障害あるいは社会的不利を起こす諸条件の悪影響を軽減し、障害者の社会統合を実現することを目指すあらゆる手段を含むもの」と定義している[1]。また、日本の厚生白書では「障害者が一人の人間として、その障害にもかかわらず人間らしく生きることができるようにするための技術および社会的、政策的対応の統合的体系であり、単に運動障害の機能回復の部分だけを言うのではない」と定義している[2]。このようにリハビリテーションとは、その人がその人らしく社会生活を営むためのプロセスであり、個々人への働きかけだけではなく環境や社会に対する働きかけも含むものである。

(1)　リハビリテーションの領域

　リハビリテーションは**「医学的リハビリテーション」「教育的リハビリテーション」****「職業的リハビリテーション」「社会的リハビリテーション」**の4領域に大別され、これらを対象者のニーズに応じ統合させて提供することが求められる。

　「医学的リハビリテーション」とは、個人の身体的機能と心理的能力の回復や、必要な場合は代償的機能を活用することにより、自立した生活、積極的な人生を営めるようにするための医学的ケアのプロセスである。**「教育的リハビリテーション」**とは、適切な教育や指導を通じて、障害をもつ人や児童の能力を向上させ、潜在能力を開発して自己実現を図れるように支援するものである。**「職業的リハビリテーション」**とは、職業訓練や就業支援により、その人に適した職業に就いてそれを維持できるよう支援するものである。**「社会的リハビリテーション」**とは、すべてのリハビリテーションの土台となるものであり、その人が望む社会生活を営むための支援に加え、社会的障壁の緩和なども含まれる。

(2)　精神科におけるリハビリテーション

　精神科リハビリテーションについて、Anthonyらは「長期にわたり精神障害を抱える人が、その機能を回復するのを助け、専門家による最大限の介入で自分の選ん

だ環境で落ち着き、満足できるようにすること」と定義している[3]。また、Liberman はその目標を「精神障害のある人ができる限り正常な生活を取り戻す機会を最大限に提供されるように保障すること」と述べている[4]。

　精神疾患や障害からの回復は一様ではなく、さまざまな経過をたどるが、その人が社会生活を営めるようになるまでのリハビリテーションの過程は、以下の3期で考えることができる。

1）急性期リハビリテーション（疾病回復支援）

　薬物療法や精神療法の開始と並行して早期よりリハビリテーションを開始し、症状の改善、身体機能や生活リズムの回復を目指す。

2）回復期リハビリテーション（能力障害改善）

　基礎的な体力や気力、対人関係能力の回復、社会生活への参加を目指し、本人が望む社会生活を送るための技能獲得の支援を行う。

3）維持期リハビリテーション（生活維持支援）

　精神障害とうまく付き合いながら社会生活を維持し、本人の希望に向けたさらなる取り組みへの支援を行う。

　医療から地域へと連続し、その人が望む社会生活を送るための支援が求められる精神科リハビリテーションにおいては、家族を含む保健・医療・福祉などの支援者が本人を中心としたネットワークを築き、協働し、その人が必要とする支援に取り組むことが重要である。

7.2 国際生活機能分類：ICF

　1980年、WHO は「国際障害分類（International Classification of Impairments, Disabilities, and Handicaps：ICIDH）」を採択した。ICIDH は、障害とは疾病などによって生じた「機能・形態障害」だけではなく、生活上必要とされる能力の低下などの「能力障害」や、さまざまな社会活動に参加することが困難になるなどの「社会的不利」も含めたものであると定義している。この ICIDH は2001年、障害のもつマイナスの面にのみ着目するのではなく、プラスの面にも着目したうえで、社会生活の営みには、さまざまな要素が相互に作用するとした「国際生活機能分類（International Classification of Functioning, Disability and Health：ICF）」へ改定された。

　ICF では、人が生きることを「**生活機能**」と示しており、この「**生活機能**」は「**心身機能・構造**」「**活動**」「**参加**」の3つのレベルからなる。そして、この3つのレベルは「**健康状態**」により（**機能制限**）（**活動制限**）（**参加の制約**）といった影響を受

けること、また「**生活機能**」に影響を与えるものとして「**環境因子**」と「**個人因子**」からなる「**背景因子**」があり、それらすべてが相互に関連し作用するものであることを示した（図 4.9）。

　障害をもつ人やその家族、保健・医療・福祉などの支援者が、疾病や障害に対する共通の理解に基づき協働することや、障害の有無にかかわらず、人々がともに社会生活を営むことのできる社会環境の整備などに対して ICF の活用が期待される。

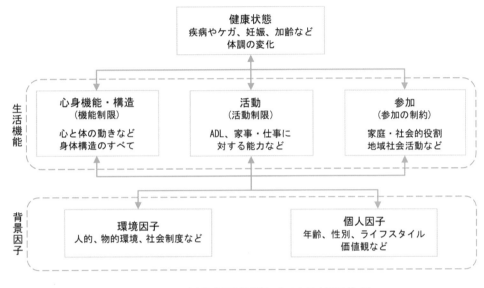

図 4.9　ICF 構成要素間における相互作用

7.3　長期入院患者の地域移行支援体制

(1)　入院医療中心から地域生活へ「つなぐ」役割としての医療へ

　わが国の精神科病床数は 2020（令和 2）年現在 324,481 床で、OECD Health Data 2020 で諸外国と比較しても、主要先進 7 カ国中最多（表 4.17、図 4.10）である。また、平均在院日数も 2020（令和 2）年は 277 日であり、穏やかな減少はみられるが（図 4.11）、世界諸国の中でも特に長い（表 4.18）[2)3)4)]。病状からは退院が可能となっても、地域で居場所や支援がないなどのさまざまな理由で退院できない社会的入院の患者をはじめ、いまだに多くの長期入院患者の退院支援が課題となっている[4)]。これには以下に述べる日本の精神科医療と地域ケア体制整備の経過がかかわっている。

　1950（昭和 25）年「**精神衛生法**」により精神病者の私宅監置制度が廃止され、精神病院以外での患者収容が禁じられるようになった。以後、精神病者は各家庭の私宅監置室や医療施設ではない精神病者収容所などから精神病院に移され、社会防衛

表4.17　主要7カ国の精神科病床数

国　　　名	調査年	精神科病床数	精神科病床/人口1,000人
カ　ナ　ダ	2019	13,632	0.4
フランス	2018	55,377	0.8
ド　イ　ツ	2017	106,176	1.3
イタリア	2018	5,358	0.1
日　　　本	2018	329,692	2.6
英　　　国	2019	23,658	0.4
米　　　国	2017	82,489	0.3

OECD Health Data 2020

表4.18　世界の精神病院平均在院日数　*各国により定義が異なる

国　　　名	2014年平均在院日数（日）
ベルギー	10.1
フランス	5.8
ド　イ　ツ	24.2
イタリア	13.9
日　　　本	285.0
韓　　　国	124.9
ス　イ　ス	29.4
イギリス	42.3

OECD Health Data 2015

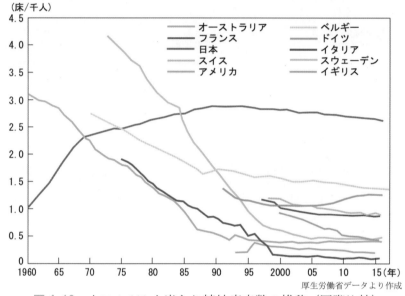

厚生労働省データより作成

図4.10　人口1,000人当たり精神病床数の推移（国際比較）

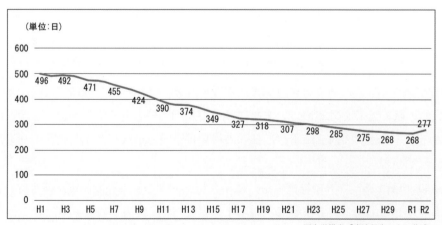

厚生労働省「病院報告」より作成

図4.11　わが国の精神科の退院患者の平均在院日数の推移

の立場も相まって、精神医療は入院治療が中心となった[5]。1964（昭和39）年、当時のライシャワー駐日米国大使が精神障害者であるとされる青年に切りつけられる事件が起きた。翌1965（昭和40）年に「**精神衛生法**」が改正され、精神衛生センターの設置、地域の精神衛生相談や訪問指導の強化などが示された。その一方で、民間の精神科病床は増加するなどなかなか地域ケアの拡大にはつながらなかった。

1984（昭和59）年、報徳会宇都宮病院において2名の患者が病院スタッフによって暴行され死亡する事件が起き（**宇都宮病院事件**）、国際的にも日本の精神科医療が問題視された。1985（昭和62）年に「精神衛生法」は、精神障害者の社会復帰の促進と人権の保障が記された「**精神保健法**」に改正され、退院請求など患者の人権を尊重し、入院中心の精神医療を改善し、地域における社会復帰活動の促進が記された。1995（平成7）年には精神保健法が「**精神保健及び精神障害者福祉に関する法律**」（**精神保健福祉法**）に改正され、精神障害者が医療だけではなく、正式に福祉の対象と位置づけられた。

2004（平成16）年の「**精神保健医療福祉の改革ビジョン**」では、「**入院医療中心から地域生活中心へ**」という方策の推進のため、国民各層の意識変革と、立ち遅れた精神保健医療福祉体系の再編と基盤強化を図るとした。特に、受入条件が整えば10年後には退院可能な者（約7万人）の対策として「**今後10年間で約7万床相当の病床数の減少**」を目標とし、1年以上の入院患者に対しては本人の病状や意向に応じて医療と地域生活支援体制の協働のもと、段階的、計画的に地域生活への移行を促すことが示された[6][7]。

しかし、2009（平成21）年「**今後の精神保健医療福祉のあり方等に関する検討会**」では、長期入院患者の動態は大きく変化していないことが明らかになった。今後の課題として、急性期医療の充実、地域資源の整備による早期退院の促進、新たな長期入院の抑止、長期入院患者の地域移行の促進が示された[8]。その後も、2014（平成26）年の「**長期入院精神障害者の地域移行に関わる検討会**」や、2017（平成29）年の「**これからの精神保健医療福祉のあり方に関する検討会**」などを通して、精神障害者の地域生活支援が推進されている。

(2) 精神障害者の退院支援

精神障害者の退院と地域移行を推進していく取り組みとして、**地域移行支援・自立生活援助・地域定着支援**を組み合わせた支援が行われている。「**地域移行支援**」とは、障害者支援施設に入所している障害者や精神科病院に入院している精神障害者などを対象に、住居の確保や障害福祉サービスの体験利用、体験宿泊のサポートなど地域における生活に移行するための支援を行うことをいう。「**自立生活援助**」では、

地域での独立生活を始めた障害者などを対象に、定期的および随時通報を受けて行う訪問を通して、自立した円滑な日常生活の実現に必要な相談や助言などを行う。

「**地域定着支援**」では、居宅において単身で生活している障害者などを対象に常時の連絡体制を確保し、緊急時には必要な支援を行う。

(3) 地域移行支援の流れ

ステップ1：入院中の患者が、地域移行支援プログラムなどの働きかけをきっかけに退院の意向や退院に向けての支援希望を示す。**本人、家族、主治医、精神保健福祉士、病棟看護師**で地域移行支援の導入を検討する。

ステップ2：対象者、地域関係者、相談支援事業所、病院関係者間で地域移行支援導入前の面談を行う。地域移行の動機を確認し、退院先の制度や方針を共有する。

ステップ3：市町村に地域相談支援の利用申し込みを行う。市町村に委託された指定特定相談支援事業者がサービス等利用計画書を作成して市町村に提出する。サービス利用決定後、一般相談支援事業者が利用者のアセスメントを行ったうえで個別支援計画（地域移行支援計画）を作成する。サービス担当者による計画支援会議で計画が完成され、導入が始まる。

ステップ4：地域移行に向け、サービス内容に沿った活動が病院内外で展開される。病院内ではカンファレンスの実施やスタッフ間の情報共有、退院後の生活を踏まえた日常生活支援や、地域移行支援を専従とする相談支援専門員による対象者との面談などを行う。病院外では対象者のニーズに応じて外出支援を行う。グループホームの見学や不動産業者をめぐる場合もあるが、対人関係を築くのに時間がかかる対象者は周辺の散歩から開始し、時間をかけて取り組む。

ステップ5：対象者と関係者が集まり、退院前のケア会議を行う。ここでは対象者の気がかりや不安を聞きながら、退院後の支援ニーズを明確にする。住まいの調整、金銭管理の方法、日中の居場所や困ったときの相談方法、通院手段、訪問看護導入の有無など具体的な生活や支援内容について話し合う[13]。

(4) 地域移行における看護支援のポイント

1) 患者の退院したい気持ちを支える

　退院が具体的に決まっていなくても、地域移行支援にエントリーしたい気持ちがあるならば、その気持ちを絶やさないように支援する。患者の気持がくじけそうになったときは、地域移行の過程はしっかり歩めていることを保証し、励ます。

2) 患者が地域支援者との人間関係を保てるように支援する

　新しい支援や環境に移行するということは、新しい人間関係を構築するということである。患者は、地域支援者との意見のくい違いなど人間関係で悩み始めると、

退院に前向きになることができず、地域移行をあきらめてしまうことがある。患者が地域支援者との関係で悩んでいるときは、患者なりの意見をしっかり聞き、悩みを一緒に整理して両者の間を取り持つ役割に専念する。病棟看護師も、地域支援者と顔なじみになって気軽に情報を共有できる関係をつくることが大切である。

3）患者のセルフケアを細かくアセスメントする

今あるスキルは何か、介入することで新たに身につけられるスキルは何か、どのような支援を導入して補えばその人らしい生活を送ることができるのかを査定し、セルフケア支援を具体的にしていく。

4）入院中から退院後の支援体制を意識する

検温のために患者を訪室することは退院後の訪問看護の練習に、病室の環境整備をすることは退院後のヘルパーを受け入れる練習になることを患者に伝える。

5）退院後の生活状況にあわせた方法で病棟生活を調整する

看護師も地域に出向き、患者の退院後の生活環境を確認し、予測される生活課題に対して看護支援を工夫する。いくつかの具体例を以下に示す。

例1：グループホームでは洗濯した衣類をハンガーにかけて干すため、病棟の乾燥機は使わず、ハンガーにかけて干し、翌日取り込む練習を行う。

例2：就寝前の服薬時間をグループホームの消灯時間にあわせる。

例3：金銭の管理方法を退院後のスタイルにあわせておく。

＜地域移行支援の事例＞

事例Ⅱ〈兄弟が退院を反対し15年間退院できないでいるA氏の地域移行支援〉

A氏（統合失調症、50歳代）の受け持ち看護師は兄弟の面会のたびにA氏の退院の可能性について話し合っていたが、「まだ、顔つきが違うから退院は無理だ。」と断られていた。A氏と受け持ち看護師は諦めず、服薬自己管理の練習を開始した。定期的に同伴外出を行い、通帳記帳や予算に応じた衣服の購入、初めてICカードを使ってバスに乗る練習をするなど、外の生活に慣れる練習を行った。病棟のSSTに定期的に参加し、参加者と話し合うこともできるようになった。入院15年目、面会に来た兄弟は「顔が昔と同じようになり、穏やかになったから、退院でいいと思う。」とA氏の退院に同意した。精神保健福祉士（以下；PSW）と退院準備の方策を検討し、「住居の確保」と「日中活動の確保」の2点を目的に、地域移行支援の導入が決定した。導入前のケア会議に参加したA氏は「長い入院生活だった。今後は多くのことを望むつもりはなく、静かに暮らせる生活がしたい。長年、地域で生活できなかったから、一人で暮らせる自信がない。ずっと住める滞在型のグループホームに行きたい。」と語った。長年の入院環境の影響により、保護的な環境を望んだA氏だったが、セルフケアレベルが高いことから、単身生活に移行するための支援が可能な通過型のグループホームへ退院した。

事例Ⅲ〈退院後の単身生活に適応できず再入院したBさんの地域移行支援〉

　デイケア通所と外来通院、訪問看護を受けながら単身生活をしていたBさん（40歳代、女性、統合失調症）は、単身生活の寂しさと不安が増大し、精神科病院に再入院した。

1. これまでの生活を患者とともに振り返りアセスメントする

　入院後、Bさん、デイケア担当者、訪問看護担当者、PSW、主治医、病棟看護師で退院後の生活の振り返りを行った。①一人でいることの不安や寂しさから110番や病院などに頻回に電話をしてしまったこと、②入院中の服薬管理は箱型を使用していたが、退院後は壁掛けカレンダー式であったため、薬をセットすることができず、混乱して薬を飲むことができなかったという2点を確認した。

2. 今後の患者が希望する方向性を共有し、Bさんとともにプランを立て実践した

❖ 一人でいることへの不安を相談できる人や場所の確保

　PSWが地域移行支援の調整窓口となり、相談しやすい存在が身近にいる滞在型のグループホームで居場所を検討し、グループホームの見学と体験宿泊を開始した。

❖ 退院後にあわせた服薬管理方法を検討する

　箱型の服薬管理を中止し、退院後に使用する壁掛け服薬カレンダーに変更した。看護師は正確にセットできているか、セット場面を確認した。

3. 看護支援の結果

❏ 居場所の選定よりも、支援者との対人関係の構築に焦点があたり、看護師への依存・退行が強まっていた。Bさんのグループホームスタッフへの不満や退院の不安を病棟全体で受け止めた。スタッフの人柄がわかるようになると、不満や不安の訴えの頻度が減少し、お金の管理方法などの現実的な課題を自ら考えられるようになった。

❏ 服薬管理は、カレンダーへのセットがスムーズに行えるようになった。

❏ 退院前のケア会議では、「お薬の確認と金銭管理を手伝ってほしい」と退院後の支援ニーズを伝えることができ、再び退院し、地域定着することができた。

(5) 精神科病院での退院支援のきっかけづくりの取り組み

　現在、精神科病院においてさまざまな長期入院患者の退院支援の取り組みがなされている。グループホームスタッフの講演会やグループホームの見学会、訪問看護やデイケアの紹介などに加え、卒業生の会（グループホームや自宅へ退院した患者が、退院後の暮らしなどを病棟で講和をする会）や、外出応援プログラム（職員と一緒に地域のカフェやレストランなどに外出し、食事や買い物をするプログラム）などが行われている医療機関もある。

事例Ⅳ〈家族と主治医の反対から退院支援が停滞していたC氏の地域移行支援〉

　C氏はアパートで単身生活を送っていたが、不可解な行動や自宅で大声をあげていたところを警察官に保護され精神科病院に初回入院となった。C氏は退院を希望していたがキーパーソンであった叔父の反対と、主治医の「妄想や幻聴の訴えが多く、病識がないから退院は難しいだろう」との見解から退院支援は停滞し、入院から3年が経過していた。受け持ち看護師は、本人の希望を理解していたが、叔父の反対や主治医の消極さから退院支援に行き詰まりを感じていた。PSWも退院支援を導入したいが看護師と同様に行き詰まりを感じていた。この退院支援の停滞をもう一度、動かすことはできないか、この3年間での患者の変化と課題について病棟看護師と主治医、PSW、C氏で話し合いのためケア会議をもつこととした。

　会議では、妄想や幻聴の訴えはあるものの、以前は薬物療法に懐疑的だったC氏が、現在では不調を感じると自ら頓用薬を希望するようになったこと、看護師と考えた不調時の対処法が増えて、上手に活用できるようになっていることが共有され、病感は獲得しているのではないかと支援者間で共有された。医師も以前との違いに気づき、叔父が認めてくれれば退院支援を進めてみようと前向きになった。その後の話し合いで、退院に向けての具体的な計画を立案した。

　家族へのアプローチとして、普段は電話でのやり取りを希望する叔父に対し、今回は本人に会いに来所していただく場を設定した。面会の際にはPSWと看護師、主治医が同席し、数年のC氏の変化と努力を伝え、本人の現在の状態を理解していただくことを目標とした。

❖家族の理解が得られた段階で、住居の確保や退院後も継続して相談できる場の確保を目的に地域移行支援を導入した。

❖訪問看護やデイケア導入に向け、入院中から受け持ち看護師を中心に、本人やスタッフ同士の顔つなぎと引継ぎを行う。

❖退院後のデイケア導入が不安なくスムーズになるよう、また自身の体調管理の必要性とその方法を学ぶ場として、入院中よりデイケアのプログラムであるIMR（Illness Management and Recovery；疾病管理とリカバリー）に参加する。

❖病棟看護師は、内服の自己管理や、効果的な頓用薬の使い方などの服薬指導を行った。また退院支援の過程で生じる不安への対処や病状の揺れをサポートした。地域の支援者とC氏との関係性が構築されるまでは、受け持ち看護師が外出などに同伴した。

　叔父との面談では、支援者側が退院を無理に進めるのではなく、これまでの経過と、本人の頑張りに焦点をあてて話をしたことで、落ち着いて話を聞くことができ、本人の頑張りにも理解が得られた。本人との顔をあわせた際にも、「頑張っているみたいだね」とC氏の努力を認める発言があり、帰りがけには「私も高齢だから、サポートは難しいけど、見守ってくれる方がいるところなら退院してもよいのかなと思います」と叔父自ら退院について前向きな発言がみられた。

　その後、PSWより、グループホームについての説明を聴くと、C氏の退院に賛同され、地域移行支援の導入が決定した。地域の支援者との関係性ができるまでは、受け持ち看護

事例Ⅳ　つづき

師やPSWがグループホームの見学に同伴したり、グループホームの体験宿泊の段階から訪問看護ステーションの看護師と病院の受け持ち看護師が一緒に退院前訪問に出向くなど、地域生活への移行ができるよう支援をした。

　デイケアでのIMRへの参加では、はじめの1カ月は緊張が強かったものの、次第にメンバーとも打ち解け、新たなグループに適応することができるようになった。IMRのプログラムを通して、ピアであるデイケアのメンバーから、それぞれの病気の体験や薬を飲むことの必要性を耳にしたり、調子を保つための工夫を聴くことで、「聞こえてくる嫌いな相手の声をコントロールするには薬は大事なんだと思います」と、C氏の病感は徐々に病識の獲得へと進んでいるようであった。

　退院が目前に迫ってると、「退院したらヤクザが殺しにくるって言っている」と退院への不安が大きくなる時期もあったが、受け持ち看護師を中心に病棟看護師が退院への不安を傾聴し、気持ちを支持するかかわりを続けることによって、次第に地域生活への自信をつけ、グループホームへ退院することができた。

---

(6) 地域で長期入院患者の退院後の生活を支援する

1) 長期入院患者の退院後の地域定着支援

　退院直後は、当事者の不安を受け止めてストレングス（強さ、能力）を活かす支援が重要である。入院生活が長期にわたると、退院直後は久し振りの地域での生活に戸惑い、不安を感じる者も多いが、次第に生活に慣れてくると、当事者がもつ生活力が発揮されてその人らしい生活を送るようになる。看護師は当事者がもつ生活力や回復力に寄り添い、セルフケアレベルに応じて支援を行う。特に地域のサービスや施設を利用する場合には、当事者や家族を交えた支援チームが連携を強化して、地域での定着支援を継続する必要がある。さらに、退院後の生活が安定してその人なりの地域生活を拡大する時期には、本人が望む社会参加などの意志を尊重し援助する[1]。看護師は、多様な地域資源への「つなぎ」の役割を担っており[2]、当事者に不安がある場合には同行して支援することも必要である。

2) 地域における長期入院患者の支援の流れとポイント

　長期入院患者の退院後の支援において、看護師に期待される役割や支援のポイントを以下にまとめる。

(ⅰ) 地域生活に慣れるための支援とサービスの調整

　入院中に退院後の生活を想定しておいても、実際に地域での生活を開始してみると、思いがけない出来事や慣れない環境に戸惑うこともある。退院直後では、地域の看護師は当事者が生活に慣れるためのこまめな相談やさまざまなサービスの調整などを、本人の状況を確認しながら支援者と連携して行っていく。

事例Ⅴ

　2年間入院していたDさん（50代、双極性障害）は、退院後はグループホームに入居し、訪問看護を利用することになった。訪問看護ステーションに勤めるK看護師は、退院前カンファレンスで初めてDさんやDさんの母親、また相談支援専門員やグループホームの世話人と会い、挨拶をした。

　カンファレンスでは、主治医や病棟看護師から現在のDさんの病状や支援について説明があり、退院後のスケジュールやサービスの確認をした。

　退院後しばらくは、週1回のK看護師による訪問看護と、週2回のデイケアを利用し、グループホームの世話人と相談をしながら生活に慣れていくことになった。Dさんは、とにかく早く退院して、いずれは仕事ができるようになりたいと話した。Dさんは病棟看護師とともにクライシスプラン*3（表4.19）を作成しており、退院後はK看護師が一緒にクライシスプランを確認したり見直したりすることになった。

　また日頃の自分の状態を確認してチェックし、危機状態を予防するためのセルフモニタリング表[7]（表4.20）も新たに作成し、いつも見える机の上に置いておくようにした。

*3 クライシスプラン： 病状が悪化したり困った際にどのように対処するかのプランで、これを書面にして本人と支援者が確認し共有しておく[3-6]。

表4.19　クライシスプラン[6]

表4.20　セルフモニタリング表[7]

状態	項目	○月○日	○月○日	○月○日	○月○日
安定しているとき	穏やか	○	×		
	気遣いができる	○	○		
	デイケアに休まず通える	○	○		
注意したほうが良いとき	夜中に目が1回以上覚める	×	○		
	イライラしやすくなる	○	○		
	21時過ぎてもパソコンに熱中する	○	×		
	タバコの本数が増える（1箱）	×	×		
要注意なとき	睡眠が4時間以下	○	○		
	不思議な声が聞こえる	○	○		
	疎外されている感じが出てくる	○	×		
	不眠時薬の使用		23:00		
	不穏時薬の使用		14:00 19:00		
	総合評価	○	△		

（ⅱ）家族への支援と家族関係の再構築

　長期入院患者と家族との関係は、長期入院によって入院前とは大きく変化していることが多く、退院後も家族が当事者の病状に適切に対応しながら生活できるよう、

家族関係の再構築が必要となる。長期入院からの退院後、地域での支援があっても家族は当事者の病状の変化を心配し、負担に感じていることも少なくない。そこで看護師は、当事者だけでなく家族の話を傾聴し、これまでの苦労を労い、また当事者と家族との関係の調整役[8]になるなど、家族の心配をともに考え解消していく支援を継続する必要がある。

事例Ⅵ

　退院後3カ月ほど経った頃、珍しく浮かない顔をしているDさんに気づき、K看護師は声をかけた。するとDさんは、「最近お母さんが頻繁に来て、掃除や服薬の様子を尋ねてはあれこれ注意をするので、とても嫌な気持ちになっている」と話した。その翌週に訪問すると、たまたま母親がDさんの家を訪ねて来ていた。そこで、Dさんの同意を得て、Dさん、Dさんの母親、K看護師の3人で話をすることにした。K看護師はDさんと、Dさんの母親にそれぞれの気持ちを確認するために尋ねた。Dさんの母親は、「入院前に病状が悪化して近所の人に大声で怒鳴ったことを思い出し、またそうなるのではないかと思い、つい口を出してしまう」と話した。Dさんは、「お母さんが心配してくれるのはありがたいが、今は支援者がいるので安心してほしい」そして「月に1回ぐらいは一緒に外出したり、たまにはお母さんの手料理を食べたい」と率直に話した。Dさんと母親はそれぞれの気持ちを知り、安心できたと話した。K看護師は、病状が悪化しないように支援をしていきたいことや、家族に負担にならないように相談しながら支援をすることを伝えた。

(ⅲ)　服薬中断などの危機発生時の支援

　慢性疾患である精神疾患は、当事者や支援者が気をつけていても、さまざまなストレスなどで病状が悪化することがある。そのようなときには、入院中や病状の安定しているときにあらかじめ作成しておいたクライシスプランが役に立つ。病状悪化のきっかけやサイン、対処方法を事前に決めておくことで、当事者が望まない方法（非自発的入院など）を選択することなく、危機的状況を乗り越えられることを目指す。危機的状況に陥ったときには、地域の支援者もその変化に戸惑い、不安に感じることがある。そのようなときに、当事者の病状や治療、対処法を理解している看護師が中心となり、支援者がチームとして一緒に危機を乗り越える体制をつくることが期待される。クライシスプラン通りにはいかず入院に至ることもあるが、そのようなときでも、地域の支援体制が構築されていれば、危機的状況の改善に伴い当事者は長期入院することなく早期に退院できることが期待される。そのような体験を通して、入院も危機的状況を乗り越えるための、安全な選択肢のひとつになる。

事例Ⅶ

　退院して半年ほど経った頃、Dさんから頻繁に電話がかかってきては、「今日は何日だっけ？薬を飲んだんだろうか」などと質問するようになった。K看護師は「いつものDさんらしくないな」と思い、グループホームの世話人に連絡をとると、同じように一日に何度も同じ質問をしてくるので、対応に疲れてしまったと話していた。K看護師は、Dさんとクライシスプランを確認し、年に数回躁状態とうつ状態の間の時期に不安が強くなることが2週間ほどあることを確認した。またそのようなときは、薬を服用したかどうかわからなくなり、入院前はこの時期に服薬を中断していたことがわかった。そこで、不安が落ち着くまでは訪問看護の回数を増やし、一緒に服薬状況を確認することにした。さらにクライシスプランの内容を世話人やデイケアのスタッフなどと共有し、不安の訴えが多くて対応が大変なのは今だけであること、服薬状況の確認が必要であることを共有した。その結果、Dさんは入院前のように服薬を中断することなく、不安が高まる時期を乗り越えた。

章末問題

1 セリエのストレス学説でストレス刺激に対する生体反応はどれか。
1. 脾臓の萎縮　　2. 胸腺の肥大　　3. 副腎皮質の萎縮　　4. 胃・十二指腸潰瘍　　（予想問題）

解説　（122頁参照）ストレス学説とは、セリエ,H.が提唱したストレス刺激が身体の非特異的反応を引き起こすという学説で、ストレス反応の3大徴候として胸腺萎縮、副腎皮質の肥大、胃潰瘍をあげた。
解答　4

2 セリエ,H.が提唱した理論はどれか。
1. 危機モデル　　2. ケアリング　　3. セルフケア　　4. ストレス反応
（第108回午前3問）

解説　（122頁参照）ストレス反応とは、セリエ,H.が提唱した、ストレッサーが引き起こす身体の非特異的反応のことで、ストレッサーとは、ストレス反応を引き起こす刺激のことである。　　解答　4

3 精神疾患患者の家族の感情表出〈expressed emotion：EE〉について正しいのはどれか。
1. 家族の訴えが明確になる。
2. 認知行動療法の技法である。
3. 統合失調症の再発に関連がある。
4. 家族のストレス対処として効果的である。　　（第103回午後69問）

> **解説**　（143頁参照）EEが高い場合、統合失調症の再発が起こりやすいという研究結果がある。　**解答 3**

---

4 こころのバリアフリー宣言の目的で正しいのはどれか。
1. 身体障害者の人格の尊重
2. 高齢者の社会的な孤立の予防
3. 精神疾患に対する正しい理解の促進
4. 精神科に入院している患者の行動制限の最小化　　　　　　（第105回午後57問）

> **解説**　（184頁参照）2004（平成16）年3月、「心の健康問題の正しい理解のための普及啓発検討会」が報告書の中で、「こころのバリアフリー宣言」を発表した。これは、全国民を対象として、精神疾患や精神障害者に対しての正しい理解を促すための基本的な情報を8つの柱（表4.14）として示されたものである。　**解答 3**

---

5 入院患者の精神科リハビリテーションで適切なのはどれか。
1. 経済的な自立を最終目標とする。
2. 退院日が決まり次第開始される。
3. 多職種によるチーム連携が必要である。
4. 精神疾患に関する地域への啓発は含まれない。　　　　　　（第101回午前75問）

> **解説**　（192頁参照）リハビリテーションの目標は障害を有する人が社会で生活を営むことである。そのためには治療と並行してなるべく早期から開始すること、支援者らがネットワークを築き、協働して支援に取り組むことが求められる。また、リハビリテーションには環境や社会に対する働きかけも含まれる。　**解答 3**

---

6 国際生活機能分類〈ICF〉の構成要素はどれか。**2つ選べ。**
1. 参加　　2. 休息　　3. 社会的不利　　4. 生活関連動作　　5. 心身機能・構造　　（第106回午前84問）

> **解説**　（192頁参照）国際生活機能分類：ICFは生活機能と障害の分類方法であり、2001年に世界保健機関（WHO）が採択した。人の生活機能を「〜できる」というプラス面から評価すること、4つの構成要素と背景因子（個人因子と環境因子）を導入したことがICFの特徴である。3つの構成要素は「心身機能・身体構造」「活動」「参加」であり、それぞれ背景因子の影響を受けるものと考えられている。　**解答 1、5**

---

7 入院集団精神療法のリーダーの役割はどれか。**2つ選べ。**
1. 患者間の発言量を均等にする。
2. 沈黙も意味があると受け止める。
3. メンバーの座る位置を固定する。
4. 患者の非言語的サインに注目する。
5. 話題が変わった場合はすぐに戻す。　　　　　　（第106回午前88問）

解説 リーダーは、患者の自主的な発言を促すが、強制せずに対象者の様子に合わせる。また沈黙も受け止め非言語的サインに注目し、形式に捉われずリラックスした自由な雰囲気で会を進める必要がある。

解答 2、4

8 統合失調症で長期入院している患者。体格はやせ型で中背、活動性はやや低下している。状態が安定し退院が予定され、受け持ち看護師を中心とした支援チームが作られた。参加を求める職種で優先度の高いのはどれか。

1. 管理栄養士　　2. 精神保健福祉士　　3. 介護福祉士　　4. 理学療法士

(第 96 回午前 147 問改変)

解説 (196 頁参照) 退院による社会復帰、社会参加の支援で必要となる職種として、精神保健福祉士の参加が重要である。

解答 2

9 Aさん (57 歳、女性) は 1 人暮らし。統合失調症で精神科病院への入退院を繰り返しており、今回は入院してから 1 年が経過している。日常生活動作〈ADL〉はほぼ自立し、服薬の自己管理ができるようになってきた。Aさんが退院に向けて利用するサービスとして適切なのはどれか。

1. 療養介護　　2. 施設入所支援　　3. 地域移行支援　　4. 自立訓練としての機能訓練

(第 110 回午前 61 問)

解説 (195～196 頁参照) 地域移行支援では、退院のために支援を必要とする入院患者を対象に、精神障害者の地域移行・地域定着支援事業として地域生活への移行に関する相談や支援を行う。 解答 3

10 次の文を読み問題に答えよ。

Aさん (50 歳、男性) は、23 歳で統合失調症を発症し、精神科病院へ 5 回入院したことがある。1 年前に、被害妄想が原因で隣人に暴力を振るい措置入院となった。入院後 2 か月で自傷他害の恐れは消失し、医療保護入院へ切り替えられたが、幻覚や妄想があり家族へ 1 日に何回も電話をかけていた。その後は家族へ電話をかける回数が減り、病棟での生活も安定してきた。幻聴は続いているが、自分の身の回りのことは自分で行えるようになった。作業療法も継続して参加できていることから、退院を検討することになった。

問題：Aさんの退院について、両親は「退院は反対。入院前のように隣人とトラブルになるのではないかと不安です。私達も高齢になってきたので負担が大きいです」と話した。このときの両親への看護師の対応で適切なのはどれか。

1. 退院後に活用できる社会資源について情報提供する。
2. Aさんの主治医に入院の継続を依頼するよう勧める。
3. Aさんの現在の病状を隣人に説明するよう勧める。
4. 退院の承諾は家族の義務であることを伝える。

(第 107 回午前 106 問)

解説 退院後、以前のように隣人とトラブルにならないためには、今の状態を維持しながら、さらに家族の負担を軽減するためにも地域のデイケアなどの社会資源について情報提供が必要である。 解答 1

引用・参考文献

1.1 参考文献
1) 久保千春：ここまでわかった心身相関、診断と治療社、2013.
2) ハンス・セリエ（杉靖三郎・田多井吉之介・藤井尚治・竹宮隆　訳）「現代社会とストレス」法政大学出版局、1988.
3) 久保千春編集：心身医学標準テキスト　第3版、医学書院、2016.
4) 冨田望・熊野宏昭：心身相関の基盤としての脳、臨床心理学、20（2）131−132、2020.
5) 日本心身医学会教育研修委員会編：心身医学の新しい診療指針、心身医学31（7）440‐542, 1991.

1.10 引用文献
1) Center for Disease Control and Prevention HP / Sexual Health WHO HP / Health topics / Sexual health, News / Redefining sexual health for benefits throughout life.

2.1〜2.2 引用・参考文献
1) 阿部美穂子.（2021）.障害のある子どものきょうだいを育てる親の悩みに関する調査研究.山梨県立大学看護学部・看護学研究科研究ジャーナル,7(1),1-14.
2) エリクソン.E.H.（1982/1989）.村瀬孝雄,近藤邦夫訳.ライフサイクル,その完結.31-37.みすず書房.東京.
3) 小林奈美.（2009）.実践力を高める家族アセスメントPartⅠジェノグラム・エコマップの描き方と使い方カルガリー式家族看護モデル実践へのセカンドステップ.54-63.医歯薬出版株式会社.東京.
4) 厚生労働省.（2020）.2019年国民生活基礎調査の概要.https://www.mhlw.go.jp/t oukei/saikin/hw/k-tyosa/k-tyosa19/dl/02.pdf
5) 松下年子.（2011）.アディクションと依存症.松下年子,日下修一編.アディクション看護学.2-7.メジカルフレンド社.東京.
6) 二本柳覚,石井佳葉,茂本由紀.（2021）.これならわかる〈スッキリ図解〉精神保健福祉制度のきほん.翔泳社.東京.
7) 鈴木和子.（2012）.看護学における家族の理解.鈴木和子,渡辺優子.家族看護学理論と実践第4版.32-33.日本看護協会出版会.東京.
8) 徳永雅子.（2008）.家族とアディクション.宮本眞己,安田美弥子編.アディクション看護.170-171.医学書院.東京.
9) 渡部和成.（2018）.これだけは知っておきたい統合失調症ⅡExpressed Emotionを再考する.精神科治療学,33(2),213-218.

2.3〜2.5 引用文献
1) 家族システムの健康を測定する尺度の作成と信頼性、妥当性の検討　榊由里　日本赤十字看護学会誌5，48−59、2005

2.3〜2.5 参考文献
2) 長期入院精神障害者の家族の経験―退院促進および地域生活維持のために求められる家族への看護援助の検討―濱田由紀ら　日本精神保健看護学会誌 vol.16 No.1 pp.49〜59 2007
3) 精神障害者を援助する訪問看護師の抱える困難　林裕栄　日本看護研究学会雑誌　vol.32 No.2 2009
4) 精神障碍者の病院から地域への移行期における看護活動の実態　青木典子　日本精神保健看護学会誌　vol.14 No.1 pp.42〜52 2005
5) 地域に暮らす精神障害者の家族のとらえる「回復」に関する一考察　心光世津子　武庫川女子大学看護ジャーナル　vol.01 pp.63〜68 2016
6) 精神障害者を抱える家族の精神的健康に影響を与える要因の検討　松田陽子ら　三重県立看護大学紀要　17 59〜65 2013
7) 精神障害者の家族支援に関する研究―包括型地域生活支援プログラム（ACT）利用家族とチーム職員へのインタビュー調査を通して―佐川まこと　東洋大学社会福祉研究　12 pp.42〜46 2019
8) 精神障害者の家族研究に関する動向と課題―レビュー論文の検討に基づいた研究の概観―加藤勇人　名桜大学環太平洋地域文化研究　No.2 177〜191 2021

9) 混乱時期における統合失調症患者の家族の体験　木村由美ら　獨協医科大学看護学部紀要　vol.11 pp.41〜55 2017

10) 訪問によるケアを提供している看護職者が認識する統合失調症をもつ人のエンパワメント　日本赤十字豊田大学紀要　10巻1号　pp.109〜121 2015

11) ACT導入における家族の変化とその要因：8人の精神障害者の家族のインタビューの分析を通して

12) 佐川まこと　東洋大学大学院紀要　51巻　pp.265〜292 2014

13) 強い心理反応や精神症状を有する利用者や家族の対応に困難を感じる訪問看護師への支援体制の検討―訪問看護師を対象にした事例検討会を通して―安藤幸子　神戸市看護大学紀要　vol.20 pp.33〜41 2016

14) 精神疾患を持つ当事者本人および家族に対する訪問看護支援実施のケーススタディー―メリデン版訪問家族支援の効果の一考察―吉野賀寿美　北海道医療大学看護福祉学部学会誌　15巻　1号pp.21〜26 2019

15) 精神障害者と家族のセルフヘルプ・グループに必要とされる専門職の支援―ピアサポートによる効果と課題を踏まえた検討―飯田大輔　日本赤十字豊田大学紀要　15巻1号　pp.61〜68 2020

16) 精神障碍者における折り合いの構造―11人のライフヒストリー―　村上満子　沖縄県立看護大学紀要　19号　pp.11〜18 2018

17) 統合失調症を患う息子に対応する母親のケア意識の変容プロセス　髙原美鈴　琉球医学会誌 38(1-4) pp.73〜82 2019

18) うつ病の家族心理教育　藤田博一　精神経誌　121巻2号 2019

19) 精神障碍者尾家族の心理的経過に関する研究―発病から入院後まで―　古谷智子ら　富山医科薬科大学看護学会誌 (2) pp.29〜39 1999

20) 精神障害者家族研究の変遷―1940年代から2004年までの先行研究―　半澤節子　人間文化研究 第3号　pp.65〜89 2005

3 参考文献

1) 中央法規出版 編集部編：「六訂 社会福祉用語辞典」, 中央法規, P237, P258, 2021.

2) 岡堂哲雄：集団力学入門　人間関係の理解のために, 医学書院, PP1-4, P30, 1989.

3) 近藤喬一・鈴木純一：「集団精神療法ハンドブック」, 金剛出版, P11, P123, PP195-196, 2010.

4) アントン・オブホルツァー, ヴェガ・サジェ・ロバーツ編（監訳　武井麻子）「組織のストレスとコンサルテーション　対人援助サービスと職場の無意識」金剛出版, 2014.

5) 都築千景：グループを支援していくための理論・技術　社会福祉学領域の研究結果から, 看護研究, 36(7), PP551-562, 2003.

6) 日本集団精神療法学会監修：集団精神療法の基礎用語, 金剛出版, P194, 2003.

7) Tuckman, B.W : Developmental sequence in small group. Psychological Bulletin, 63, 384-399, 1965.

8) ウィルフレッド・R.ビオン著 ; 対馬忠 訳著, グループ・アプローチ《集団力学と集団心理療法》の画期的業績・人間援助の心理学サイマル出版会, PP25-145, 1973.

9) Lewin, K., Lippitt, R. and White, R, K. : Patterns of Aggressive Behavior in Experimentally Created "Social Climates". The Journal of Social Psychology, 10, 269-299, 1939.

10) 武井麻子 :「グループという方法」, 医学書院, PP95-96, 2002.

11) 武井麻子 : 精神看護学ノート, 医学書院, P132, P137, 2020.

12) 古川久敬：集団とリーダーシップ, 大日本図書, P105, 1993

13) Leavitt, H. J. "Some effects of certain communication patterns on group performance". Journal of Abnormal and Social Psychology. 46, 38-50, 1951.

14) Leavitt, Harold J : Some effects of certain communication patterns upon group performance、 1949.　https://dspace.mit.edu/handle/1721.1/79469

15) 長谷川 浩, 岡堂 哲雄 (編集)：人間関係の社会心理, 北望社, P168, 1970.

16) 西岡忠義, 西側明和：リーダーシップの心理, 大日本図書, P224, 1990.

17) 平山尚、武田丈：人間行動と社会環境, ミネルヴァ書房, P144, 2003.

18) J. L. モレノ著 増野 肇 監訳：サイコドラマ 集団精神療法とアクションメソッドの原点, 白揚社, PP268-272, 2006.

19) 宮内勝：精神科デイケアマニュアル, 金剛出版, PP186-190, 1995.

20) 中村陽吉「新 心理学的社会心理学—社会心理学の100年」, ブレーン出版, P260, 2006.

21) 田中熊次郎：ソシオメトリー入門, 明治図書新書, PP36-46, 1987.

22) 福田垂穂・前田ケイ・秋山智久：グループワーク教室, 有斐閣選書, P55-56, 1991.

23) アーヴィン・D・ヤーロム, ソフィア・ヴィノグラードフ：川室優　訳「グループサイコセラピー　ヤーロムの集団精神療法の手引き」, 金剛出版, PP23-42, 1991.

24) 久保紘章, 石川到覚：セルフ・ヘルプ・グループ の理論と展開, 中央法規, P3, 2001.

25) ジュディス・L・ハーマン（中井久夫　訳）：「心的外傷と回復」, みすず書房, PP340-379, 2003.

26) カール R.ロジャーズ（著）, 畠瀬稔（翻訳）：エンカウンター・グループ—人間信頼の原点を求めて 創元社, P3-19, 1982.

27) 諸富祥彦：カール・ロジャーズ入門　自分が"自分"になるということ, コスモラブラリー, PP317-318, 2012.

28) 早坂泰次郎：人間関係のトレーニング　新しい自他を発見し信頼関係を築く, 講談社, PP20-26, 1978.

29) 国分康孝：エンカウンター　心とこころのふれあい, 誠信書房, PP13-22, 1989.

30) カール・R・ロジャーズ（畠瀬稔　編訳）：ロジャーズ全集第6巻　人間関係論, 岩崎学術出版, PP192-198, 1967.

31) 黒木保博, 横山穣, 水野良也, 岩間伸之：グループワークの専門技術, 中央法規, PP4-8, 2011.

32) H.カーシェンバウム・V.L.ヘンダーソン編　伊藤博・村山正治　監訳：ロジャーズ選集（下）カウンセラーなら一度は読んでおきたい厳選33論文, 誠信書房, P125, 2001.

33) 精研デイ・ケア研究会編：精神科デイ・ケア, 岩崎学術出版, PP135-143, 1990.

34) Janis, Irving L.：Victims of GROUPTHINK , 1972.
https://archive.org/details/victimsofgroupthinkirvingl.janis/page/n5/mode/2up

35) Paul 't Hart: Irving L. Janis' Victims of Groupthink, Political Psychology 12(2):247 , 1991.
https://www.researchgate.net/publication/273109291_Irving_L_Janis'_Victims_of_Groupthink

36) 岡堂哲雄：ナースのための心理学4　人間関係論入門, 金子書房, P37, 2013.

37) 野村武夫：「はじめて学ぶグループワーク—援助のあり方とワーカーの役割」, ミネルヴァ書房, P20, 1999.

38) 野中猛（著）：図説 ケアチーム, 中央法規, PP42-43, 2007.

39) Freeman, Ruth B. Heinrich, Janet（橋本正己監訳）：地域保健と看護活動 理論と実践 Community health nursing practice, 医学書院サウンダース, PP161-163, 1981.

40) 山本 勝・史 文珍・永井昌寛・横山淳一：地域包括ケアシステム構築における連携促進課題とそのシステム化方策, 日本経営診断学会論集14, 138-144 , 2014.

4.1 参考文献

1) Davidson L, O'Connell MJ, Tondora J, Lawless M, Evans AC. Recovery in Serious Mental Illness: A New Wine or Just a New Bottle? Professional Psychology: Research and Practice. 2005;36(5):480-7.

2) Leamy M, Bird V, Le Boutillier C, Williams J, Slade M. Conceptual framework for personal recovery in mental health: systematic review and narrative synthesis. The British journal of psychiatry : the journal of mental science. 2011;199(6):445-52.

3) 厚生労働省. 精神保健医療福祉の改革ビジョン（概要）. 2004.

4) 菊池安希子. 精神保健医療福祉制度の国際比較. 令和元年度厚生労働行政推進調査事業費補助（障害者政策総合研究事業）地域精神保健医療福祉体制の機能強化を推進する政策研究 報告書. 2020.

5) これからの精神保健医療福祉のあり方に関する検討会. これからの精神保健医療福祉のあり方に関する検討会 報告書. 厚生労働省; 2017.

6) 厚生労働科学特別研究事業　精神障害者の地域生活支援の在り方に関する研究. 精神障害者ケアガイドライン～市町村で精神障害者ケアマネジメントを行うために～ 2004.

7) 精神障害にも対応した地域包括ケアシステムの構築支援事業. 地域包括ケアシステム構築のための手引き（2020年度版）. 2021.

8) チャールズ・A・ラップ, リチャード・J・ゴスチャ（著）, 田中英樹（訳）. ストレングスモデル リカバリー志向の精神保健福祉サービス　第3版: 金剛出版; 2014.

9) ゲルトルート・シュヴィング（著）, 小川信男, 船渡川佐知子（訳）. 精神病者の魂への道: みすず書房;1966.

10) 松長麻美. シュヴィングにおける「寄り添う」支援とは. 北村俊則, こころの診療科きたむら醫院 スタッフ（著）. ボンディング障害支援ガイドブック 周産期メンタルヘルス援助者のために: 日本評論社; 2022.

11) ジョイス・トラベルビー（著），長谷川浩，藤枝知子（訳）．人間対人間の看護：医学書院；1974.

4.2 参考文献

1) 文部科学省，令和3年度　児童生徒の問題行動・不登校等生徒指導上の諸課題に関する調査結果の概要．2022.

2) Kessler, R.C., et al., Lifetime Prevalence and Age-of-Onset Distributions of DSM-IV Disorders in the National Comorbidity Survey Replication. Archives of General Psychiatry, 2005. 62(6): p. 593-602.

3) 中央教育審議会，チームとしての学校の在り方と今後の改善方策について（答申）．2015.

4) Lasalvia, A., et al., Global pattern of experienced and anticipated discrimination reported by people with major depressive disorder: a cross-sectional survey. Lancet, 2013. 381(9860): p. 55-62.
Thornicroft, G., et al., Global pattern of experienced and anticipated discrimination against people with schizophrenia: a cross-sectional survey. Lancet, 2009. 373(9661): p. 408-15.

4.3 参考文献

1) 健康日本21　https://www.kenkounippon21.gr.jp/index.html（最終アクセス：2023年5月1日）

2) 健康日本21(第二次)最終評価報告書　概要　https://www.mhlw.go.jp/content/000999450.pdf（最終アクセス：2023年5月1日）

3) 健康日本21推進全国連絡協議会　第24回総会
https://www.kenkounippon21.gr.jp/kyogikai/4_info/pdf/220407soukai24.pdf　（最終アクセス：2023年5月1日）

4) World Health Organization Guidelines on mental health at work
https://www.who.int/publications/i/item/9789240053052　（最終アクセス：2023年5月1日）

5) International Labour Organization Mental health at work
https://www.ilo.org/tokyo/information/pr/WCMS_857265/lang--ja/index.htm（最終アクセス：2023年5月1日）

6) World Health Organization. Mental health at work: policy brief. World Health Organization; 2022 Sep 15.
https://www.ilo.org/wcmsp5/groups/public/---ed_protect/---protrav/---safework/documents/publication/wcms_856976.pdf（最終アクセス：2023年5月1日）

7) 日本産業衛生学会- 産業看護部会- 産業看護の定義について
http://www.sangyo-kango.org/section/definition.html　（最終アクセス：2023年5月1日）

8) 令和3年「労働安全衛生調査（実態調査）」の概況
https://www.mhlw.go.jp/toukei/list/dl/r03-46-50_gaikyo.pdf

9) 厚生労働省　労働者の心の健康の保持増進のための指針
https://www.mhlw.go.jp/content/000560416.pdf　（最終アクセス：2023年5月1日）

10) こころの耳　職場のメンタルヘルス研修ツール　https://kokoro.mhlw.go.jp/training/

11) e-ヘルスネット EAP/社員支援プログラム（EAP）
https://www.e-healthnet.mhlw.go.jp/information/dictionary/heart/yk-085.html　（最終アクセス：2023年5月1日）

12) 労働者の心の健康の保持増進のための指針
https://www.mhlw.go.jp/hourei/doc/kouji/K151130K0020.pdf　（最終アクセス：2023年5月1日）

5.1～5.3 参考文献

1) 厚生労働省　日本と WHO
https://www.mhlw.go.jp/stf/seisakunitsuite/bunya/hokabunya/kokusai/who/index.html

2) 世界保健機関（WHO）編/中野善達監訳「世界の精神保健　精神障害、行動障害への新しい理解」，明石書店，2004.

3) 吉川武彦，竹島正，「改訂4版　精神保健マニュアル」，南山堂，2012.

5) 世界保健機関(翻訳：自殺予防総合対策センター)「メンタルヘルスアクションプラン2013-2020」日本語版、独立行政法人国立精神・神経医療研究センター精神保健研究所自殺予防総合対策センター),2014.

6) Comprehensive Mental Health Action Plan 2013-2030
https://www.who.int/publications/i/item/9789240031029

7) 世界保健機関（WHO）「mhGAP介入ガイド・メンタルヘルス・ギャップ・アクション・プログラム」（翻訳：長崎大学）
https://apps.who.int/iris/bitstream/handle/10665/44406/9784904561898_jpn.pdf?sequence=11

8) 世界保健機関（WHO）「自殺を予防する―世界の優先課題」（Preventing Suicide: A global imperative）（翻訳：独立行政法人国立精神・神経医療研究センター精神保健研究所自殺予防総合対策センター）
https://apps.who.int/iris/bitstream/handle/10665/131056/9789241564779_jpn.pdf?sequence=5

9) WHO : Suicide in the world　Global Health Estimates　9 September 2019.
https://www.who.int/publications/i/item/suicide-in-the-world

10) WHO : Suicide worldwide in 2019　Global Health Estimates　16 June 2021.
https://www.who.int/publications/i/item/9789240026643

11) World Psychiatric Association : https://www.wpanet.org/

12) 厚生労働科学研究費補助金（障害保健福祉総合研究事業 H13-15年度分担研究総括 統合失調症に対する偏見除去の方法に関する研究 分担研究者　西尾雅明 国立精神・神経センター精神保健研究所社会復帰相談部援助技術研究室長　file:///C:/Users/Nami%20Asanuma/Desktop/stigma1.pdf

13) 厚生労働省：今後の精神保健医療福祉のあり方等に関する検討会 資料2「諸外国の精神保健医療福祉の動向」2008年6月25日 https://www.mhlw.go.jp/shingi/2008/06/dl/s0625-6c.pdf

14) Information Campaigns: 10 Years of Experience in the Early Treatment and Intervention in Psychosis (TIPS) Study, Inge Joa, RN, Jan Olav Johannessen, MD, Tor K. Larsen, MD, and Thomas H. McGlashan, MD, Published Online: August 01, 2008.
https://doi.org/10.3928/00485713-20080801-06

15) National Action Plan for Promotion, Prevention and Early Intervention for Mental Health 2000(SecondPlan).
https://familyconcernpublishing.com.au/wp-content/uploads/2014/01/ActionPlanPPEi.pdf

16) The Royal Children's Hospital Melbourne: Centre for Adolescent Health : beyondblue schools research initiative.
https://www.rch.org.au/cah/research/beyondblue_schools_research_initiative/

17) Susan Spence , Jane B, Susan B, Sara G, Brian G, Debra K, George P, Michael S : beyondblue Schools Research Initiative: Conceptual Framework and Interintering, Australas Psychiatry, 3(2):159-64, 2005.

18) Beyond Blue Support Service :
https://www.beyondblue.org.au/about-us/about-our-work/in-learning-communities

19) Mental Health First Aid: https://www.mentalhealthfirstaid.org/

20) 井筒節・堤敦朗（編）：国際精神保健・ウェルビーイングガイドブック, 金剛出版, PP177-181, 2022.

6.1〜6.2 参考文献

1) 厚生労働省　患者調査　https://www.mhlw.go.jp/toukei/list/10-20-kekka_gaiyou.html

2) 厚生労働省「精神保健福祉の改革に向けた今後の対策の方向」（精神保健福祉対策本部中間報告）の概要　https://www.mhlw.go.jp/topics/2003/05/tp0515-1.html

3) 厚生労働省　精神保健医療福祉の改革ビジョン（概要）
https://www.mhlw.go.jp/topics/2004/09/dl/tp0902-1a.pdf

4) 厚生労働省　精神保健福祉施策の改革ビジョンの枠組み
https://www.mhlw.go.jp/shingi/2004/09/s0924-6c.html

5) 厚生労働省　これからの精神保健医療福祉のあり方に関する検討会報告書
https://www.mhlw.go.jp/stf/shingi2/0000152029.html

6) 厚生労働省　精神障害にも対応した地域包括ケアシステム構築支援情報ポータル
https://www.mhlw-houkatsucare-iko.jp/ref.html

7) 下津咲絵・堀川直史・坂本真士ほか、統合失調症におけるセルフスティグマとその対応、精神科治療学、20（5）、pp.471-475、2005

8) 下津咲絵、精神疾患患者のセルフスティグマが精神疾患の治療や経過に与える影響、総合病院精神医学、19（3）、pp.353-357、2007

9) 山崎喜比古監修、的場智子・菊澤佐江子・坂野純子編著、心の病へのまなざしとスティグマ　全国意識調査、明石書店、2012

10) 精神障害者社会復帰促進センター・財団法人全国精神障害者家族連合会・精神保健福祉白書編集委員会編、精神保健福祉白書　2006年版　転換期を迎える精神保健福祉、中央法規、2006

11) 精神保健福祉白書編集委員会　編、精神保健福祉白書　2011年版　岐路に立つ精神保健医療福祉－新たな構築を目指して、中央法規、2010

12) 精神保健福祉白書編集委員会　編、精神保健福祉白書　2015年版　改革ビジョンから10年－これまでの歩みとこれから、中央法規、2014

13) 厚生労働省　心の健康問題の正しい理解のための普及啓発検討会報告書概要（第1回　今後の精神保健医療福祉のあり方等に関する検討会　参考資料5-1）
https://www.mhlw.go.jp/shingi/2008/04/dl/s0411-7i.pdf

14) 厚生労働省　知ることからはじめよう　みんなのメンタルヘルス総合サイト
https://www.mhlw.go.jp/kokoro/

15) 厚生労働省　精神保健医療福祉の更なる改革に向けて
https://www.mhlw.go.jp/shingi/2009/09/dl/s0924-2a.pdf

6.3 参考文献

1) 警察庁　令和4年中における自殺の状況　資料
https://www.npa.go.jp/news/release/2023/20230308001.html

2) 令和3年(2021)人口動態統計月報年計（概数）の概況
https://www.mhlw.go.jp/toukei/saikin/hw/jinkou/geppo/nengai21/index.html

3) 厚生労働省　令和4年版自殺対策白書
https://www.mhlw.go.jp/stf/seisakunitsuite/bunya/hukushi_kaigo/seikatsuhogo/jisatsu/jisatsuhakusyo2022.html

4) 厚生労働省　広報の取り組み〜いのち支える自殺対策〜
https://www.mhlw.go.jp/stf/seisakunitsuite/bunya/hukushi_kaigo/seikatsuhogo/jisatsu/koho_index.html

5) 厚生労働省　ゲートキーパー
https://www.mhlw.go.jp/stf/seisakunitsuite/bunya/hukushi_kaigo/seikatsuhogo/jisatsu/gatekeeper_index.html

6) 厚生労働省　ゲートキーパー養成研修用テキスト
https://www.mhlw.go.jp/stf/seisakunitsuite/bunya/hukushi_kaigo/seikatsuhogo/jisatsu/gatekeeper_text.html

7) 文部科学省　「教師が知っておきたい子どもの自殺予防」のマニュアル
https://www.mext.go.jp/b_menu/shingi/chousa/shotou/046/gaiyou/1259186.htm

7.1 引用文献

1) WHO:Disability prevention and rehabilitation. Technical Report Series, No.668, WHO, 1981

2) 厚生省：厚生白書（昭和56年版）国際障害者年—「完全参加と平等」をめざして—

3) William Anthony, Mikal Cohen, Marianne Farkas:精神科リハビリテーション, 高橋亨, 浅井邦彦, 高橋真美子訳. p14. マイン, 1993

4) Robert Paul Liberman：精神障害と回復　リバーマンのリハビリテーション・マニュアル, 西園昌久総監修, 池淵恵美監訳. p22. 星和書店. 2011

7.2 参考文献

1) 野中猛：図説精神障害者リハビリテーション, 中央法規出版. 2003

2) HWO：国際生活機能分類—国際障害分類改訂版—, 中央法規出版. 2008

3) 上田敏：国際機能分類ICFの理解と活用－人が「生きることの困難(障害)」をどうとらえるか－入門編第2版, きょうされん, 2022

7.3(1)〜(4) 引用文献

1) 日本医師会；病床数の国際比較、2021.
https://www.med.or.jp/dl-med/teireikaiken/20210120_1.pdf

2) 厚生労働省社会・援護局障害保健福祉部障害福祉課：精神障害者の退院促進、全国福祉事務所長会議資料、平成19年4月23日.
https://www.mhlw.go.jp/topics/bukyoku/syakai/z-fukushi/gyosei/gyousei04.html

3)　厚生労働省：医療施設調査・病院報告（結果の概要）
https://www.mhlw.go.jp/toukei/list/79-1a.html

10)　厚生労働省：福祉・介護精神障害にも対応した地域包括ケアシステムの構築について
https://www.mhlw.go.jp/stf/seisakunitsuite/bunya/chiikihoukatsu.html

12)　厚生労働省：自立生活援助、地域相談支援（地域移行支援・地域定着支援）に係る報酬・基準について《論点等》、第14回　障害福祉サービス等報酬改定検討チーム資料、令和2年9月11日.
https://www.mhlw.go.jp/content/12401000/000670105.pdf

14)　昼田源四郎：統合失調症患者の行動特性［第三版］その支援とICF、金剛出版、P67-68、2020.

7.3(1)〜(4)　参考文献

4)　厚生労働省社会・援護局障害保健福祉部精神・障害保健課：医療計画（精神疾患）について　精神科医療体制の現状と課題、
https://www.mhlw.go.jp/seisakunitsuite/bunya/kenkou_iryou/iryou/iryou_keikaku/dl/shiryou_a-3.pdf

5)　橋本明：精神病者と私宅監置　近代日本精神医療史の基礎的研究、P157-184、六花出版、2011年.

6)　厚生労働省：精神保健医療福祉の改革ビジョン
https://www.mhlw.go.jp/topics/2004/09/dl/tp0902-1a.pdf

7)　日本精神科看護技術協会監修、宮本眞巳編集：改訂　精神看護学、pp285‐293、中央法規、2012.

8)　厚生労働省：「精神保健医療福祉の更なる改革に向けて」（今後の精神保健医療福祉のあり方等に関する検討会報告書）について　https://www.mhlw.go.jp/shingi/2009/09/s0924-2.html

9)　厚生労働省：長期入院精神障害者の地域移行に向けた具体的方策の今後の方向性
https://www.mhlw.go.jp/file/05-Shingikai-12201000-Shakaiengokyokushougaihokenfukushibu-Kikakuka/0000051138.pdf

11)　厚生労働省：最近の精神保健医療福祉施策の動向について、第1回精神保健福祉の養成のあり方などに関する検討会資料2平成30年12月18日.
https://www.mhlw.go.jp/content/12200000/000462293.pdf

13)　日本精神保健福祉士養成校協会編集：新精神保健福祉士養成講座5精神保健福祉の理論と相談援助の展開Ⅱ第二版, P156-160, 2016.

7.3 (6)　参考文献

1)　日本精神科看護技術協会監修、宮本眞巳編集：改訂　精神看護学、pp285‐293、中央法規、2012.

2)　外口玉子：人と場をつなぐケア、医学書院、1988.

3)　野村照幸：「クライシス・プラン」ってなんだ?,訪問看護と介護,医学書院 PP446-448,(6),2017.

4)　全国地域生活定着支援センター協議会：厚生労働省　令和元年度生活困窮者就労準備支援事業費等補助金　社会福祉推進事業「地域生活定着支援センターにおける質の高い実践を担う人材を全国的に育成するための、研修カリキュラム及び効果的な業務サポートツール等の検討・開発に係る研究事業」「リーダー研修 資料」2021.3.31.　https://www.mhlw.go.jp/content/12200000/000652152.pdf

5)　厚生労働省：平成28年度障害者総合福祉推進事業　指定一般相談支援事業所（地域相談支援）と精神科病院の職員が協働して地域移行に向けた支援を行うための研修カリキュラム及びガイドライン等の開発報告書,日本精神保健福祉士協会、2017年3月31日.
https://www.mhlw.go.jp/file/06-Seisakujouhou-12200000-Shakaiengokyokushougaihokenfukushibu/0000194644.pdf

6)　厚生労働省：「地方公共団体による精神障害者の退院後支援に関するガイドライン」について　参考様式4（平成30年3月27日）障発0327第16号各都道府県知事・各保健所設置市長・各特別区長あて厚生労働省社会・援護局障害保健福祉部長通知
https://www.mhlw.go.jp/web/t_doc?dataId=00tc3290&dataType=1&pageNo=1

7)　野村照幸：こんなケースに使えますクライシス・プラン,訪問看護と介護,医学書院,P456,(6),2017.

8)　下坂幸三：心理療法の常識、金剛出版、PP102-106,1998.

精神保健医療福祉の
歴史と法制度

第5章

1 精神保健医療福祉の変遷と看護

1.1 諸外国における精神医療の変遷〈世界の精神保健のはじまり〉

(1) 古代

　古代においては、精神疾患という概念はなく、主に悪魔つきや神のたたりと見なされ、呪術や儀式の対象とされた。

(2) ギリシャ時代

　ギリシャ時代には、医学の父とよばれる**ヒポクラテス**が登場する。ヒポクラテスは、病気は迷信や呪術などではなく、人間の体の変調から引き起こされるものであり、うつ病など精神疾患やてんかんに関しても脳の変調によるものと考えた。アリストテレスも、鬱状態について記している。しかし、治療といえるものはなかった。

ヒポクラテス

　ヒポクラテスは紀元前 460 年頃のギリシャのコス島で活動していた医師であり、医学の父とよばれている。父も医師であり、この父からヒポクラテスは医学の手ほどきを受けたといわれている。近隣の都市や、エーゲ海で医術の腕をふるい、その旅の間に内科と外科の医学を教えた。医師は何よりも先に、患者に責務を負っていることや治療にかかわる倫理原則を「ヒポクラテスの誓い」として宣言した。その誓いの中で、人を死に導くことはしない、患者に有害と知る方法を決してとらない、女と男、自由人と奴隷の違いを考慮しない、さらに他人の生活について秘密を守る、という現代の医学にも通じる倫理的な考え方を記している。

---

(3) ローマ時代

　精神医学の始祖アスクレピアデスは幻覚、妄想、錯覚について記し、精神病者をただ機械的に拘束することに反対し、食事や環境の改善をすすめた。この頃から治療として水治療などが始められた。まだこの時代には精神に効果のある薬は発見されていなかったため、呪術なども含め根拠のない対応が治療法として用いられた。

(4) 中世のヨーロッパ

　多くの宗教の教義に縛られ、精神医学の発展はあまり進まなかった。この時代の世の中の秩序を支えていたのはキリスト教であり、それを脅かす者は異端と見なされ、冷遇されていた。特に精神病者は、天罰、神託、悪魔つきと見なされ、悪魔払いやむち打ち、魔女狩りなどの対象となっていたとされている。そのような迫害の歴史の一方で、「ゲールの巡礼」という奇跡が生まれている。ベルギーのゲールにある王女の棺に触れた精神病者が治ったという伝説が生まれ、精神病者がゲールを巡

礼するようになった。その際に民家に宿泊し、一種の生活訓練のような形態を成していた。

ゲールの巡礼

アイルランドの王国にディンプナというプリンセスがいた。その国の王（父親）は妻を溺愛していたが、妻を失ったとき、母に似ていたディンプナに近親結婚を迫った。ディンプナはそれを拒否し、司祭一人を伴って逃走した。なんとかゲールまでたどり着いたが追手に発見され、司祭とともに処刑にされた。遺体は、ゲールの住民たちによって埋葬されたが、いつのまにか彼らの墓に癒しを求める人々が訪れるようになっていった。その後に、彼らの遺物を掘り出したところ、埋葬のときとは違う純白の石棺が二つ見つかり、人々はそれを奇跡と捉えた。ディンプナたちの墓に触れると精神疾患が治癒したという伝説が広がり、精神病者を含めたあらゆる治癒を求める人々の巡礼地となった。ゲールにおいて貧しい精神病者に施しをする者にある種の優遇措置を設けるなどをしたため、不完全ながら家庭看護のような形態が実施されはじめ、その後も発展していった。

出典：「日本の近代化と健康転換」（日本学術振興会 科学研究費研究 2007-2009）
Working Paper 006、精神医療における場所の歴史 - 「そこにしかない」場所と「どこにでもある」場所 - 橋本 明

(5) ルネッサンスおよび近代

これまでも、精神障害者は社会の邪魔者として、犯罪者とともに鎖や足枷をされるという処遇を受けていた。そこに、近代精神医学の創設者の一人であるピネルが「精神病者も人間として扱うべきである」との考えを実行した。ピネルの行った実践は、人間的な触れ合いや作業を取り入れたものであり、それにより衝動行為などが減ったとされている。イギリスでもウイリアム・テュークがヨーク療養所において同様の成果を残した。その考えは受け継がれ、後にジョン・コノリーはさらに徹底的に非拘束を主張して効果をあげ、施設の環境を生活の場に似せるなどの整備をすすめた。コノリーの影響でアメリカに道徳的な療法が広まった。また、ヘルマン・ジーモンは作業が治療的な効果があることを体系立ててその治療的な効果を明らかにした。その後、19〜20 世紀にかけて、現代の精神医学の基礎となる人物が現れる。

フィリップ・ピネル

ピネルはフランスのパリのビセートル・サルペトリエール病院にて、これまで長期にわたり鎖などで拘束されていた精神病患者を解放し（写真 5.1）、拘束せずに治療をすることや精神障害者に対して人格を尊重してかかわることで、治療的な効果があるとした。はっきりとした効果の確認できていない薬剤や治療法を多用するのではなく、食事や環境、特に患者との会話が治療的となることを示すなど、人としての対応が改善につながるという人道的な治療を広めた。後に、パリ大学の病理学の教授となって教鞭をとったり、ナポレオンの侍医に任命されたこともあった。

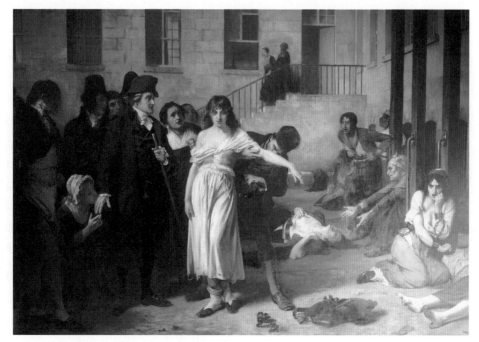

写真5.1　鎖から患者を開放するピネル (トニ・ロベール フルーリー画)

❖**エミール・クレペリン**

　ドイツの精神科医で、これまでの「精神障害は分類することはできない」という考えがあったなか、早期痴呆（現在の統合失調症）と躁うつ病を体系的に分類した。また、作業曲線に関する研究においても業績を残し、後の内田クレペリン検査へとつながった。

❖**ジークムント・フロイト**

　オーストリアの精神科医で、人間の心の内面を構造化することを試み、精神分析という考え方を確立した。これは、器質的はアプローチではなく心理的なアプローチで精神疾患を解釈しようとするものであった。

❖**クリフォード・ビーアズ**

　アメリカ人の元精神障害者で、自らの精神病院での過酷な体験から、入院患者の処遇の向上を訴える運動を始めた。その後、精神科医のアドルフ・アイヤーと出会い、その協力を得ながら、精神障害者の処遇の実際を記した「我が魂にあうまで」という本を出版した。この本がベストセラーとなり、精神衛生運動として精神疾患の理解と処遇の改善に尽力した。

　しかしながら、第二次世界大戦が始まると、精神障害者は社会に害を及ぼすと危険視され、虐待や粛清の対象となり、郊外の精神障害者施設に収容されるなど、精神保健は大きな進展がない状態が続いた。

（6）現代

　第二次世界大戦後から、精神医学が急速に発展する。精神疾患に対する治療薬が発見されたのである。それまでの治療としては、マラリア発熱療法、電気けいれん療法、インスリン・ショック療法、さらには脳の一部を摘出するロボトミーなどしかなかった。薬物療法としては、嘔吐剤や下剤、アヘンなどの麻薬が用いられていたが、その効果は確証のあったものではなかった。そこにクロルプロマジンやハロペリドールという神経に作用する薬が発見され、統合失調症の治療、精神病薬物治療が大きく転換した。このような薬物の発見に伴い、精神保健に関する動きも急速に発展した。

　1948年には世界精神保健連盟が創設され、精神障害の予防と精神疾患をもつ者への適切な治療やケアをグローバルに促進することをその役割とした。また1963年にはケネディ教書が発表され、地域精神衛生活動に重点を置いた政策がとられるようになった。これは、これまで郊外の施設に収容されていた障害者を積極的に地域へ帰す施策であった。その後は、ヨーロッパも同様に精神科病床数の削減と地域での生活支援を含めた**アウトリーチ**（行政や施設側から障害者に支援を届ける）や家族支援、地域全体で障害者を支える仕組みをつくる、などに積極的に取り組んでいった。そのことが現在の日本と諸外国との入院病床数や在院日数の違いを生んでいる。（入院病床数や在院日数に関しては、第4章7.3　「長期入院患者の地域移行支援体制」参照のこと）。

> ### クロルプロマジンとハロペリドール
>
> 　19世紀末から20世紀前半において、染料として合成されたフェノチアジンから抗ヒスタミン剤がつくられた。その効果の中の神経安定効果が注目・研究され、初めて抗精神病薬として出たのがクロルプロマジンである。また、麻薬の効果に拮抗する作用を研究している過程で発見されたのが、ハロペリドールである。これらの薬物により精神症状が劇的に改善したということは、非常に画期的な出来事であり、現代の精神病薬物療法の幕開けとなったといえる。これらは現在でも定型抗精神病薬として処方されている。

1.2 日本における精神医療の変遷〈日本の精神保健のはじまり〉

（1）江戸時代以前

　欧米やヨーロッパで、精神障害者が悪魔つきとして悪魔払いの儀式の対象になったり、魔女狩りの対象となったと同様に、わが国においても生霊や動物霊、憑き物などの迷信の対象となった。そのため神社仏閣での加持祈祷や除霊のための滝治療、効果の不明な漢方薬を用いた民間療法が施されていた。そのようななか、701年に制定された大宝律令の中で、精神障害者の処遇が定められたことから医療の対象と

なった。しかし、ある程度の優遇がなされたが、公共の事業や対策などはなく、精神保健の考え方が進んだというものではなかった。

(2) 江戸時代

　江戸時代においても大きな進化はなく、精神障害者の神社仏閣での加持祈祷や滝治療など宗教的な色合いが強かった。ある寺院の井戸の水を飲んだら精神病が治ったという伝説から、精神障害者の参拝者が増え、周辺で宿泊を受け入れる風潮が生まれるという「ゲールの巡礼」のような現象もあったとされている。精神障害者の処遇については、幕府から出された「御定書百箇条」の中で、罪を犯した精神障害者の減刑について明記されている。しかし、家族に対する責任も定められたため、家族が自宅に監置するという対処も横行したという。

(3) 明治時代

　明治時代になると、海外で学んだ研究者により近代医学の知識が輸入され、1874年に「医制」という医療制度に関する法令が定められた。精神医学も前進し、1875年には日本で初めてとなる京都府癲狂院（きょうとふてんきょういん）という精神病院が、さらに1879年には東京府癲狂院（現在の都立松沢病院）が開設されるなど、精神病を病気として捉えて扱おうとする動きが出てきた。しかし、精神病に関する世の中の理解は進んでおらず、1883年相馬事件が起きた。これは精神医療がまだ整っておらず、本当に精神病なのか、適切な入院なのか、ということが不明瞭だったために起きたと言える。この事件を契機に私宅監置や入院治療への関心が高まりを受け、精神障害者の保護について明記されたわが国で初の精神障害者に関する法律となる「精神病者監護法」が成立した。しかし、これは精神病の治療というよりも私宅や病院、神社仏閣における監護の規定を定めるもので、逆に家族からの申請があれば、座敷牢などを用いた私宅監置が違法とはならないという法律であり、公安上の観点が色濃く反映されたものであった。

相馬事件

　1883年、奥州の旧相馬藩主である相馬誠胤が現在でいう統合失調症にかかり、自宅療養中に死亡した事件である。相馬氏は在宅治療（当時は私宅監置）や精神病院への入院を繰り返していが、この頃から同藩の藩士である錦織剛清は、相馬氏は精神障害者ではなく、陰謀で病院に監置されていると告訴していた。この訴えは、世論の同情ばかりでなく、内務省や国会議員も錦織に同調したため大きな事件となった。1892年に相馬氏は病死したが、錦織はこれを毒殺だと告訴し、埋葬された遺体を発掘して検査するという事態にまで発展した。結局、裁判は1895年まで続き、毒殺事件は証拠不十分で無罪となり、逆に錦織は虚偽告訴罪で有罪となって幕を閉じた。

　この時代の後半に、精神科の医療が大きく動くことになる。わが国の精神医学の父ともよばれる呉秀三は、わが国初の精神障害者を支援するための「精神病者慈善救治会」の設立や私宅監置および精神病院における患者の処遇を調査した「精神病者私宅監置ノ実況及ビ其統計的観察」を発表するなど、当時の精神医療の改革に尽力した。なかでも「わが国十何万の精神病者はこの病を受けたるの不幸の他に、この国に生まれたるの不幸を重ぬるものと言うべし」という言葉が有名で、私宅監置を事実上認めている精神病者監護法を厳しく批判し、医療行政の改善を主張するなど積極的に活動した。これらの活動が実を結び、1919年の「精神病院法」の制定につながった。

(4) 近代

　呉秀三の働きかけにより、精神医療に発展の兆しが見られ、精神病院法により公立の精神病院を設置することができるようになり、私宅監置などの減少が期待された。しかし、当時の医療にかける予算の問題もあり、実際には精神病院はなかなか増えず、また、私宅監置などの処遇についても変化はなく、第二次世界大戦終結まで、精神医療の進歩はあまり見られなかった。

　精神病の治療は、この時代においても確立しておらず、手探りの状況であった。しかしながら、神社仏閣での加持祈祷などからは変化が見られ、ある程度の科学的な根拠や経験的な効果をもとにした、さまざまな治療法が実施されていたが、1952年にクロルプロマジン、1957年にハロペリドールが発見され、わが国にも導入されて以降大きく進展することになった。電気ショック療法に関しては、機序は明確になっていないが、効果が確認されているため現在も実施されている。

呉秀三

　わが国における精神医学と精神医療の基礎を築いた精神医学者。東京大学医科大学卒業後、榊淑（相馬事件の当事者）教授に学び、オーストリアとドイツへの留学ではクレペリンのもとで精神病学を学び、道徳療法の導入、近代病院建設、手かせ足枷（身体拘束）の廃止、保護室の使用制限、作業療法の導入など、これまでとは異なる新しい精神病の治療に取り組んだ。その後は、東京帝国大学医科大学教授に就任し、東京府立巣鴨病院（現在の松沢病院）院長などを兼任し、患者の人道的待遇を主張し、無拘束看護、作業療法、看護者の養成教育の必要性を示した。

【昔の精神病の治療方法】

❖電気ショック療法

　額に電極をあてて電気を流し、人工的な痙攣（てんかん発作）を起こさせる療法である。てんかんの発作が起きると精神症状が改善したという経験的な根拠に基づいている。現在では、安全面に充分な配慮のなされた環境で、筋弛緩剤を用いて、痙攣発作を起こさない方法が取られている。

❖マラリア療法

　意図的にマラリアに感染させる療法である。マラリアによる高熱が解熱した後に症状が改善したという経験的な根拠に基づいている。

❖インスリン・ショック療法

　糖尿病の治療に使われるホルモンの一種であるインスリンを注射し、低血糖によるショック状態を起こさせる療法である。ショックを起こした後に症状が落ち着いたという経験的な根拠に基づいている。

❖精神外科療法（ロボトミー）

　頭蓋骨に穴をあけ、病巣と思われる大脳の一部を除去する療法である。病原が大脳の一部であるという仮説に基づき、その部位を除去すると治ると考えられていた。当然ながら、脳を除去するため、精神以外の機能にも影響を与えるものであるため、麻痺などの後遺症を残す可能性のある非常に危険な療法である。

1.3 障害者に関する法律の変遷

　第二次世界大戦後、ようやく精神保健に関して、欧米諸国からの知識や向精神薬を含めた治療方法が導入され、これまでの神社仏閣や私宅での監置、根拠のはっきりしない治療法などから大きく前進することとなる。戦後に定められた新憲法にある国民の健康の維持増進の理念の影響を受け、1950（昭和25）年に精神衛生法が成立した（表5.1）。これは、精神病院の設置義務や入院形態を規定したばかりでなく、疾患の発生の予防や精神的健康の保持向上など、精神衛生に関する法律であり、精神障害者を医療の対象と捉えた新法あった。

　この法律が制定されて以降、ようやく抗精神病薬による薬物療法が導入され、また、精神病院の設立に対して、費用面の優遇措置がとられたことにより、急速に入院治療の環境が整っていった。精神病の治療環境が大きく変化し、病院内での治療ばかりでなく、その予防や退院後の社会復帰も含めた医療の必要にまで視点が向けられた。このような矢先に、ライシャワー事件が起きる。これは精神障害者が駐日アメリカ大使に危害を加えた、という事件である。これを機に、公安上の安全を考慮した考え方から、再び精神障害者を管理して施設で治療するべき、という風潮となった。しかしながら、同時に当時の精神医療の貧弱さが露呈するかたちとなり、

表 5.1　精神衛生法（1950 年）の主な概要

❖ 都道府県に公立の精神病院の設置を義務化

❖ 精神障害発生の予防、国民の精神的健康の保持向上のために精神衛生相談所や訪問指導の設置を規定

❖ 精神障害者拘束の要否を決定するための診断を行う精神衛生鑑定医制度の設置

❖ 保護義務者を規定

❖ 自傷他害のおそれがあり公安上必要となる場合の強制的な措置（措置入院）

❖ 精神障害者であり、本人の同意でなく、保護義務者の同意で入院させることのできる同意入院

❖ 精神障害者である疑いがある者で、本人の同意でなく、保護義務者の同意で入院させることのできる仮入院

❖ 私宅監置制度の廃止

精神障害者の退院後のケアや社会復帰施設などの整備の必要性が明らかとなったことから、地域でのサポートを充実させるための方策が検討された。これにより、1965（昭和 40）年に精神衛生法の一部が改定され、通院医療費公費負担制度の導入や在宅精神障害者への訪問指導等の強化がなされたと同時に、警察官通報による緊急措置入院制度なども加わった。

　この改正により、地域社会での精神障害者を受け入れる努力がなされたが、まだ受け皿となる施設の数も少なく、あまり前進することはなかった。むしろ、診療報酬の算出基準が病院に収容している患者数によるところが大きかったため、多くの報酬を得るために狭い病室に多くの患者を収容しようとする施設もあった。さらに人件費を抑えるため、看護職者の人数を減らし、患者に他の患者の世話をさせたり、暴力で患者をコントロールしようとするなど、人権的な観点からも劣悪な入院環境であるといわざるを得ない施設もあった。そのようななか、1984 年に栃木県にある宇都宮病院での人権蹂躙事案が発覚した。いわゆる宇都宮病院事件である。

ライシャワー事件

　アメリカのライシャワー駐日大使を精神障害者が持っていたナイフで切りつけたもので、アメリカに対する被害妄想に取り憑かれて起こした事件である。大使の命に別状はなかったが、マスコミは精神病患者の危険性に焦点をあてた報道をし、当時の警察庁長官も精神障害者に対する治安取り締まりの強化を公言していた。その後の国家公安委員会では、精神障害者のリストの整備、自傷他害の恐れのある精神障害者を警察に通報する義務をもうけさせる、などの公安上の意図が盛り込まれた法改正が提案されたが、精神医療の現場などからの反対により回避された。しかし、このことを契機に、地域精神医療の考え方を盛り込んだ精神衛生法の一部改正へとつながった。

> **宇都宮病院事件**
>
> 　栃木県宇都宮市にある私立の精神病院で、入院患者が看護職員からの長時間にわたる暴行によって死亡した事件である。夕食中に入院患者が食事の内容に不満を漏らしたことから、看護職員との間で口論となった。その後、この職員は看護室から持ち出した金属パイプで患者の背中や腰を殴打し、患者は数時間後に死亡した。この病院では、この事件以外でも患者の不審死があり、いずれも遺族に病死と説明しただけで、警察や県に届けることはなかった。この事件では関係した院長、看護職員2人が有罪判決を受けた。
>
> 　この事件により、診療体制を監査する仕組みや診療報酬などの法的な不備が明らかとなり、大きな社会問題となった。

　この事件は、国内ばかりでなく海外からも大きな批判を受け、入院患者をはじめとする精神障害者の人権擁護を求める声が高まり、1987（昭和62）年に精神保健法が制定された（表5.2）。これは、精神障害者の人権に配慮した適正な医療の確保と精神障害者の社会復帰の促進を図る観点が盛り込まれるなど、現行法である精神保健福祉法の土台となる画期的な法律であった。

　この法律を基に、入院環境や社会復帰施設の整備が本格化していった。しかし、精神障害者を社会復帰させて地域でサポートするためのハードルは高く、この後もさまざまな法律の制定や改正が必要となる。

(1)　1993年、精神保健法の一部改正

　障害者の退院先となる精神障害者地域生活援助事業（グループホーム）や精神障害者社会復帰促進センターが法制化され、保護義務者から保護者へと名称を変更し、その負担の軽減が図られた。

表5.2　精神保健法（1987年）の主な概要

> ❖精神障害者の同意により入院できる任意入院制度の新設
>
> ❖入院加療が必要であるが、本人と家族からの同意を得ることができない場合に一時的に入院させることができる応急入院制度の新設
>
> ❖入院時に書面による権利等の告知をする制度の新設
>
> ❖通信・面会等の権利の確保
>
> ❖精神衛生鑑定医制度を精神保健指定医制度に改めた
>
> ❖精神科病院に対する厚生大臣等による報告徴収・改善命令に関する規定を設けた
>
> ❖精神医療審査会設置
>
> ❖社会復帰施設設置に関する規定の新設

(2) 1993 年、障害者基本法の制定

　障害者の定義に「精神障害者」が加わったことにより、身体障害者等と同じ法律のものになり同じサービスが受けられる対象となった。

(3) 1994 年、地域保健法の改正

　精神障害者の福祉などの事業について、これまでは保健所が中心であったが、精神障害者を地域でサポートするために、より住民の身近にある市町村の保健センターにその役割を移管することとした。

　このように、精神科病院での治療ばかりでなく、地域の社会復帰施設や在宅での生活をハード面とソフト面からサポートするための法体系が整備され、1995（平成7）年に「**精神保健及び精神障害者福祉に関する法律（精神保健福祉法）**」が制定された（表 5.3）。これは、厳密には精神保健法の改定であり、精神保健と同時に**福祉施策**を法体上に位置づけ、法律の目的に「自立と社会参加の促進のための援助」が初めて掲げられた法律である。

表 5.3　精神保健及び精神障害者福祉に関する法律（1995 年）の主な概要

❖ 精神保健手帳制度の創設
❖ 社会復帰施設の 4 類型（精神障害者生活訓練施設、精神障害者授産施設、精神障害者福祉ホーム、精神障害者福祉工場）、社会適応訓練事業の法定化
❖ 正しい知識の普及や相談等の地域精神保健福祉施策の充実
❖ 精神障害者福祉に関する市町村の役割を明確化
❖ 指定医制度の充実
❖ 入院時の告知義務の徹底
❖ 公費負担医療の保健優先化

　現在もこの法律の下でさまざまな精神医療と福祉施策が実行されているが、当時は入院治療機関である精神病院の組織や生活の場となる地域社会の準備が間に合っておらず、課題も多かった。実際に地域へ帰すとしても、その受け皿となる施設が不足しており、また自宅へ帰すにしても、家族の高齢化や単身世帯の増加により、在宅での介護が難しく退院させられないという現実があった。また、精神病院においても、患者の虐待・暴行致死事件や違法行為が続いていることが表面化していた。そのため、地域における精神保健施策の充実（生活基盤に基づいたサービス）や精神障害者のノーマライゼーションの推進、人権擁護の徹底を目指し、精神保健福祉法を改訂することとなった。なお、今回の改正は、病院施設や市町村の関係から 2 回に分けて実施された（表 5.4、表 5.5）。

表5.4　精神保健福祉法の一部改正（2000年）の主な概要

❖日常生活に関する相談、助言を行う精神障害者地域生活支援センターを法定化

❖保護者に関し、自傷他害防止監督義務、治療を受けさせる義務等を免除

❖医師の診療記録記載義務

表5.5　精神保健福祉法の一部改正（2002年）の主な概要

❖福祉サービスの利用に関する相談、助言の窓口を保健所から市町村へ移管

❖居宅介護等事業（ホームヘルプ、ショートステイ、グループホーム）を法定化

❖在宅において、入院治療が必要であるが同意に基づいた入院が困難な精神障害者を病院に移送する制度の創設

　その後も精神障害者が地域社会で自立した生活を送れるよう、また社会参加がスムーズに進むように法整備が進められた。

(4) 2005年、心神喪失者等医療観察法の制定

　心神喪失または心神耗弱の状態（精神障害のために善悪の区別がつかないなど、刑事責任を問えない状態）で、重大な他害行為（殺人、放火、強盗、強制性交等、強制わいせつ、傷害）を行った人に対して、適切な医療を提供し、社会復帰を促進することを目的とした法律であり、特別に指定された医療機関で対応する。

(5) 2006年、障害者自立支援法の制定

　障害者が自立した日常生活または社会生活を営むことができるようになることを目的としており、障害者の地域生活への移行や就労支援といった事業が創設された。

(6) 2006年、障害者雇用促進法の改正

　働く障害者、働くことを希望する障害者を支援するため、障害者の就業機会拡大を目的として改正された。精神障害者も各企業の雇用率に算定できるようになった。

(7) 2006年、精神保健福祉法一部改正

　2006（平成18）年の精神保健福祉法一部改正の主な概要を表5.6に示す。

表5.6　精神保健福祉法の一部改正（2006年）の主な概要

❖精神分裂病から統合失調症に呼称を変更。

❖障害者の通院医療と福祉に関する事項が障害者自立支援法へ移管されたことに伴う、身体障害者、知的障害者、精神障害者間の障害福祉サービスの共通化。

(8) 2011年、障害者虐待防止法の制定

　障害者が安心して生活できるように、その虐待の禁止、国等の責務、障害者虐待

を受けた障害者に対する保護および自立の支援のための措置を定めたもので、虐待をしてはならないことや通報の義務、防止策の策定を義務づけた。

(9) 2013年、障害者総合支援法の制定

障害者の定義に難病等を追加し、重度訪問介護の対象者の拡大、ケアホームをグループホームへ一元化した。

(10) 2014年、精神保健福祉法一部改正

2014年の精神保健福祉法一部改正の主な概要を表5.7に示す。

表5.7　精神保健福祉法の一部改正（2014年）の主な概要

> ❖ 保護者制度が廃止され、医療保護入院の要件を精神保健指定医1名の診断と家族等のいずれかの者の同意とするとした。
> ❖ 病院の管理者に退院後生活環境相談員の設置が義務化された。

(11) 2018年、障害者雇用促進法の改正

精神障害者については、これまでも法定雇用率の算定基礎に加えられていたが、この法改正により**精神障害者の雇用が義務化**された。雇用率も2.2%へ引き上げられた。

2017（平成29）年にも精神保健福祉法の改正案が出された。しかし、その改正趣旨が精神障害者の起こした障害者施設での殺傷事件の防止を中心としたものであったため、精神医療関係者や障害者団体からの批判もあり、最終的には廃案となった。

このような経緯があり、現在も精神障害者が適切な医療を受け、地域社会で安心して自立した生活が送れるよう、病院での入院医療から地域への移行をスムーズに行えるような施策が練られており、それにあわせた法律の整備が行われている。

精神障害者の精神保健の歴史は、悪魔つきなどの迷信から、病気と認められ、その後の迫害の歴史を経ながらも、近年になって医療の対象となり、治療を受けることができ、障害者と認められてようやく福祉の対象になった、という長い歴史がある。これからも、地域で精神病患者を支えていく地域包括ケアの考え方や、在宅福祉の充実なども含めて、より一層発展してゆくことが望まれる。

1.4 精神保健医療福祉における看護師の役割

精神保健医療や福祉の中での看護師に期待される役割は多岐にわたるが、重要なことは医療施設や地域社会を別々のものとしてみるのではなく、連続しているものとして考えることである。病院での治療だけで完結するのではなく、退院後の生活を見据え、退院前訪問や退院後生活環境相談員を活用し、スムーズに地域につなげ

られるように支援することが重要であり、また、社会復帰施設で活動している医療職者や市町村の福祉サービスに係るスタッフ、さらには同じ病気を経験した人達との連携を図ることも必要となる。近年では地域包括ケアシステムやアウトリーチなど新しい概念も用いられているため、それぞれのシステムの中で、自分に何ができるのか、当該の障害者には何が必要なのか、を見極められるように広い視野をもって活動することが望まれる。

(1) 地域包括ケアシステム　（援助論第 5 章参照）

　地域包括ケアシステムとは、精神障害の有無や程度にかかわらず、誰もが地域の一員として安心して自分らしい暮らしをすることができるよう、医療、障害福祉・介護、住まい、社会参加（就労）、地域の助け合い、教育を包括的に確保することを目指したシステムである。そのために、地域を基盤とした整備をするとともに、市町村や障害福祉・介護事業者が地域生活に関する相談に対応できるように、市町村ごとの保健、医療、福祉の関係者、地域援助事業者、当事者・ピアサポート、家族、住居支援関係者などと重層的な連携による支援体制の構築を目指している。

2 患者の権利擁護〈アドヴォカシー〉

　近年、患者の権利擁護や主張の代弁者を表す言葉として「**アドヴォカシー**」がある。この言葉の出現によって精神科看護の世界においても、より明確に患者の権利に視点があてられるようになってきた。アドヴォカシーとは、主張、弁護を意味する「Advocacy」に由来しており、看護の領域では、**患者の権利の擁護や患者の意志の代弁者としての役割**をさす。これまでの精神科医療の変遷からみると、精神障害者の処遇は決して明るいものではなかった。古くは「悪霊がつき」などと虐待の対象になったり、座敷牢などで隔離されたり、現代になっても、宇都宮病院事件（本章 1.3 参照）や国立療養所犀潟病院事件などの人権蹂躙事案が散見されるなど、患者の人権の保護に関しては、やや遅れをとっていた分野といわざるを得ない。そのような分野であるからこそ、アドヴォカシーの概念は非常に重要であると考えられる。

> **国立療養所犀潟病院事件（1998 年）**
>
> 　医師の診察もなく、不適切な身体的拘束により入院患者が死亡した事件。それ以外にも、隔離や拘束に関する記録がないことや、看護者の判断で隔離してよいと指示していた、などの違法な行為が行われていた。

2.1　当事者の自己決定の尊重

　精神的な障害をもつ人々は、その疾患からくる症状により、物事の適切な解釈や判断ができず、何かを決定することが難しいことがある。その場合、家族や代理人、場合によっては医療者が患者の代わりに意思決定をすることもある。そのため医療者は、本当にそれはその人のためになっているのだろうか、本当にその人の望む決定なのだろうか、家族や医療者またはその他の人々に都合のよいものになっていないだろうか、と常に吟味する必要がある。自らのことを自らで決める、ということは、とてもあたり前のことで、普段はあまり意識しない「人権」というとても大切は権利の一部なのである。これは、わが国の最高法規である憲法においても「基本的人権の尊重」として守られている。このように人として大切な意思決定は、出来得る限り、自らで決定する「自己決定」として尊重する必要がある。

2.2　入院患者の基本的な処遇（精神科病院における処遇について）

　一般的な病院への入院の場合、病棟への出入りや面会、電話などは自由であり、基本的には行動制限は設けられない。しかしながら、精神科病院においては、その精神症状により患者にとって不利益となる行動から患者を守るため、ある程度の行動制限を設けることがある。精神保健福祉法においても、「精神科病院の管理者は、入院中の者につき、その医療または保護に欠くことのできない限度において、その行動について必要な制限を行うことができる」とされている（第36条）。行動を制限するということは、深く人権とかかわってくることであり、精神医療に携わる者は、その制限が妥当であるかを常に吟味しながら、患者の権利を擁護していかなければならない。

（1）入院形態の違いによる制限

　精神科病院に入院する場合、患者は自身の症状から判断された入院形態とその入院する病棟の機能によって何らかの制限を受けることになる。もっとも代表的な制限は病棟の出入りに関するもので、例えば、一日中、24時間、ずっと入り口のドアにカギがかかっており、患者の意志で自由に出入りすることができない病棟や、ある一定の時間帯のみカギが開錠され、ある程度自由に出入りできる病棟などがある。一般的に前者は「閉鎖病棟」、後者は「開放病棟」とよばれている。また、ほぼすべての病院において、夜間はいずれの病棟も施錠されている。これは、精神症状などにより、患者が自らの安全を確保することが難しい状況にあることに対応するためのものである。

　精神疾患をもつ患者の入院形態は「精神保健福祉法」に規定されており、医療保

護入院、任意入院、措置入院、緊急措置入院、応急入院がある（**表5.8**）。この中で、医療保護入院、措置入院、緊急措置入院、応急入院に関しては、患者本人の同意が必要のない入院形態であり、通常は前述の「閉鎖病棟」という閉鎖的な環境にある病棟へ入院することとなり、本人からの退院の要求も制限されることとなる。しかしながら、任意入院は、精神科病院への入院形態としては唯一、本人の同意による入院であり、基本的には本人からの退院の要求は制限されることはない。また、入院環境についても、開放処遇が原則となっており、本人からの希望がない限り、閉鎖病棟への入院や隔離、身体拘束などをされることもない。ただし、精神保健指定医の診察により、閉鎖的な環境での入院が必要と判断された場合は、72時間に限り行動を制限することができる。これを、「任意入院の開放処遇の制限」という。

表5.8　精神保健福祉法に基づく入院形態

医療保護入院	入院を必要とする精神障害者において、自傷他害のおそれはないが、入院について本人の同意が得られない者が対象である。本人の同意がなくても、**精神保健指定医**（または**特定医師**）が入院の必要性を認め、また家族等のうちいずれかの者の同意が得られた場合の入院である。 （特定医師による診察の場合は12時間まで）
任意入院	入院を必要とする精神障害者において、入院について本人の同意がある者が対象である。特に精神保健指定医の診察は必要とせず、退院も本人の意思で決定できる入院である。しかしながら、精神保健指定の判断により、72時間に限り、退院要求を含めた行動制限をすることができる。
措置入院	入院させなければ自傷他害のおそれのある精神障害者で、精神保健指定医2名の診断の結果が一致した場合に、都道府県知事が決定する入院である。
緊急措置入院	入院させなければ自傷他害のおそれのある精神障害者で、急速な入院の必要性があるが、通常の措置入院の手続きが取れない場合、精神保健指定医1名の診察で都道府県知事が決定する入院である。しかしながら、入院期間は72時間以内に制限される。
応急入院	入院を必要とする精神障害者において、入院について本人の同意が得られないが、急速を要し、また家族等の同意も得られない者が対象である。この入院には、精神保健指定医（または特定医師）が入院の必要性を認めた場合で、入院期間は72時間以内に制限される。（特定医師による診察の場合は12時間まで）

注1：精神保健指定医とは

精神科医療において、本人の意思によらない入院や一定の行動制限を行うことが必要な場面があるが、その際に患者の人権にも十分に配慮し、適切な医療に関する診断を行うことができる医師である。具体的には3年以上の精神科の臨床経験（医師としては5年以上の臨床経験）を有し、特定の経験や研修を受けたもので、厚生労働大臣が指定する。

注2：特定医師とは

精神科医療において、医療保護入院や応急入院の診断に関与することができる医師である。精神保健指定医と同様に患者の人権に配慮した判断が求められ、強制力のある診断をくだせるが行動を制限できる時間は短い。2年以上の精神科の臨床経験（医師としては4年以上の臨床経験）が必要となる。

(2) 通信・面会の制限 （詳細は、援助論 4.2 行動制限 参照）

　通信・面会は入院をしている患者のもつ重要な権利である。これらの制限については、精神保健福祉法において、「精神科病院の管理者は、前項の規定にかかわらず、信書の発受の制限、都道府県その他の行政機関の職員との面会の制限、その他の行動の制限であって、厚生労働大臣があらかじめ社会保障審議会の意見を聴いて定める行動の制限については、これを行うことができない。」としており、入院中の「通信・面会」については原則として自由に行われることとなっている。この場合の「通信」とは、電話および患者が発信する手紙や荷物なども含まれており、特に手紙（信書）についてはその発受は制限することはできない。しかし、家族や知人からの悪意のない贈り物が、病院で禁止されている直接本人に渡してはいけないものである場合もある。例えば現金やひげ剃りなどの刃物である。そのようなものが同封されていると判断される場合は、医療機関の職員立会いのもと患者自身の開封により確認する。一方で、「通信・面会」の中で電話および面会については、患者の病状の悪化や治療効果を妨げるなどの懸念がある場合、また面会することが社会的な不利益を被るおそれがある場合は、制限を行うことがある。しかし、どのような場合でも、都道府県および地方法務局、その他の人権擁護に関する行政機関の職員や患者の代理人である弁護士との電話や面会については制限することはできない。

(3) 隔離、身体拘束 （詳細は、援助論 4.2 行動制限 参照）

　隔離、身体拘束は、患者の活動や行動の自由を剥奪する行為であり、行動制限の中でも特に強く患者の権利を侵害するものである。そのため精神保健福祉法によって細かく規定されている。

　隔離は、「患者の症状からみて、本人または周囲の者に危険が及ぶ可能性が著しく高く、隔離以外の方法ではその危険を回避することが著しく困難であると判断される場合に、その危険を最小限に減らし、患者本人の医療または保護を図ることを目的として行われるものとする。」とされている。そしてその対象は次のような場合と定められている。

　①他の患者との人間関係を著しく損なうおそれがあるなど、その言動が患者の病状の経過や予後に著しく悪く影響する場合

　②自殺企図または自傷行為が切迫している場合

　③他の患者に対する暴力行為や著しい迷惑行為、器物破損行為が認められ、他の方法ではこれを防ぎきれない場合

　④急性精神運動興奮等のため、不隠、多動、爆発性などが目立ち、一般の精神病室では医療または保護を図ることが著しく困難な場合

⑤身体的合併症を有する患者について、検査および処置等のため、隔離が必要な
　場合

　身体的拘束は、「代替方法が見出されるまでの間のやむを得ない処置として行われ
る行動の制限であり、できる限り早期に他の方法に切り替えるよう努めなければな
らないものとする。」とされている。この制限は、患者の自由を奪うことであり、特
に身体拘束は手足の自由が奪われているため、患者が自分自身で安全を確保する行
動まで制限されてしまうことになり、最も人権に配慮しなければならないものであ
る。

　同時に、身体拘束に使われる器具により、二次的な身体的障害（深部静脈血栓症
や肺動脈塞栓症など）を生じさせる可能性もある。そのため、患者と他者の安全と
安寧、また社会的な不利益から人権を守る観点からのみ行われ、必要最小限に留め
られる必要がある。その対象は次のような場合と定められている。

　①自殺企図または自傷行為が著しく切迫している場合

　②多動または不隠が顕著である場合

　③ ①、②他精神障害のために、そのまま放置すれば患者の生命にまで危険が及ぶ
　　おそれがある場合

　このような隔離や身体拘束の必要性に関する判断を下すことができるのは、精神
保健指定医であり、医療者の勝手な判断で施行できるものではない。そして、あく
までも治療上必要な場合に限って施行されるものであり、決して制裁や懲罰、ある
いは見せしめのために行われるようなことであってはならない。そのため、このよ
うな行動制限を行う場合は、**医療機関として適切な記録を残すこと、また患者に対
しても出来得る限り説明すること**、と定められている。

2.3　精神医療審査会

　精神医療審査会は、精神障害者の人権に配慮しつつ、その適正な医療および保護
を確保するため、精神科病院に入院している精神障害者の処遇等について専門的か
つ独立的に審査を行うため、精神保健福祉法に基づき、各都道府県に設置された機
関である。この審査会の委員は、精神障害者の医療に関し学識経験を有する者（精
神保健指定医）、精神障害者の保健または福祉に関し学識経験を有する者および法律
に関し学識経験を有する者であり、都道府県知事が任命する。

　精神医療審査会の審査には大きく分けて 2 通りある（図 5.1）。

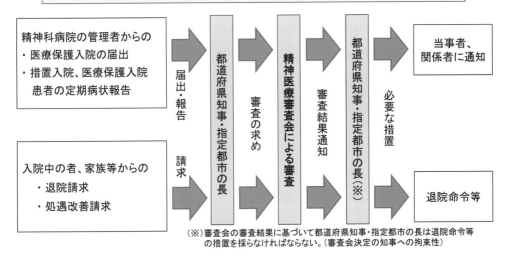

図 5.1　精神医療審査会の審査

(1) 定期の報告等の審査

　本人の意思に反しての入院となる医療保護入院患者と措置入院患者を入院させている精神科病院や指定病院の管理者は、保健所長を経て、その入院の状況および病状に関する精神保健指定医の判断を都道府県知事に対して定期で報告することが義務づけられている。その報告内容を吟味し、その入院や処遇は妥当であるかを審査する。

(2) 入院中の患者およびその家族からの退院要求の審査

　精神科病院に入院中の患者またはその家族等から、退院の要求や処遇改善の請求を受けた場合、その請求内容を吟味し、その入院や処遇は妥当であるかを審査する。いずれの場合も、その入院や処遇に問題があったと判断された場合は、都道府県知事は精神科病院の管理者に対し、退院や処遇改善を命ずることができる。

　このような機構は、入院施設における通信および面会の自由、隔離および身体拘束の妥当性など入院患者の処遇について、精神障害者の人権の尊重や権利擁護のために機能する重要な働きをしている。

3　精神保健及び精神障害者福祉に関する法律〈精神保健福祉法〉の運用

3.1　精神保健及び精神障害者福祉に関する法律〈精神保健福祉法〉の基本的な考え方

　精神保健福祉法は、「精神障害者の福祉の増進」と「国民の精神保健の向上」を目的とした法律である。この目的を実現するために、

　　❖精神障害者の医療および保護

　　❖精神障害者の社会復帰等の促進への援助

　　❖精神疾患の発生予防や国民の精神的健康の保持・増進

の3点に関する事項を定めている。

　精神保健福祉法は、1950（昭和25）年に制定された「精神衛生法」が繰り返し改正され、現在の法律になった。「精神衛生法」は、戦後の日本国憲法成立により、精神障害者に**適切な医療・保護**を提供する目的で制定された。精神保健福祉法においても、この法律の中核は「精神障害者の医療および保護」に関する事項であり、**精神科病院の入院形態**や入院にかかわる法的手続きが、詳細に規定されている。

(1)　精神保健福祉法の主な特徴

1)　精神障害者の権利擁護

　精神保健福祉法は、精神障害者への医療および保護が**精神障害者の人権**に十分配慮して行われるように、強制的な医療の根拠や手続きについて規定されている。この法律が繰り返し改正された背景には、精神科医療に特有の強制的な入院や精神科病院の閉鎖された環境の下で、精神障害者に対する著しい人権侵害事件が起きたことがある。また精神障害者に適切な医療・保護を提供するためのこの法律は、結果的に**社会的入院**とよばれる長期入院患者を非常に多く生むことにつながった。そのため、精神保健福祉法には、強制的な医療を適正かつ最小限に留めるための規定とともに、精神障害者の権利擁護のための仕組みを規定している。

2)　精神障害者の社会参加の促進

　精神保健福祉法は、「入院医療中心の治療体制から地域におけるケアを中心とする体制へ」という流れを重視してきた法律でもある。1965（昭和40）年の改正以降、この法律により、**精神障害者の社会復帰**が促進されてきた。精神障害者の社会復帰は、病院からの退院促進、退院後の精神疾患の再燃予防やリハビリテーションといった精神疾患の回復に力が注がれてきたが、広く社会参加をするまでには至らなかった。しかし、1993（平成5）年の**障害者基本法**により、障害者の定義がそれまで

の身体障害、精神薄弱（現在の知的障害）の2障害から、精神障害を加えた3障害となった。これにより、精神保健福祉法は、病院からの社会復帰や精神疾患からの回復に留まらず、精神障害者の「**自立した生活**と、就労などの**社会経済活動への参加**」を目指すものとなっている。

3）精神保健福祉法と障害者総合支援法

精神保健福祉法は、「精神障害者の福祉の増進」を目的とする法律であるが、精神障害者が地域で生活していくうえでは、他の障害者と同様に、障害者総合支援法による福祉サービス・制度が提供される。そのため、精神保健福祉法の第1条には、「**障害者の日常生活及び社会生活を総合的に支援するための法律（障害者総合支援法）と相まって**その社会復帰の促進及びその自立と社会経済活動への参加の促進のために必要な援助を行い、」と記載されている。福祉サービスに関しては、障害者総合支援法に規定されているが、**精神障害者保健福祉手帳は精神保健福祉法によって規定**された制度である。

4）精神的健康の保持・増進

精神保健福祉法は、精神疾患の発生予防に留まらず、**国民の精神的健康の保持・増進**を目的としていることも特徴である。この法律では、精神疾患の早期治療による障害の予防、再発防止、リハビリテーションなど精神疾患への疾病対策に加えて、積極的に精神的健康へ働きかけることを目的としている。これにより、保健所は市町村とともに、地域住民の精神的健康の保持増進のための活動を行っている。また、国も精神的健康のための情報を発信しており、厚生労働省のホームページには、こころの健康や疾患、支援やサービスに関するウェブサイトが開設されている。

(2) 精神保健福祉法の主な内容

1）対象（第5条）

精神保健福祉法の対象となる精神障害者は、統合失調症、精神作用物質による急性中毒またはその依存症、知的障害、精神病質その他の精神疾患を有する者である。双極性障害やうつ病などの気分障害、不安障害や強迫性障害、認知症もこの法律の対象である。

2011（平成23）年の障害者基本法改正で、「谷間の障害」や「グレーゾーン」とよばれ、福祉制度の対象からこぼれ落ちることが多かった**発達障害**も精神障害に位置づけられた。これにより、発達障害、また**高次脳機能障害**も発達障害に準じて、精神保健福祉法の対象となった。

2）精神保健福祉センター（第6条）

精神保健福祉センターは、精神保健の向上および精神障害者の福祉の増進を図る

ため、精神障害に関する相談や知識の普及を行う行政機関である。

　精神保健福祉センターは、都道府県・政令指定都市に1カ所ずつ設置することが義務づけられている。

3）精神医療審査会（第12条）

　精神医療審査会は、精神障害者の人権に配慮しつつ適正な医療および保護を行うために、精神科病院に入院している精神障害者の処遇などについて、専門的な見地から審査を行う機関で、都道府県・政令都市に設置される。ここでは、精神科病院の入院患者の退院請求や、医療保護入院など強制的な入院についての審査が、都道府県・政令指定都市から独立して行われる。

4）精神科病院（第19条の7、8）

　都道府県は、精神科病院の設置義務がある。また、都道府県知事は、措置入院患者を入院させ、適切な治療を行うことができる病院を指定病院として、指定できる。

5）精神障害者保健福祉手帳（第45条）（詳細は援助論第5章2節2.1(14)参照）

　精神障害者（知的障害者を除く）は、精神障害者手帳の交付を申請することができる。精神障害者手帳を取得すると、税制上の優遇措置や福祉サービスを受ける際に役立つ。手帳には、一級から三級の障害等級があり、精神疾患の症状や日常生活上の障害の程度から総合的に判定される。

3.2　精神保健及び精神障害者福祉に関する法律〈精神保健福祉法〉による入院の形態

　精神保健福祉法では、精神病床での入院治療について、本人の同意に基づく**任意入院**の他、本人の同意が得られない場合の**措置入院**、**緊急措置入院**、**医療保護入院**、**応急入院**の5つの入院形態を規定している（**表5.8**参照）。

　入院治療において、患者の人権が損なわれることがないよう、入退院の要否などについて**精神医療審査会**が審査する仕組みなどが規定されている。

(1)　任意入院（第20条）

　任意入院とは、本人の同意に基づいて行われる入院である。精神保健福祉法には、「精神科病院の管理者は、精神障害者を入院させる場合においては、**本人の同意に基づいて入院が行われるように努めなければならない**」と規定しており、精神障害者本人の意思に基づく任意入院が、**本人の人権尊重の観点から重要**であるとされている。

　また、入院が本人の意思に基づいたものであることは、退院後の治療継続にも好ましい影響を与えることや、強制的な入院が退院後の家族間のトラブルにつながる

ことなども考慮して、この規定が設けられた。

任意入院の基本的要件である「同意」には、患者が入院を積極的に拒んでいない状態も含むとされている。よって、精神障害者を入院させる際に、医療者は、**本人に対して十分な説明や説得を行い、できるだけ任意による入院ができるよう努める。**

また、任意入院の際には、**患者が自ら入院することを書面で受け取る必要がある。**具体的には、患者本人が入院に同意する書面に氏名を記載する。同様に、入院時に患者には**退院等の請求ができることを書面で知らせておく**ことが必要である。任意入院による入院では、原則、患者を開放病棟で対応することとされている。

また、任意入院は、患者本人の同意による入院であるため、患者から退院の申し出があった場合には、患者を退院させなければならない（法21条の2）。しかし、**精神保健指定医**が医療および保護のための入院を継続することが必要であると認めたときには、**72時間に限り、患者を退院させないことができる。**入院が必要な場合には、医療者はこの退院制限の72時間の間に、患者に入院治療の必要性を説明して再度入院への同意を得るよう努力しながら、入院形態の変更に向けて調整することになる。

(2) 医療保護入院（法33条）

医療保護入院とは、**精神保健指定医による診察**の結果、**自傷他害のおそれはない**が、医療および保護のために**入院が必要**と認められた患者について、**患者本人の同意が得られない**場合に、**家族等**（配偶者・親権者・扶養義務者・後見人など）**の同意**により行われる入院である。

医療保護入院は、家族等の同意によって行われるが、2013（平成25）年の改正までは、「保護者の同意」が必要とされていた。この改正は、一人の保護者が患者に関する義務を負う負担の大きさなどを考慮されたことによる。

医療保護入院における「家族等の同意」は、家族等のうち誰か一人の同意があれば、医療保護入院を行うことは可能であるが、入院に反対している家族がいるなど、家族等の意見が一致しない場合には、入院の必要性を丁寧に説明し、可能な限り家族等の意見が一致するよう努めることが必要である。

また、医療保護入院患者の早期退院を目的として、**退院後生活環境相談員を選任**し、入院患者本人および家族の相談に応じ、退院に向けた支援を行うことも規定されている（法33条の4）

(3) 応急入院（法33条の7）

応急入院とは、**精神保健指定医による診察**の結果、すぐに入院させなければ、患者の精神障害の医療および保護を行ううえで、著しく支障があるにもかかわらず、

任意入院や医療保護入院、措置入院を行うことができない場合に、72時間に限り、**本人の同意がなくても**行われる入院である。

　応急入院は、自傷他害のおそれはないが、昏迷状態・興奮状態・意識障害などで精神科の救急医療が必要な状況を念頭に置いた制度である。この入院は、患者本人だけでなく家族等の同意も得られない状況のもとで、医学的判断のみに基づいて行われる入院であるため、特に患者の人権擁護に配慮する必要がある。

(4) 措置入院（法29条）

　措置入院とは、入院させなければ、**自傷他害のおそれ**があると認められた精神障害者を、**都道府県知事（政令指定都市の市長）の権限**により、強制的に入院させる入院の形態である。措置入院は、**2人以上の精神保健指定医の診察**の結果、措置入院が必要であるという判断に一致した場合に限られる。措置入院には、本人や家族等の同意は必要としない。

　自傷他害のおそれとは、自身を傷つけ、他人に害を及ぼすことをいう。自身を傷つける行為（自傷）は、自殺企図などの自分の生命に危険を及ぼすような行為である。また、他人に害を及ぼす（他害）は、原則として刑法に触れる行為をいい、殺人や傷害など他者の生命・身体に危険を及ぼす場合や、性的問題行動、放火などの財産に害を及ぼすような行為をいう。

　措置入院に必要な診察は、**通報や届出**に基づいて、都道府県知事（政令指定都市の市長）が調査を行い、必要と認めたときに行われる。この通報や届出は、警察官・検察官・保護観察所長・矯正施設の長によって行われる。精神科病院管理者による届出、一般人による通報も可能である。

(5) 緊急措置入院（法29条の2）

　緊急措置入院とは、措置入院の要件である自傷他害の恐れがある精神障害者について、**緊急性が高い**にもかかわらず、2人以上の精神保健指定医の診察など、措置入院に**必要な手続きをとることができない場合**の入院である。都道府県知事（政令指定都市の市長）は**精神保健指定医1名の判断**で精神科病院への入院である緊急措置入院をさせることができる。

　緊急措置入院は、**72時間**を限度に行われる。継続して措置入院を行うには、72時間以内に改めて、措置入院の手続き（2人以上の精神保健指定医が診察し、措置入院が必要であるという一致した判定）が必要である。

　緊急措置入院は、患者の医療と保護の必要性のために、行政の権限で、患者の人権に大きな制限を加える制度である。したがって、緊急措置入院を行う場合は患者の症状を厳格に見定める必要があり、通常の措置入院の場合の症状より、自傷他害

のおそれの程度が著しい場合でなければならない。

3.3 精神保健指定医（法 18 条）

　精神科医療では、患者本人が病識をもたないことが多いため、患者本人の意思に基づかない入院医療や、一定の行動制限を必要とする。「**精神保健指定医**」は、患者への配慮が必要な精神科医療を行う医師として、**厚生労働大臣が指定する制度**である。

　精神保健指定医の指定を受けるための要件には、5 年以上の医療実務経験、3 年以上の精神科実務経験、措置入院患者等の治療経験などが必要とされ、5 年ごとの研修なども義務づけられている。

　精神保健指定医は、措置入院や医療保護入院等の要否、その継続が必要かどうかの判定、隔離などの行動制限等の判定などを行う。精神保健指定医がこれらの判定を行った場合には、診療録に氏名を記載しなければならない。

　また、任意入院以外の精神障害者を入院させている精神科病院は、常勤の精神保健指定医を置く必要がある。

　精神科医療は、精神保健指定医のみが行っているわけではなく、精神保健指定医以外の医師が精神科医療を行うことも、もちろん可能である。

　精神科看護師は、患者本人から「退院したい」などの訴えを直接聞く機会が多い。また、患者の身体拘束に携わることもある。そのため、患者からの退院請求や行動制限に伴う患者の様子などを、精神保健指定医が把握できるよう配慮しておくことが必要である。可能な限り、行動制限等を短時間かつ最小限にするなど、精神保健指定医とともに患者の人権を守りながら、看護を行う。

(1) 特定医師

　2006（平成 18）年に、特定医師制度が導入された。特定医師とは、精神保健指定医が不在のときに、特定医師が **12 時間**に限り、任意入院患者に関する退院制限や医療保護入院、応急入院を行うことができる医師である。

4 精神保健医療福祉に関連するその他の法制度等

4.1 自殺対策基本法、心神喪失者等医療観察法など

(1) 自殺対策基本法、自殺総合対策大綱等

1) 21 世紀における国民健康づくり運動（健康日本 21）

　日本では 1998（平成 10）年から自殺が急増し、毎年 3 万人の自殺死亡者数を超える状況が続き、2000（平成 12）年には「21 世紀における国民健康づくり運

動（健康日本 21）」で 2010（平成 22）年までに自殺者数を 22,000 人以下にするという目標がたてられた。

2) 自殺対策基本法、自殺総合対策大綱

　こうした状況のなか、かつては「個人の問題」と認識されがちであった自殺の問題を「**社会の問題**」として捉え、自殺対策を総合的に推進する自殺対策基本法が 2006（平成 18）年に制定された（**表 5.9**）。この自殺対策基本法に基づき、**政府が推進すべき指針として自殺総合対策大綱**が策定された（**表 5.10**）。自殺総合対策大綱では、**ゲートキーパー**（自殺の可能性のサインに気づき、必要な対応と支援ができる人）養成などの重点施策をはじめとして、失業や多重責務、長時間労働などの社会的な要因も踏まえて総合的に取り組むことが基本姿勢として示された。2016（平成 28）年には自殺対策基本法の一部が改正され、**すべての都道府県および市町村が自殺対策計画を策定**する（地域自殺対策計画策定の義務化）ことが義務づけられた。

表 5.9　自殺対策基本法の概要

> ❖ 自殺予防週間・自殺対策強化月間の設定
> ❖ 自殺総合対策会議の設置
> ❖ 自殺総合対策大綱の策定
> ❖ 都道府県・市町村それぞれによる自殺対策計画の策定
> ❖ 都道府県・市町村に対する交付金（地域自殺対策強化交付金）の交付

表 5.10　自殺総合対策の基本理念

> ❏ **誰も自殺に追い込まれることのない社会の実現を目指す**
> ・自殺対策は、社会における「生きることの阻害要因」を減らし、「生きることの促進要因」を増やすことを通じて、社会全体の自殺リスクを低下させる。
> 　　阻害要因：過労、生活困窮、育児や介護疲れ、いじめや孤立など
> 　　促進要因：自己肯定感、信頼できる人間関係、危機回避能力など

3) いのち支える自殺対策推進センター

　自殺対策基本法の施行にあわせて、民間団体などの協力を得ながら自殺対策を推進するために自殺予防総合対策センターが 2006（平成 18）年に設立され、2016（平成 28）年には自殺総合対策推進センターとして再編された。2020（令和 2）年には厚生労働省の指定のもと一般社団法人**いのち支える自殺対策推進センター**が業務を継承することとなった。

(2) 心神喪失者等医療観察法

1) 概要と対象者

　心神喪失等の状態で重大な他害行為を行った者の医療および観察等に関する法律（**医療観察法**）は、心神喪失等の状態（精神障害のために善悪の区別がつかないなど、通常の刑事責任を問えない状態）で重大な他害行為を行った者に対し、継続的かつ適切な医療を提供し、社会復帰を促進することを目的としている。心神喪失または心神耗弱の状態で、**重大な他害行為**を行い（表5.11）、不起訴処分となるか無罪等が確定した者が対象者となる。**原則未成年は対象にならない**。未成年は少年法によって適切な保護・措置が決められている。

表5.11　医療観察法の対象となる重大な他害行為

1.　殺人　　2.　放火　　3.　強盗　　4.　強制性交等罪　　5.　強制わいせつ 6.　傷害（軽微の傷害は除く） 　※1〜5は未遂を含む。原則未成年は対象にならない。

2) 申立てから審判までの流れ

　これらの対象者について原則として検察官が申し立てを行う。鑑定を行う医療機関（**精神科病院**）で**鑑定入院**などが行われ、地方裁判所における裁判官と精神科医（精神保健審判員（医）とよばれる）の合議体による審判で、**医療観察法における入院や通院が必要かどうか**が決定される（図5.2）。

3) 裁判所の入院決定を受けた場合

　審判の結果、入院医療の決定を受けた者は、**厚生労働大臣が指定した指定入院医療機関**で、手厚い専門的な医療の提供が行われる。この入院期間中から、退院後の生活環境の調整が実施される。

4) 裁判所の通院決定を受けた場合

　通院医療の決定もしくは（入院医療から）退院許可の決定を受けた者は、**厚生労働大臣が指定した指定通院医療機関**による医療を行う。この通院期間中は、保護観察所による観察（精神保健観察）が行われる。あわせて、精神保健センターや保健所、障害福祉サービス事業者などによる精神保健福祉サービスなどの援助が行われる。通院期間は原則として3年間であり、期間満了により本制度における処遇が終了となる。

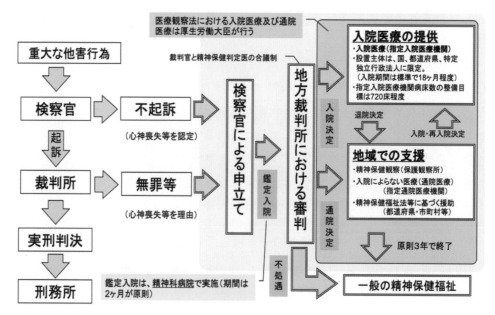

出典）厚生労働省：医療観察法医療の現状について（令和元年）

図5.2　医療観察法の流れ

(3) 障害者基本法、障害者総合支援法（自立支援法）、発達障害者支援法

1) 障害者基本法

　障害者基本法は、「**障害者の自立及び社会参加の支援等**のための施策を総合的かつ計画的に推進すること」を目的として、法律や制度について基本的な考え方を示している。すべての国民が、障害の有無によって分け隔てられることなく、相互に人格と個性を尊重し合いながら共生する社会を実現するという**ノーマライゼーション**の理念が記載されている。「障害者」は、**身体障害、知的障害、精神障害（発達障害を含む）、その他の心身の機能の障害**がある者で、障害および社会的障壁により継続的に日常生活または社会生活に相当な制限を受ける状態にあるものと規定している。差別の禁止、**障害者週間**、障害者基本計画の策定などが規定されている他、障害者の自立および社会参加の支援などのための基本的施策として、医療介護、教育、年金、職業相談、雇用の推進、防災および防犯、**公共的施設のバリアフリー化、情報利用におけるバリアフリー化等の計画的推進**などが規定されている。

2) 障害者総合支援法（自立支援法）（図5.3）

　障害者総合支援法は、「障害者及び障害児が基本的人権を享有する個人としての尊厳にふさわしい日常生活又は社会生活を営む」ことを目的としている。**身体障害、知的障害、精神障害（発達障害を含む）**に加えて、制度の谷間となって支援の充実が求められていた難病など（2021（令和3）年4月時点で361疾病）が対象範囲に

含まれている。**市町村による**傷害支援区分の認定後に、傷害の度合いに応じたサービス（介護給付、相談支援、訓練等給付、自立支援医療、補装具、地域生活支援事業）が利用できる。心身の障害を除去・軽減するための医療について、医療費の自己負担額を軽減する公費負担医療制度（自立支援医療）が定められている。自立支援医療には、①精神疾患で通院による精神医療を続ける必要がある病状の患者を対象とした「精神通院医療」、②身体障害者（18歳以上）を対象にした「更生医療」、③身体障害児（18歳未満）を対象にした「育成医療」がある。

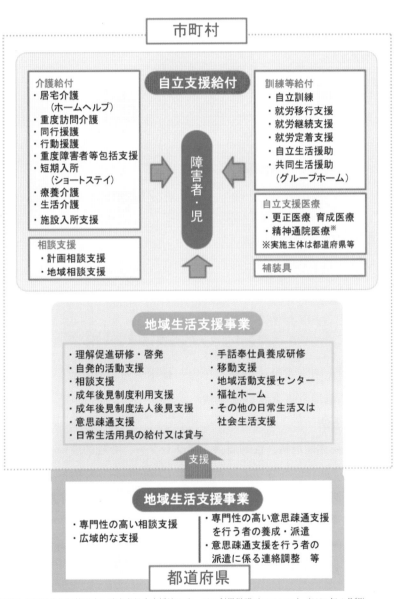

出典）全国社会福祉協議会：障害者総合支援法のサービス利用説明パンフレット（2021年4月版）

図 5.3　障害者総合支援法による福祉サービス

3)　発達障害者支援法

　発達障害者支援法は、それまでの法律では障害者とみなされてこなかった発達障害児（者）が個人としての尊厳にふさわしい日常生活・社会生活を送れるよう、障害の有無によって分け隔てることなく共生する社会の実現を目指す目的で施行された。「**自閉症、アスペルガー症候群その他の広汎性発達障害、学習障害、注意欠陥多動性障害その他これに類する脳機能の障害**であって、その症状が通常低年齢において発現するもの」を「発達障害」として定義し（**図 5.4**）、障害者に関するさまざまな法制度に発達障害の位置づけが定着されることとなった。

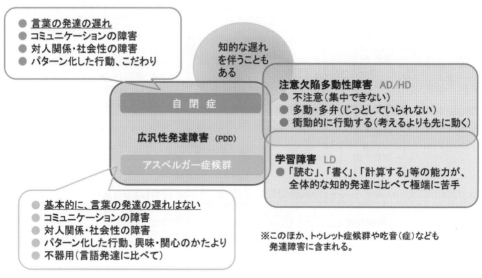

出典）厚生労働省：発達障害者支援法の改正について（平成 28 年 6 月）

図 5.4　代表的な発達障害

(4)　児童虐待防止法、高齢者虐待防止法、障害者虐待防止法、配偶者暴力防止法、犯罪者被害者等基本法

1)　児童虐待防止法

　児童虐待は、**身体的虐待、性的虐待、ネグレクト、心理的虐待**の 4 つに分けられる（**表 5.12**）。児童虐待を受けたと思われる児童を発見した場合、**すべての国民に通告する義務がある**。通告先は、**市町村、福祉事務所、児童相談所**である。**児童相談所長または都道府県知事**が必要と認める場合には子どもを一時保護することができる。近年の傾向として、**心理的虐待が最も多く**、次いで身体的虐待が多い。**虐待者は実母が最も多く**、次いで実父となっている。

表 5.12 児童虐待の定義

身体的虐待	殴る、蹴る、叩く、投げ落とす、激しく揺さ振る、やけどを負わせる、溺れさせる、首を絞める、縄などにより一室に拘束するなど
性的虐待	子どもへの性的行為、性的行為を見せる、性器を触るまたは触らせる、ポルノグラフィの被写体にするなど
ネグレクト	家に閉じ込める、食事を与えない、ひどく不潔にする、自動車の中に放置する、重い病気になっても病院に連れて行かないなど
心理的虐待	言葉による脅し、無視、きょうだい間での差別的扱い、子どもの目の前で家族に対して暴力をふるう（ドメスティック・バイオレンス：DV）、きょうだいに虐待行為を行うなど

出典）厚生労働省：児童虐待の定義と現状

2）高齢者虐待防止法

　高齢者虐待（表 5.13）の防止、高齢者の養護者に対する支援等に関する法律（高齢者虐待防止法）では、「養護者（日常的に高齢者の世話をしている家族、親族、同居人等）」と「養介護施設等従事者等」による虐待を受けている高齢者（65 歳以上の人）を早期に見つけ、安全な状態にするための支援を国民が行うよう義務づけている。虐待を受けている疑いのある高齢者を発見した場合、通報するように努めなければならない。**通報先は、市町村**（または市町村より委託された地域包括支援センター）となる。近年の傾向としては、**身体的虐待が最も多く**、次いで心理的虐待、介護等放棄の順に多い。市町村または市町村長は、虐待により生命または身体に重大な危険が生じているおそれがあると認められる高齢者を一時的に保護するために特別養護老人ホームや**老人短期入所施設に入所させる**などの措置（やむを得ない事由による措置）を講じることができる。

表 5.13 高齢者虐待の定義

身体的虐待	高齢者の身体に外傷が生じ、または生じるおそれのある暴力を加えること
介護・世話の放棄・放任（介護等放棄）	高齢者を衰弱させるような著しい減食、長時間の放置、養護者以外の同居人による虐待行為の放置など、養護を著しく怠ること
心理的虐待	高齢者に対する著しい暴言または著しく拒絶的な対応その他の高齢者に著しい心理的外傷を与える言動を行うこと
性的虐待	高齢者にわいせつな行為をすること、または高齢者をしてわいせつな行為をさせること
経済的虐待	養護者または高齢者の親族が当該高齢者の財産を不当に処分すること、その他当該高齢者から不当に財産上の利益を得ること

出典）厚生労働省：市町村・都道府県における高齢者虐待への対応と養護者支援について（平成 30 年 3 月）

3）障害者虐待防止法

　障害者虐待の防止、障害者の養護者に対する支援等に関する法律（障害者虐待防止法、DV 防止法）は、障害者虐待の防止、養護者に対する支援等に関する施策を促進し、障害者の権利利益の擁護に資することを目的としている。障害者虐待は①**養**

護者による障害者虐待、②障害者福祉施設従事者等による障害者虐待、③使用者（障害者を雇用する事業者等）による障害者虐待をいう（虐待の類型については、高齢者虐待防止を参照）。障害者虐待を受けたと思われる障害者を発見した者は、速やかに通報しなければならない。通報先は、市町村であり、**使用者による障害者虐待の場合は都道府県も窓口**である。

4) 配偶者暴力防止法

　配偶者からの暴力の防止及び被害者の保護等に関する法律（配偶者暴力防止法）は、配偶者から暴力を受けている人を発見した場合、その旨を**配偶者暴力相談支援センターまたは警察官**に通報するように努めなければならない。医師その他医療関係者が、配偶者の暴力によるけがなどを発見した場合も、通報することができる。ただし、この場合は被害者本人の意思を尊重するように努めるものとする。**被害者は女性のみでなく男性も対象となる。暴力形態には、身体的暴力のみならず、精神的・性的暴力も含まれる。配偶者には、事実婚や元配偶者も含まれる。離婚後に引き続き暴力を受ける場合も含まれる。**生命または身体に重大な被害を受けるおそれが大きいときに、被害者からの申立てにより、裁判所が配偶者に対し保護命令（被害者への接近禁止命令、退去命令、電話等禁止命令、等）を出すことができる。

表 5.14　虐待・暴力などの通告・通報先

虐待・暴力の種類	通告・通報先
児童虐待	市町村、福祉事務所、児童相談所
高齢者虐待	市町村
障害者虐待（養護者、福祉施設従事者から）	市町村
障害者虐待（使用者から）	市町村、都道府県
配偶者暴力	配偶者暴力相談支援センター、警察官

5) 犯罪被害者等基本法

　犯罪被害者等基本法は、**犯罪被害者等の権利・利益の保護**を目的として制定された。基本的施策の中で、厚生労働省において医師、看護師、保健師、精神保健福祉士などを対象とした PTSD（心的外傷後ストレス障害）専門家の養成研修などを行い、精神保健福祉センター、病院、保健所などで PTSD を抱える地域住民等に対する相談支援を実施するなど、各施設での活動の充実が図られている。

4.2 精神の健康を守る行政システム

(1) 保健所の役割

　保健所は、地域精神保健福祉業務の中心的な行政機関である。主に企画調整、普

及啓発、研修、組織育成、**相談、訪問指導**、社会復帰および自立と社会参加への支援、**入院および通院医療関係事務**、市町村への協力および連携など、地域住民の精神的健康の保持増進を図るための諸活動を実施している。**相談者の要望によって、保健師は家庭を訪問して相談を行う。**多くの都道府県において、**措置通報の受理、措置診察・措置入院の調整**などを担当している。

(2) 市町村（市町村保健センター）の役割

障害者総合支援法によって、**市町村が精神障害者に対する相談支援事業を担当し**ている。主に企画調整、普及啓発、相談指導、**社会復帰および自立と社会参加への支援**、入院および**自立支援医療費（精神通院医療）関係事務**などを行っている。精神保健福祉相談の実施については、保健所の協力と連携のもとで地域の実情に応じた体制で業務を行っている。

(3) 精神保健福祉センターの役割

精神保健の向上および精神障害者の福祉の増進を図るための総合技術センターとして、**都道府県・政令指定都市に1カ所設置される。**主に企画立案、技術指導および技術援助、人材育成、普及啓発、調査研究、精神保健福祉相談、組織育成、**精神医療審査会の事務、自立支援医療および精神障害者保健福祉手帳の判定業務**などを行っている。精神保健および精神障害者福祉に関する相談および指導のうち、複雑または困難なものを担当している。また、「心の健康づくり推進事業」による相談窓口を設置している。

(4) 精神障害にも対応した地域包括ケアシステム

2004（平成16）年の「精神保健医療福祉の改革ビジョン」で示された「入院医療中心から地域生活中心」という政策理念に基づく施策をより強力に推進し、精神障害者の一層の地域移行を実現していくため、2017（平成29）年に「これからの精神保健医療福祉のあり方に関する検討会」の中で、**「精神障害にも対応した地域包括ケアシステム」**という新たな政策理念が示された。精神障害者が地域の一員として、安心して自分らしい暮らしをすることができるよう、**医療、障害福祉・介護、住まい、社会参加（就労）、地域の助け合い、教育が包括的に確保されたシステム**のことをさす。**日常生活圏域単位を基本**とし、精神科医療機関・その他の医療機関・障害福祉サービス等事業所・市町村による包括的かつ継続的な連携支援体制の確保が求められている。

章末問題

1　精神障害者を法体上にはじめて障害者と位置づけた法律は次のうちどれか1つ選べ。

1. 精神保健法
2. 障害者基本法
3. 障害者総合支援法
4. 精神保健福祉法

（予想問題）

解説　（223頁参照）障害者の定義などは障害者総合支援法であるが、精神障害者を障害者として法体上にあげたのは障害者基本法である。精神保健法は人権擁護と社会復帰を掲げ、精神保健福祉法は障害者の自立と社会参加を掲げた法律である。

解答　2

2　看護師が行う患者のアドヴォカシーで正しいのはどれか。1つ選べ。

1. 看護計画は他の職種を交えて立案する。
2. 患者の要求をかなえる。
3. 患者の意見を代弁する。
4. 患者のために、医師の指示に忠実に従う。

（予想問題）

解説　（226頁参照）看護計画を他職種と立案することはチーム医療という観点からは重要であるが、患者の権利擁護を直接的に表現するものではない。また、患者の代弁者ではあるが、その要求をかなえるものとは異なる。病院のシステムや医師を含めた医療側からの一方的な指示や制限が患者の権利を侵害していないか、という視点に立つことがアドヴォカシーであるため、指示に忠実に従うことではない。

解答　3

3　精神保健福祉法に定められている入院形態に関する記述である。正しいのはどれか。1つ選べ。

1. 任意入院では、患者から退院の要求があっても、精神保健指定医の判断で72時間に限って退院を制限することができる。
2. 医療保護入院は、本人の同意のない状態での入院であり、精神保健指定医の診断と市町村長の同意が必要である。
3. 措置入院には、自傷他害のおそれのある者に対する本人の同意のない状態での入院であり、精神保健指定医1名の診断と都道府県知事の同意が必要である。
4. 緊急措置入院は、緊急性の高い強制的な入院であり、精神保健指定医2名の診断と都道府県知事の同意が必要である。
5. 応急入院は、緊急性の高い強制入院であり、精神保健指定医の診断と家族の同意が必要である。

（予想問題）

解説 （228 頁 表5.8 参照）任意入院や緊急措置入院には 72 時間という制限がつけられている。72 時間という時間が設定されている理由は、多くの医療機関の基本的な休日は週末の土曜日と日曜日であり、その外来業務は休診となるため、2 日（48 時間）以上の時間を確保しなければならないからである。例えば、金曜日の夜にその事案が発生した場合、48 時間では日曜日の夜に制限が終わってしまう。このようなことから 72 時間となっている。　　　　　　　　　　　　　　　　　　　　　　　　　　**解答** 1

---

4 医療保護入院で正しいのはどれか。
1. 入院の期間は 72 時間に限られる。
2. 患者の家族等の同意で入院させることができる。
3. 2 人以上の精神保健指定医による診察の結果で入院となる。
4. 精神障害のために他人に害を及ぼすおそれが明らかな者が対象である。　　　（第 109 回午後 69 問）

解説 （228 頁 表5.8 参照）医療保護入院は、本人の同意がなくても、精神保健指定医（または特定医師）が入院の必要性を認め、また家族等のうちいずれかの者の同意が得られた場合の入院である。　　**解答** 2

---

5 精神保健及び精神障害者福祉に関する法律〈精神保健福祉法〉に規定された入院形態で、精神保健指定医 2 名以上により、精神障害者であり、かつ、医療および保護のために入院させなければその精神障害のために自身を傷つけまたは他人に害を及ぼすおそれがあると診察の結果が一致した場合に適用されるのはどれか。
1. 応急入院　　2. 措置入院　　3. 任意入院　　4. 医療保護入院　　5. 緊急措置入院
　　　　　　　　　　　　　　　　　　　　　　　　　　　　　　　　　　（第 110 回午後 81 問）

解説 （228 頁 表5.8 および 236 頁参照）措置入院は、入院させなければ自傷他害のおそれのある精神障害者で、精神保健指定医 2 名の診断の結果が一致した場合に、都道府県知事が決定する入院である。
　　　　　　　　　　　　　　　　　　　　　　　　　　　　　　　　　　　　　解答 2

---

6 通信・面会の制限に関する記述である。正しいのはどれか。<u>2つ選べ</u>。
1. 患者からの都道府県の精神保健担当部局への電話の要求は、やむを得ない事情があれば制限することができる。
2. 仕事場や知人などへの電話は制限できるが、家族への電話の要求を制限することはできない。
3. 家族や知人が面会に来た場合、その面会を制限することができる。
4. 患者が家族や知人にあてた手紙を患者に無断で投函せずに預かることはできない。
5. 患者に来た家族や知人からの手紙を患者に無断で事前に開封して点検することができる。
　　　　　　　　　　　　　　　　　　　　　　　　　　　　　　　　　　　　　（予想問題）

解説 （229 頁参照）患者が電話をかけることに関する制限について。都道府県の精神保健担当部局を含めた、人権擁護に関する行政機関の職員ならびに患者の代理人である弁護士との電話は、いかなる理由があっても制限することはできない。しかしながら、患者の症状の悪化や社会的な不利益を被るおそれがある場合は、家族や知人との電話や面会を制限することができる。また、手紙については、患者に無断で投函しないことや同封物の確認をすることはしてはならない。　　　　　**解答** 3、4

---

7 精神保健指定医について正しいのはどれか。

1. 医療法で規定されている。

2. 都道府県知事が指定する。

3. 障害年金の支給判定を行う。

4. 精神科病院入院患者の行動制限にかかわる医学的判定を行う。　　　　　（第 110 回午前 63 問）

解説　（237 頁参照）精神保健指定医は厚生労働大臣が指定し、措置入院や医療保護入院等の要否、その継続が必要かどうかの判定、隔離などの行動制限等の判定などを行う。　　　　　　　　　　　　　**解答 4**

---

8 自殺対策基本法で都道府県に義務づけられているのはどれか。

1. 自殺総合対策推進センターの設置

2. 自殺総合対策大綱の策定

3. ゲートキーパーの養成

4. 自殺対策計画の策定　　　　　　　　　　　　　　　　　　　　　　（第 108 回午後 31 問）

解説　（238 頁参照）2016 年の自殺対策基本法の一部改正によって、すべての都道府県および市町村が自殺対策計画を策定する（地域自殺対策計画策定の義務化）ことが義務づけられた。　　　　　　　　　**解答 4**

---

9 精神医療審査会で審査を行うのはどれか。

1. 精神保健指定医の認定

2. 入院患者からの退院請求

3. 退院後生活環境相談員の選任

4. 心神喪失等の状態で重大な他害行為を行った者の医療及び観察等に関する法律による処遇の要否

　　　　　　　　　　　　　　　　　　　　　　　　　　　　　　　　（第 108 回午前 68 問）

解説　1. 精神保健指定医は、厚生労働大臣が「指定」をする（237 頁参照）。　2. 精神医療審査会では、精神科病院の入院患者の退院請求や、医療保護入院など強制的な入院についての審査が、都道府県・政令指定都市から独立して行われる（234 頁参照）。　3. 退院後生活環境相談員の選任は、医療保護入院時の精神科病院の管理者が行う。　4. 処遇の要否は、裁判官と精神保健審判員による合議体の審判により決定される（239 頁参照）。　　　　　　　　　　　　　　　　　　　　　　　　　　　　　**解答 2**

---

10 医療観察法に基づく制度について誤っているのはどれか。

1. 軽微な傷害や窃盗も対象の他害行為に含まれる。

2. 未成年は原則として対象外である。

3. 地方裁判所の合議体による審判で、入院や通院が必要かどうかが決定される。

4. 入院医療の決定を受けた者は、指定入院医療機関で入院治療を受ける。　　　　　（予想問題）

解説　（239 頁参照）心神喪失または心神耗弱の状態で、重大な他害行為（殺人、放火、強盗、強制性交等、強制わいせつ、傷害）を行った者が対象者である。　　　　　　　　　　　　　　**解答 1**

11　障害者基本法で正しいのはどれか。

1. 目的は障害者の保護である。
2. 障害者の日が規定されている。
3. 身体障害と知的障害の 2 つが対象である。
4. 公共的施設のバリアフリー化の計画的推進を図ることとされている。　　　　　（第 103 回午後 36 問）

解説　（240 頁参照）　1. 障害者基本法の目的は「障害者の自立及び社会参加の支援等のための施策を総合的かつ計画的に推進すること」である。　2. 障害者の日ではなく障害者週間が規定されている。3. 障害者の定義は「身体障害、知的障害、精神障害（発達障害を含む）、その他の心身の機能の障害がある者で、障害および社会的障壁により継続的に日常生活または社会生活に相当な制限を受ける状態にあるもの」である。また、基本施策として、公共的施設のバリアフリー化の計画的推進なども規定されている。　　　　　　　　　　　　　　　　　　　　　　　　　　　　　　　　　　　　　　　解答　4

12　障害者の日常生活および社会生活を総合的に支援するための法律＜障害者総合支援法＞に基づいて、障害者が利用できるサービスはどれか。

1. 育成医療
2. 居宅療養管理指導
3. 共同生活援助＜グループホーム＞
4. 介護予防通所リハビリテーション　　　　　　　　　　　　　　　　　　　　　　　（予想問題）

解説　（240 頁および 241 頁 図 5.3 参照）　3. 共同生活援助（グループホーム）は、訓練等給付に含まれる。　1. 育成医療は障害児（18 歳未満）を対象としており、障害者は対象ではない。　2. 4. 居宅療養管理指導や介護予防通所リハビリテーションは介護保険制度によるものである。　　　　　解答　3

13　発達障害者支援法で発達障害と定義されているのはどれか。

1. 学習障害　　　　2. 記憶障害　　　　3. 適応障害　　　　4. 摂食障害

（第 108 回午後 30 問）

解説　（242 頁参照）　発達障害者支援法では「自閉症、アスペルガー症候群その他の広汎性発達障害、学習障害、注意欠陥多動性障害その他これに類する脳機能の障害であって、その症状が通常低年齢において発現するもの」を発達障害として定義している。　　　　　　　　　　　　　　　　　　　　解答　1

14　ネグレクトを受けている児の一時保護を決定するのはどれか。

1. 家庭裁判所長　　2. 児童相談所長　　3. 保健所長　　4. 警察署長　　5. 市町村長

（第 108 回午前 81 問）

解説　（242 頁参照）児童相談所長または都道府県知事が必要と認める場合には子どもを一時保護することができる。　　　　　　　　　　　　　　　　　　　　　　　　　　　　　　　　　　　　　解答　2

15　養護者による虐待を受けたと思われる高齢者を発見した者が、高齢者虐待の防止、高齢者の養護者に対する支援等に関する法律〈高齢者虐待防止法〉に基づき通報する先として正しいのはどれか。

1.　市町村　　　　2.　警察署　　　　3.　消防署　　　　4.　訪問看護事業所

（第 107 回午前 60 問）

解説　（243 頁参照）　高齢者虐待防止法における通報先は市町村である。　　　　解答　1

16　高齢者の虐待防止、高齢者の養護者に対する支援等に関する法律＜高齢者虐待防止法＞で、措置された高齢者が入所する社会福祉施設はどれか。

1.　有料老人ホーム

2.　特別養護老人ホーム

3.　高齢者生活福祉センター

4.　サービス付き高齢者向け住宅

（第 109 回午後 35 問）

解説　（243 頁参照）　やむを得ない事由による措置で利用できるサービスには以下のものがある。
訪問介護、通所介護、短期入所生活介護、小規模多機能居宅介護、認知症対応型共同生活介護、特別養護老人ホーム　　　　解答　2

17　配偶者からの暴力の防止および被害者の保護等に関する法律＜DV 防止法＞で正しいのはどれか。

1.　婚姻の届出をしていない場合は保護の対象とはならない。

2.　暴力を受けている者を発見した者は保健所へ通報する。

3.　暴力には心身に有害な影響を及ぼす言葉が含まれる。

4.　母子健康センターは被害者の保護をする。

（第 106 回午前 62 問改変）

解説　（244 頁参照）配偶者には、事実婚や元配偶者なども含まれる。暴力は、身体に対する暴力またはこれに準ずる心身に有害な影響を及ぼす言動をさす。通報先は、配偶者暴力相談支援センターまたは警察官である。配偶者暴力相談支援センターや警察官により被害者の保護が行われる。　　　　解答　3

参考文献

1
1)　黒木雅美：明治期における精神看護の礎、太成学院大学紀要　論文　第 19 巻（通号 36 号）pp.87－91
2)　浦野シマ（1982 年）:『日本精神看護史』, PP.11-80, 牧野出版
3)　岡田靖男（2009 年）:『日本精神医療史』, PP.3-146, 医学書院
2
1)　隔離拘束：日本精神科病院協会
2)　https://www.nisseikyo.or.jp/guide/psychiatry04.php
3)　金川英雄（2012 年）:『日本の精神医療史』, PP.17-86, 青弓社
4.1

1) 自殺対策｜厚生労働省.
   https://www.mhlw.go.jp/stf/seisakunitsuite/bunya/hukushi_kaigo/seikatsuhogo/jisatsu/index.html
2) 厚生労働大臣指定法人 いのち支える自殺対策推進センター. https://jscp.or.jp/
3) 厚生労働省：医療観察法医療の現状について.
   https://www.mhlw.go.jp/content/12200000/000522308.pdf
4) 厚生労働省：心神喪失者等医療観察法.
   https://www.mhlw.go.jp/stf/seisakunitsuite/bunya/hukushi_kaigo/shougaishahukushi/sinsin/gaiyo.html
5) 法務省：医療観察制度.
   https://www.moj.go.jp/hogo1/soumu/hogo_hogo11.html
6) 国立研究開発法人国立精神・神経医療研究センター精神保健研究所司法精神医学研究部.
   https://www.ncnp.go.jp/nimh/chiiki/shihou/download.html
7) 厚生労働省： 社会保障審議会障害者部会（第71回）.
   https://www.mhlw.go.jp/stf/shingi2/0000098146.html
8) 厚生労働省：精神障害にも対応した地域包括ケアシステム構築のための手引き（2020年度版）.
   https://www.mhlw-houkatsucare-ikou.jp/ref.html
9) 障害者基本法：障害者施策 – 内閣府. https://www8.cao.go.jp/shougai/suishin/kihonhou/s45-84.html
10) 全国社会福祉協議会： 障害者総合支援法のサービス利用説明パンフレット 2021年4月版
    https://www.shakyo.or.jp/download/shougai_pamph/index.html.
11) 一般社団法人日本小児神経学会： 発達障害者支援法ができましたが、その理念と運用の状況・問題点などについて教えてください. https://www.childneuro.jp/modules/general/index.php?content_id=70
12) 厚生労働省：社会保障審議会障害者部会(第80回).https://www.mhlw.go.jp/stf/shingi2/0000128839.html
13) 厚生労働省：児童虐待の定義と現状.
    https://www.mhlw.go.jp/stf/seisakunitsuite/bunya/kodomo/kodomo_kosodate/dv/about.html
14) 厚生労働省：「市町村・都道府県における高齢者虐待への対応と養護者支援について」の改訂について.
    https://www.mhlw.go.jp/stf/seisakunitsuite/bunya/0000200478.html
15) 厚生労働省：令和元年度「高齢者虐待の防止、高齢者の養護者に対する支援等に関する法律」に基づく対応状況等に関する調査結果. https://www.mhlw.go.jp/stf/houdou/0000196989_00003.html
16) 厚生労働省：障害者虐待の防止、障害者の養護者に対する支援等に関する法律について.
    https://www.mhlw.go.jp/stf/seisakunitsuite/bunya/hukushi_kaigo/shougaishahukushi/
    gyakutaiboushi/index.html
17) 内閣府男女共同参画局： 配偶者暴力防止法.
    https://www.gender.go.jp/policy/no_violence/e-vaw/law/index2.html
18) 警察庁： 平成26年版犯罪被害者白書.
    https://www.npa.go.jp/hanzaihigai/whitepaper/w-2014/html/zenbun/part2/s2_2_1.html

4.2
1) 厚生労働省：社会保障審議会障害者部会（第71回）
   https://www.mhlw.go.jp/stf/shingi2/0000098146.html
2) 厚生労働省：精神障害にも対応した地域包括ケアシステム構築のための手引き（2020年度版）.
   https://www.mhlw-houkatsucare-ikou.jp/ref.html

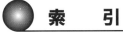

索 引

看護学専門分野教科書シリーズ
精神看護学概論

2024 年 1 月 28 日　初版第 1 刷発行

編 著 者　　小　俣　直　人
　　　　　　近　田　真美子
　　　　　　北　川　　　明

発 行 者　　柴　山　斐呂子

発 行 所　**理工図書株式会社**

〒102-0082　東京都千代田区一番町 27-2
電話 03 (3230) 0221 (代表)
ＦＡＸ03 (3262) 8247
振替口座　00180-3-36087 番
http://www.rikohtosho.co.jp

© 小俣直人　2024　Printed in Japan　ISBN978-4-8446-0938-4
印刷・製本　丸井工文社